Myelodysplastische Syndrome
Bilanz des aktuellen Wissens
Ulrich Germing und Rainer Haas (Hrsg.)

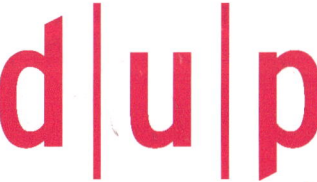

Prof. Dr. Ulrich Germing, Prof. Dr. Rainer Haas (Herausgeber)

Klinik für Hämatologie, Onkologie und Klinische Immunologie
Heinrich-Heine-Universität
Moorenstraße 5
40225 Düsseldorf

Neuerscheinung 2009 mit 70 farbigen Abbildungen.
ISBN 978-3-94067-1-21-9
Düsseldorf University Press, Germany

Germing, Ulrich; Haas, Rainer. Myelodysplastische Syndrome.
Düsseldorf University Press ISBN 978-3-940671-21-9

Titel, Layout und Satz: Dipl.-Ing. Isabelle Valerie Mehlhorn und Bernd Prümm (Aachen)
Technical Editorial: Prof. Dr. Heinz Mehlhorn
Druck: Drukkerij Wilco BV, Amersfoort, Niederlande.

Inhaltsverzeichnis

Kapitel 1

25 Jahre MDS-Register
Ulrich Germing und Rainer Haas

Myelodysplastische Syndrome (MDS) sind erworbene Knochenmarkerkrankungen bei Patienten in meist höherem Lebensalter, die durch Zytopenie sowie einem Fortschreiten zur **Leukämie** (AML) und durch chromosomale Defekte in etwa der Hälfte der Fälle gekennzeichnet sind. Der Krankheitsverlauf ist äußerst variabel und reicht von milden, über Jahrzehnte verlaufenden Formen mit Anämie bis hin zu akuten Krankheitsbildern mit raschem Übergang in AML. Gemeinsam ist allen Formen der Nachweis typischer Dysplasiezeichen der hämatopoietischen Zellen in Blut und Knochenmark.

Im Jahr des Erscheinens der ersten Klassifikation im Jahre 1982 wurde das **Düsseldorfer MDS Register** während der Amtszeit von Professor Schneider von Herrn Professor Aul ins Leben gerufen. Inzwischen hat es sich mit etwa 3500 Patienten zum weltweit größten MDS-Register entwickelt. Das Herzstück des Registers ist die umfassende Dokumentation morphologischer Parameter im Blut und Knochenmark. Die Zytomorphologie erlaubt zum einen die Entwicklung neuer Klassifikationen und dient zum anderen der Qualitätssicherung mit einheitlicher Diagnostik. Darüber hinaus werden Daten zu klinischen, hämatologischen, zytogenetischen und molekularbiologischen Charakteristika zum Diagnosezeitpunkt und im Verlauf erfasst. Die Patienten werden regelmäßig nachbeobachtet, um die Therapieergebnisse, den Krankheitsprogress und Todesursachen ermitteln zu können. Auf der Grundlage dieser sorgfältigen Dokumentation waren wir mit Hilfe des MDS Registers bei der Entwicklung des Düsseldorf–Scores, des IPSS (**International Prognostic Scoring System**), des WPSS (**WHO-adapted Prognostic Scoring System**) und der WHO Klassifikation maßgeblich beteiligt. Eine enge Zusammenarbeit mit anderen Zentren in Deutschland, Österreich und der Schweiz, sowie mit anderen internationalen Zentren erfolgt auf der Basis eines einheitlichen Datensatzes und erlaubt damit Projekte zur Validierung von neuen Prognoseparametern.

Während bis vor wenigen Jahren die Therapie auf symptomatische Therapieformen wie regelmäßige Transfusionen beschränkt war, stehen heute 2 zugelassene Medikamente zur Verfügung und weitere werden die im Rahmen von Studien oder individuellen Heilversuchen zur Anwendung gebracht. Ziel ist eine Korrektur des gestörten Reifungsprozess in den dysplastischen Stammzellen. Weiterhin werden wir uns bemühen, prädiktive Parameter zu identifizieren, die eine Vorhersage des Ansprechens auf verschiedene Therapien ermöglichen sollen.

Ein weiterer Schwerpunkt wird es sein, im Rahmen der allgemeinen Tumorbank unseres **Tumorzentrums** von möglichst vielen Patienten Zellmaterial aus Blut und Knochenmark sowie Serum zu gewinnen und einzufrieren. Diese Probenbank dient seit langem zur Durchführung von laborexperimentellen Projekten. Die wesentlichen wissenschaftlichen Themen, die mit Hilfe des MDS Register bearbeitet werden sind Epidemiologie, Ätiologie, Diagnostik und Klassifikation, Prognose, Therapie, Identifikation von prädiktiven Parametern und Entwicklung von Therapiealgorithmen und Molekularbiologische Studien.

Anläßlich des **25. Geburtstags des MDS Registers** fand in Düsseldorf ein **internationales Symposium** statt, bei dem die vielfältigsten Aspekte hinsichtlich Pathophysiologie, Diagnostik und Therapie der Myelodysplastischen Syndrome referiert und diskutiert wurden. Der nun vorliegende Band gibt einen Überblick über den aktuellen Stand des Wissens auf diesem Feld und soll zu einem tieferen Verständnis der MDS und ihrer Behandlung beitragen.

Kapitel 2

Epidemiologie Myelodysplastischer Syndrome

Judith Neukirchen, Rainer Haas und Ulrich Germing

2.1 Einleitung

Bei **myelodysplastischen Syndromen** handelt es sich um erworbene Erkrankungen der hämatopoietischen Stammzelle, die durch eine ineffektive Hämatopoiese und durch ein erhöhtes Risiko, eine akute Leukämie zu entwickeln, gekennzeichnet sind [6]. Während der letzten 50 Jahre wurden verschiedene Bezeichnungen für dasselbe klinische Merkmal einer ineffektiven Hämatopoiese verwendet. Die Bezeichnungen reichten von refraktärer Anämie bis Präleukämie, wobei sich die Bezeichnung refraktär darauf bezog, dass die Patienten nicht auf die übliche Therapie einer Anämie mit bekannter Ursache, wie z. B. Eisen- oder Vitamin-B12-Mangel, ansprachen. Später wurden Bezeichnungen wie subakute oder schwelende Leukämie oder Dysmyelopoietisches Syndrom verwendet. Die Bezeichnung myelodysplastisches Syndrom wurde erstmalig von der **French American British kooperative Group** (FAB) [4] 1976 verwendet und stellte die Basis dar, auf der die FAB- und später die WHO-Klassifikation entwickelt wurden [5, 17]. Bis dahin wurde das MDS nicht als eine eigenständige Krankheitsentität angesehen und tauchte entsprechend nicht in nationalen Registern auf. 1991 führten Reizenstein und Dabrowski eine internationale Umfrage bezüglich der Häufigkeit des MDS durch [30]. Die Autoren fragten mehrere hundert Hämatologen, ob sie denken, dass die Prävalenz und Inzidenz des MDS zunimmt. Die Mehrheit antwortete nicht nur mit Ja, sondern gab auch die gefühlte Dimension der Zunahme an, die bis zu 100% in einer Dekade betrug. Als mögliche Erklärung für diese Zunahme gaben sie Röntgenstrahlen, therapeutische Bestrahlung, zytotoxische Medikamente, Pestizide und Herbizide, Luftverschmutzung und Benzene an. Interessanterweise gab es bis zu dieser Umfrage keine Daten über die Epidemiologie von myelodysplastischen Syndromen.

Es gibt mehrere Gründe, warum so wenige epidemiologische Daten über MDS existieren. Am offensichtlichsten ist, dass die **International Classification of Diseases** nur sehr zögerlich MDS als eine von der Anämie oder Leukämie verschiedene Erkrankung betrachteten. Aus dem gleichen Grund gibt es keine großen nationalen Register, die uns Informationen über die Häufigkeit von diagnostizierten MDS geben. Diskrepanzen zwischen der FAB- und WHO-Klassifikation, Überlappungen zwischen einzelnen Erkrankungen und das Fehlen von diagnostischen Kriterien sind weitere Gründe für die Schwierigkeiten epidemiologischer Forschung bei MDS.

Die Entwicklung der **FAB-Klassifikation** stellte einen Meilenstein für die exakte Diagnostik des MDS dar und ermöglichte Ärzten und Wissenschaftlern die Durchführung von epidemiologischen Studien. 1999 schlug eine Arbeitsgruppe der WHO eine revidierte Klassifikation des MDS vor [17], die 2001 in ihrer endgültigen Version etabliert wurde [19]. Diese Klassifikation erlaubt eine genauere Aufteilung zwischen den einzelnen Subtypen unter Berücksichtigung ihrer prognostischen Relevanz. Durch die Einordnung der RAEB-T in die AML und der CMML in die myeloproliferativen Erkrankungen wurde die Gruppe der MDS homogener. Bei den epidemiologischen Daten muss daher berücksichtigt werden, dass sich die FAB- von der WHO-Klassifikation unterscheidet und dadurch etwa 10-20% der Patienten anderen Entitäten zugeordnet werden. Viele Patienten werden gar nicht erst diagnostiziert, da 10-20% der Erkrankungsfälle klinisch inapperent verlaufen. Daten von Wu et al konnten zeigen, dass die Zellzahlen einiger Patienten über mehrere Monaten hinweg langsam abnahmen, bevor ein MDS diagnostiziert wurde [32].

2.2 Düsseldorfer Studien

Nach der Veröffentlichung der FAB-Klassifikation 1982 wurde das Düsseldorfer MDS-Register gegründet. Jeder MDS-Patient wird nach der zentralen zytomorphologischen Beurteilung in das Register aufgenommen. Für die Verwendung der epidemiologischen Daten ist das Register in zwei Einzugsgebiete aufgeteilt: die Stadt Düsseldorf und Nordrheinwestfalen ausgenommen Düsseldorf. Von jedem in Düsseldorf lebenden Patienten mit einer Anämie oder Leukämie werden die Knochenmarkausstriche in unserem Labor untersucht. Dadurch ist gewährleistet, dass jeder in Düsseldorf lebende Patient mit einem MDS in das Register aufgenommen wird. Da so genaue demographische Daten vorliegen, kann diese Datenbank zur Berechnung der Inzidenz des MDS in Düsseldorf herangezogen werden. Obwohl die Mehrheit der MDS-Patienten älter ist, kommt das MDS in jedem Alter vor. Etwa 9% der Patienten sind jünger als 50 Jahre [20]. Das mediane Alter der 3150 Patienten umfassenden Kohorte in Düsseldorf beträgt 71 Jahre (**Abb. 1**). Die erste epidemiologische Studie mit den Düsseldorfer Patienten wurde 1992 veröffentlich und umfasst die Jahre von 1975 bis 1990 [1]. Während der ersten 10 Jahre zeigte sich ein Anstieg der Inzidenz, während sie seit 1985 stabil ist. In Zahlen ausgedrückt heißt das, dass die Inzidenz von 1,4 pro 100.000 auf 4,1 pro 100.000 angestiegen ist. Eine genauere Analyse zeigte, dass der Anstieg der Inzidenz mit einem Anstieg an Knochenmark-untersuchungen bei Patienten über 75 Jahre zusammen hängt. Dadurch erhöhte sich die Wahrscheinlichkeit, ein MDS zu diagnostizieren. Eine später veröffentlichte Studie über die Jahre 1991 bis 2001 beinhaltete die Daten von 308 Patienten, die in Düsseldorf neu diagnostiziert wurden [14]. Zu dieser Zeit zeigte sich kein weiterer Anstieg der Inzidenz mehr und die Anzahl an untersuchten Knochenmarkausstrichen pro Jahr blieb konstant. Insbesondere war keine Zunahme an Knochenmarkun-tersuchungen bei älteren Patienten mehr zu beobachten. Basierend auf dieser Patientenkohorte und dem begrenzten Einzugsgebiet ergab sich eine Inzidenz von 4-5 pro 100.000 Einwohner pro Jahr mit einem etwas höheren Anteil an männlichen Patienten. Ebenso wie in vorangegangenen Studien war die Inzidenz bei jungen Patienten gering, wohingegen sie bei Patienten älter als 70 Jahre bis auf 24,5 pro 100.000 anstieg. Wenn man das Alter und das Geschlecht berücksichtigt, zeigte sich, dass der Anstieg von MDS-Erkrankungen in älteren Patienten vor allem in einem Anstieg der Erkrankung bei Männern begründet ist. Die Zunahme der Inzidenz bei älteren Frauen ist hingegen nur gering. In der Zukunft werden wir eventuell mehr MDS-Patienten sehen, da der Anteil an älteren Patienten in der westlichen Welt stetig zunimmt. Daher sind myelodysplastische Syndrome auch von ökonomischer Seite her bedeutsam, da mehr Geld für die Behandlung dieser Patienten ausgegeben werden muss.

2.3 Europäische Studien

Obwohl die methodischen Ansätze, die Einzugsgebiete und die Dauer der Untersuchungen unterschiedlich sind, bestätigen andere epidemiologische Studien die oben genannten Ergebnisse [**Tabelle 1**]; [2, 3, 7-10, 15 25, 28, 29, 31]. Cartwright et al. berechneten eine Inzidenz von 3,62 pro 100.000 pro Jahr in einer Studie, die von dem **Leukemia Research Fund** Mitte der 80er Jahre in Großbritannien initiiert wurde [9, 10]. Weitere Daten aus regionalen Krankenhäusern ohne zentrale morphologische Diagnostik aber mit einem großen Einzugsgebiet von 16 Millionen Einwohnern, was einem Drittel der Bevölkerung Großbritanniens entspricht, wurden ausgewertet, nachdem Hämatologen retrospektiv MDS-Patienten einem zentralen Register meldeten. Diese Studie, die ebenfalls einen langen Zeitraum umfasst, ergab eine Inzidenz von 9,3 pro 100.000 Einwohner pro Jahr [28]. Eine weitere aufschlussreiche Studie wurde von Williamson et al. publiziert [31]. In dem Zeitraum von 1981 bis 1990 wurde die Inzidenz von MDS in Bournemouth untersucht, wo ein großer Anteil älterer Menschen lebt. Sie gingen in die Seniorenwohnanlagen und untersuchten Blutproben und Knochenmarkbiopsien. So ergab sich eine Inzidenz von 12,6 pro 100.000 Einwohner pro Jahr. In der über 80jährigen Bevölkerung lag sie bei 89 pro 100.000. In dem Departement Côte d´Or mit etwa 493.000 Einwohnern wurden Daten über MDS und andere maligne hämatologische Erkrankungen von Krankenhäusern, Allgemeinmedizinern, Laboratorien und aus Totenscheinen gesammelt [25]. Alle Knochenmarkproben wurden in einem zentralen zytologischen Labor untersucht. In dem Studienzeitraum von 1980 bis 1990 wurden insgesamt 167 MDS-Fälle diagnostiziert. Die Gesamtinzidenz lag bei 3,2 pro 100.000 pro Jahr wobei sich auch hier ein Anstieg bei den Einwohnern über 60 Jahre zeigte. Das Geschlechterverhältnis lag bei 1,9, wobei sich eine Prädominanz bei den Männern aller Altersgruppen zeigte. In den Jahren von 1980 bis 1995 lag die Inzidenz bei Männern bei 2,5 pro 100.000 und bei den Frauen bei 1,3 pro 100.000 pro Jahr, wobei sich eine Bevorzugung der städtischen Bevölkerung zeigte [7]. In einer späteren Veröffentlichung, die dieselbe Population bis 1997 umfasste, lag die Inzidenz bei Männern bei 2,9 pro 100.000 und bei Frauen bei 1,5 pro 100.000 pro Jahr. Bei den Einwohnern über 65 Jahre stieg die Inzidenz auf 31,4 pro 100.000 Einwohner pro Jahr an [8]. Diese Langzeitstudien bestätigen die Daten aus Düsseldorf hinsichtlich der Inzidenzen auf der Basis eines Einzugsgebietes eines gesamten Departements. Die Größe der Bevölkerung entspricht in etwa der Düsseldorfer Bevölkerung und die Autoren untersuchten einen längeren Zeitraum. Zusätzlich konnten sie zeigen, dass es Unterschiede zwischen der Stadtbevölkerung und der Bevölkerung auf dem Land gibt, wobei sich eine höhere Inzidenz für Männer aus der Stadt ergibt. Diese Daten weisen darauf hin, dass möglicherweise toxische Einflüsse für die höhere Inzidenz bei Männern verantwortlich sind (**Abb. 2**).

2.4 The Surveillance, Epidemiology, and End Results Program

Die ersten Daten aus den USA wurden 2007 von Ma et al. veröffentlicht [23]. Sie stammen aus dem **Surveillance, Epidemiology, and End Results Program** (SEER), bei dem im Zeitraum von 2001 bis 2003 mehr als 2500 neu diagnostizierte Patienten mit einem MDS in ein Register aufgenommen wurden. Die Autoren berechneten mit Hilfe dieser Daten annähernd dieselbe epidemiologische Verteilung, wie sie sich aus unserer Studie an Hand der 308 Patienten aus Düsseldorf ergab [14].

Das SEER-Programm beinhaltet Daten aus 17 Regionen der USA über Frequenz, Inzidenz und Überleben von MDS-Patienten. In diesen 17 Regionen leben insgesamt etwa 76 Millionen Menschen, was 26,2% der US-amerikanischen Bevölkerung entspricht. Mit einer berechneten Inzidenz von 3,2 pro 100.000 Einwohner pro Jahr decken sich die Daten aus den USA und Deutschland. Auch hier lag die Raten bei den Männern höher im Vergleich zu der weiblichen Bevölkerung (4,5 vs. 2,7 pro 100.000 pro Jahr). Die Autoren konnten außerdem bestätigen, dass die Inzidenz im höheren Lebensalter zunimmt. Bei den über 80 jährigen stieg die Inzidenz auf 36,3 pro 100.000 pro Jahr an (**Abb. 3**). Der Nachteil dieser Studie ist, dass mehr als 1200 Patienten nicht nach den FAB- oder WHO-Kriterien diagnostiziert wurden, aber trotzdem die Diagnose MDS erhalten haben. Interessanterweise konnten die Autoren zeigen, dass sowohl die weiße als auch die schwarze Bevölkerung im Vergleich zu der indianischen Bevölkerung eine höhere Inzidenz aufweist. Es bleibt jedoch unklar, ob dieser Unterschied genetischen Einflüssen, Umweltfaktoren, dem Lebensstil oder einer unterschiedlichen gesundheitlichen Versorgung in städtischen Regionen zuzuordnen ist. Insgesamt werden in den USA jährlich mehr als 10.000 MDS-Fälle neu diagnostiziert.

2.5 Unterschiede zwischen östlichen und westlichen Ländern
In einer Zusammenarbeit zwischen japanischen und deutschen Wissenschaftlern wurden die klinischen Merkmale von Patienten mit einer refraktären Anämie untersucht [24]. Dabei zeigte sich, dass japanische MDS-Patienten zum Diagnosezeitpunkt im Durchschnitt 10 Jahre jünger sind, wobei das Geschlechterverhältnis in beiden Ländern vergleichbar ist. Japanische Patienten hatten außerdem mehr schwere 2 und 3 Zelllinien betreffende Zytopenien, seltener Karotypveränderungen, eine bessere Prognose mit einem längeren Gesamtüberleben (175 vs. 40 Monate) und eine geringere Wahrscheinlichkeit, eine akute Leukämie zu entwickeln. Dies war die erste Studie, die direkt Patienten aus verschiedenen Ländern mit einem unterschiedlichen ethnischen Hintergrund und einem unterschiedlichen Lebensstil verglich. Mittlerweile können mehr Daten aus unterschiedlichen Ländern und MDS-Registern verglichen werden. Die asiatischen, türkischen und afrikanischen MDS-Patienten sind offenbar ebenfalls jünger, wenn man die Daten mit denen aus den Registern der USA, dem **International Prognostic Scoring System (IPSS)**, dem Düsseldorfer Register und gemeinsamen Datenbanken der Deutsch-Österreichischen-Schweizerischen Kooperation vergleicht (**Tabelle 2**); [1, 13, 14, 16, 18, 21, 23, 26, 27].

2.6 Die Inzidenz von MDS im Vergleich zu anderen malignen hämatologischen Erkrankungen
Im Vergleich zu anderen Knochenmarkerkrankungen hat das MDS die höchste Prävalenz unter den hämatologischen **Neoplasien**. Myelodysplastische Syndrome sind bei älteren Patienten ebenso häufig wie die chronisch **Lymphatische Leukämie (CLL)** und das **Multiple Myelom** und werden häufiger diagnostiziert als eine akute Leukämie [1]. Auf der Basis der Inzidenzraten der Daten aus Düsseldorf und anhand der Verteilung der einzelnen Subtypen zeigt sich, dass das MDS keine seltene Erkrankung darstellt. Die **Refraktäre Anämie** mit Blastenexzess und die refraktäre Zytopenie mit multilineärer Dysplasie sind ebenso häufig wie die chronisch

myeloische Leukämie. Sogar das 5q-Syndrom stellt keine Rarität dar. Schätzungsweise 20.000 Patienten mit einem MDS werden jährlich in der Europäischen Union mit einer Einwohnerzahl von etwa 492.000.000 Personen diagnostiziert. Etwa 20% der Europäer sind älter als 65 Jahre, wobei die Anzahl in den nächsten Jahrzehnten noch weiter ansteigen wird.

2.7 Prädisponierende Faktoren

Weder diagnostische Klassifikationssysteme noch epidemiologische Daten können die Frage nach der **Ätiologie** des MDS beantworten. Obwohl iatrogene Faktoren wie Bestrahlung, Radioiodtherapie, Immunsuppression und der diagnostische Gebrauch von Röntgenstrahlen für etwa 5-10% aller MDS-Fälle verantwortlich gemacht werden können, handelt es sich meistens um idiopathische Erkrankungen. Verschiedene genetische Störungen prädisponieren zu einem MDS, insbesondere bei jüngeren Patienten. Beispielsweise tritt bei 2-3% der Patienten mit einem Fanconi-Syndrom und bei 1-2% der Patienten mit einer kongenitalen Dyskeratose ein MDS auf [2, 12]. Über genetische und familiäre Disposition für das Auftreten von MDS bei Erwachsenen berichteten Lucas et al. [22]. Mutationen der Glutathion-Transferase stellen möglicherweise die Ursache einiger MDS-Fälle dar, da die Detoxifikation von Kanzerogenen gestört ist [11]. Die Exposition gegenüber Toxinen, wie z.B. Benzenen und anderen Lösungsmitteln, Rauchen und der Gebrauch von Haarfärbemittel scheint die Entwicklung eines MDS zu begünstigen [2]. Wenn man das Düsseldorfer Register untersucht, fällt nur ein geringer Anteil der Patienten in eine dieser Kategorien. Bei der großen Mehrheit der Patienten lässt sich keine Ursache für das Auftreten eines MDS evaluieren [1, 14].

2.8 Zusammenfassung

Myeylodysplastische Syndrome stellen eine weit verbreitete hämatologische Erkrankung bei älteren Patienten dar und treten ebenso häufig auf, wie die CLL und das Multiple Myelom. Obwohl seit langem typische hämatologische Veränderungen bekannt sind, wurden erst 1982 mit der FAB-Klassifikation Richtlinien zur Definition und Diagnostik des MDS veröffentlicht. Diese Klassifikation entwickelte sich zum Goldstandard für die zytologische Diagnostik des MDS. Durch das einheitliche Klassifikationssystem stieg das Interesse an der epidemiologischen Erforschung dieser Erkrankung. Die beiden Studien aus dem Düsseldorfer Register zusammen genommen decken einen Zeitraum von 26 Jahren ab [1, 14]. Zwischen 1976 und 1986 wurde ein signifikanter Anstieg der Inzidenz von 1,4 auf 4,1 pro 100.000 Einwohner pro Jahr beobachtet. Dieser Anstieg ist einer Zunahme an Knochenmarkuntersuchungen bei älteren Patienten zuzuordnen. Außerdem bestand ein stetig ansteigendes Interesse von Seiten der Ärzte an dieser Erkrankung nachdem die FAB-Klassifikation eingeführt wurde. Wenn man die Jahre von 1986 bis 2001 betrachtet, liegt die Inzidenz bei 4,9 mit einer Bevorzugung des männlichen Geschlechts [14]. Andere europäische Studien bestätigen die höhere Inzidenz bei Männern und einen steilen Anstieg der Inzidenz auf etwa 24,5 pro 100.000 Einwohner pro Jahr bei älteren Patienten. Aufgrund des steigenden Anstiegs innerhalb der älteren Bevölkerung kann für die nächsten Jahrzehnte ein substantieller Anstieg der Prävalenz von MDS-Patienten erwartet werden, da der Anteil an älteren Menschen in unserer Bevölkerung stetig steigt. Daher müssen sich die wissenschaftlichen Bemühungen auf ein besseres Verständnis der zugrunde liegenden Pathophysiologie konzentrieren, um in Zukunft gezielte Therapien mit einer möglichst geringen Toxizität für die älteren Patienten zu entwickeln.

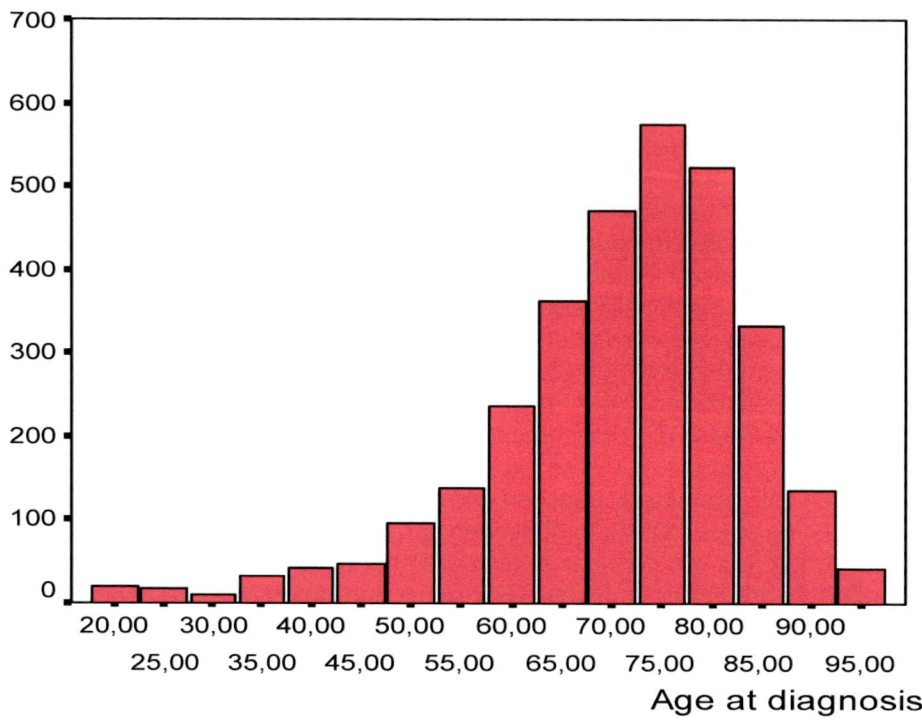

Abb. 1: Altersverteilung bei Erstdiagnose
Abb. 2 : Inzidenz der MDS im Stadtgebiet

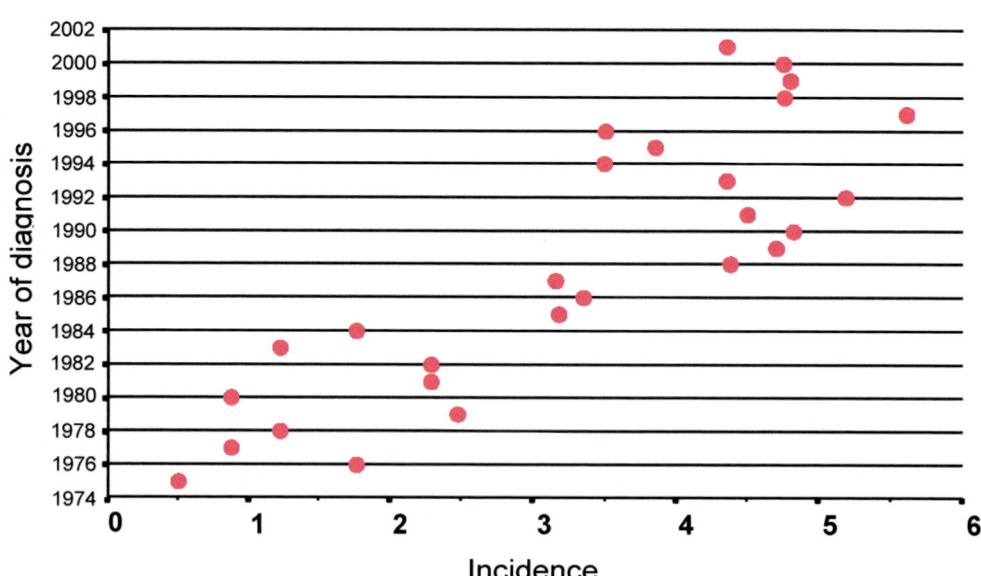

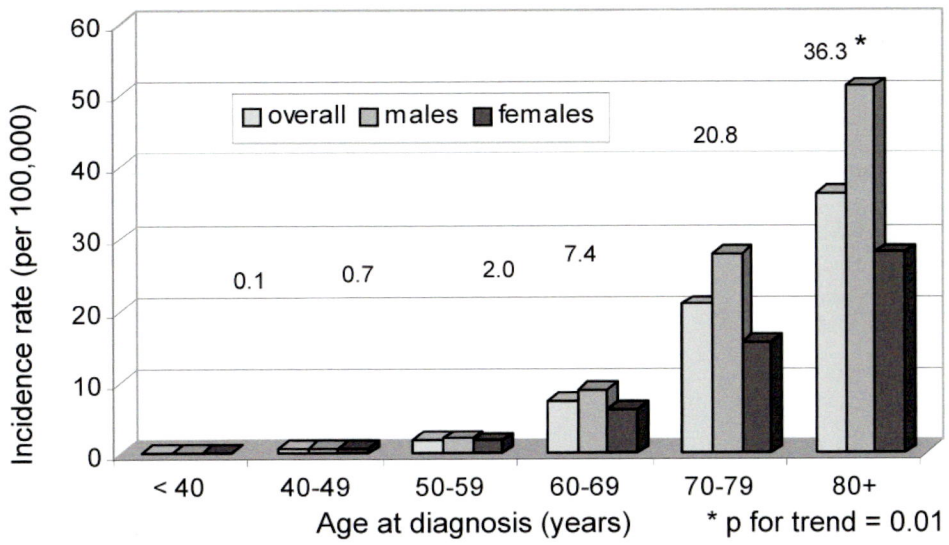

Abb. 3: Inzidenz von MDS (SEER Daten, USA)

Tabelle 1: Europäische Epidemiologische Studien

Land	Studie	Zeitraum	Population	Inzidenz	Besonderheiten		
England	Cartwright	1984-93	16 Mio.	m 4.31	m 80-84: 50.24	Keine zentrale Diagnostik	
				w 3.62	w 80-84: 25.39		
	Phillip	9 Jahre	/	9.3		Keine zentrale Diagnostik	
	Williamson	1981-90	452,000	12.6	< 50: 0.5		
					50-60: 5.3		
					60-70: 15.0		
					70-80: 49.0		
					> 80: 98.0		
Frankreich	Bauduer	1993-96	290,000	7.7	> 65: 31.4		
	Maynadié	1980-90	493,000	3.2	m>80: 45.0		
					w>80: 22		
	Carli	1980-95	493,000	m 2.6	städtisch: 3.5	ländlich: 1.5	
				w 1.3	städtisch: 1.5	ländlich: 1.1	
	Carli	1980-97	493,000	m 2.9	> 65: 31.4		
				w 1.5			
Deutschland	Aul	I: 1976-80	575,000	1.4	<50: 0.1	50-70: 1.1	>70: 8.7
		II: 1981-85		2.1	<50: 0.05	50-70: 3.1	>70: 11.0
		III: 1986-90		4.1	<50: 0.2	50-70: 4.8	>70: 22.8
	Germing	1991-2001	575,000	4.9	m 5.5	m 80-90: 53.8	
					w 4.3	w 80-90: 23.6	
Schweden	Radlund	1978-92	310,000	3.5	< 50: 0.7	50-70: 1.6	> 70: 15.0
Spanien	Giralt	1998	1.18 Mio	8.1	m 9.6	< 60: 0.7	
					w 6.6	> 60: 31.2	

Tabelle 2: Altersmedian bei Erstdiagnose

Land	Autor	medianes Alter
Korea	Lee	57
Thailand	Intragumtronchai	56
Zentralafrika	Mukiibi	57
Türkei	Paydas	61
USA	Ma (n = 7131)	76
Deutschland	MDS Register (n = 3403)	71
IPSS Datensatz	Greenberg (n = 892)	69
Deutsch-Österr. Gruppe	Germing (n = 2124)	68

2.9 Literatur

1. Aul C, Gattermann N, Schneider W. Age-related incidence and other epidemiological aspects on myelodysplastic syndromes. Br J Haem 1992;82:358.

2. Aul C, Bowen DT, Yoshida Y. Pathogenesis, etiology and epidemiology of myelodysplastic syndromes. Haematologica 1998;83:71-86.

3. Bauduer F, Ducout L, Dastugue N et al. Epidemiology of myelodysplastic syndromes in a french general hospital of the basque country. Leuk Res 1998;22:205-208.

4. Bennett JM, Catovsky D, Daniel MT et al. Proposals for the classification of the myelodysplastic syndromes. Br J Haematol 1982;51:189-199.

5. Bennett JM. World Health Organization classification of the acute leucemias and myelodysplastic syndrome. Int J Hematol 2000;72:131-133.

6. Bernell P, Jacobsson B, Nordgren A et al. Clonal cell lineage involvement in myelodysplastic syndroms studied by fluorescence in situ hybridisation and morphology. Leukemia 1996;10:662-668.

7. Carli PM, Giradou F, Mannone C et al. Update of epidemiological characteristics of myelodysplastic syndromes in a well-defined French Population between 1980 and 1995. Leuk Res 1999; 23 suppl 1 A159.

8. Carli PM, Jooste V, Girodon F et al. Geographical disparities of incidence of myelodysplastic syndromes in a well-defined French population between 1980 and 1997. Leuk Res 2001; 25 suppl 1:A174

9. Cartwright RA. Incidence and epidemiology of the myelodysplastic syndromes. In: The Myelodysplastic Syndromes, eds. Mufti GJ, Galton DA. Churchill Livingstone, New York 1992, p.23.

10. Cartwright RA, Gurney KA, Moorman AV. Sex ratios and the risk of haematological malignancies. Br J Hematol 2003;118:1071-1077.

11. Chen H, Sandler DP, Taylor JA et al. Increased risk for myelodysplastic syndrome in individuals with glutathione transferase theta 1 (GSTT1) gene defect. Lancet 1996;347:295-297.

12. Dokal I. Dyskeratosis congenita in all its forms. Br J Haematol 2000;110:768-779.

13. Greenberg P, Cox C, LeBeau MM et al. International scoring system for evaluating prognosis in myelodysplastic syndromes. Blood 1997;89:2079-2088.

14. Germing U, Strupp C, Kündgen A et al. No increase in age-specific incidence of myelodysplastic syndromes. Haematologica 2004;89:905-910.

15. Giralt M, Franco-Garcia E, Girlado P et al. Incidence rates of MDS in a Northern-Spanish area. Leuk Res 1999;23 Suppl 1 S158.

16. Haase D, Germing U, Schanz J et al. Comprehensive cytogenetics of MDS: correlation with morphology and delineation of new prognostic markers in 2124 patients. Blood, in press.

17. Harris NL, Jaffe ES, Diebold J et al. World Health Organization classification of neoplastic diseases of the hematopoietic and lymphoid tissues: report of the Clinical Advisory Committee meeting-Airlie House, Virginia, November 1997. J Clin Oncol 1999;17:3835-3849.

18. Intragumtornchai T, Prayoonwiwat W, Swasdikul D et al. Myelodysplastic syndromes in Thailand: a retrospective pathologic and clinical analysis of 117 cases. Leuk Res 1998;22:453-460.

19. Jaffe ES, Harris NL, Stein H et al. WHO classification of tumours: tumours of hematopoietic and lymphoid tissues. IARC Press, Lyon; 2001.

20. Kuendgen A, Strupp C, Aivado M et al. Myelodysplastic syndromes in patients younger than age 50. J Clin Oncol 2006;24:5358-5365.

21.   Lee JH, Shin JS, Lee JS et al. Application of different scoring systems and comparison of the FAB and WHO classification in Korean patients with myelodysplatic syndrome. Leukemia 2003; 17:305-313.

22.   Lukas GS, West RR, Jacobs A. Familial myelodysplasia. Br Med J 1989;229:551

23.   Ma X, Does M, Raza A et al. Myelodysplastic syndromes. Incidence and survival in the United States. Cancer 2007;109:1536-1542.

24.   Matsuda A, Germing U, Jinnai I et al. Differences in clinical features between Japanese and German patients with refractory anemia in myelodysplastic syndromes. Blood 2005;106:2633-2640.

25.   Maynadie M, Verret C, Moskovtchenko P et al. Epidemiological characteristics of myelodyplastic syndrome in a well-defined French population. Br J Cancer 1996;74:288-290.

26.   Mukiibi JM, Paul B. Myelodysplastic syndromes (MDS) in Central Africans. Trop Geogr Med 1994;46:17-19.

27.   Paydas S. Young age MDS: differences between Western and Eastern countries. Leuk Res 2006;30:362.

28.   Phillips MJ, Cull GM, Ewings M. Establishing the incidence of myelodysplasia syndrome. Br J Haematol 1994;88:896-897.

29.   Radlund A, Thiede T, Hansen S et al. Incidence of myelodysplastic syndromes in a Swedish population. Eur J Haematol 1995;54:153-156.

30.   Reizenstein P, Dabrowski L. Increasing prevalence of the myelodysplastic syndromes: an international Delphi study. Anticancer Research 1991;11:10.

31.   Williamson PJ, Kruger AR, Reynolds PJ et al. Establishing the incidence of myelodysplastic syndrome. Br J Haematol 1994;87:743-745.

32.   Wu PS, Hay AE, Thomas GE et al. Latency of onset of de novo myelodysplastic syndromes. Haematologica 2004;89:1392-1394.

Kapitel 3

Zytomorphologie der Myelodysplastischen Syndrome

Ulrich Germing und Corinna Strupp

3.1 Diagnostik aus dem Blut

Die **Verdachtsdiagnose** eines myelodysplastischen Syndroms wird häufig anläßlich einer Anämieabklärung, Bi- oder Panzytopenie gestellt. Über 90 % der Patienten haben eine normochrome Anämie und inadäquate niedrige Retikulozytenwerte. Neben der Bestimmung von Zellzahlen spielt die Anfertigung eines Differentialblutbildes und dessen zytomorphologische Beurteilung eine entscheidende Rolle. Dysplasiezeichen aller drei Zellreihen können bei den allermeisten Patienten nachgewiesen werden. Bei etwa 25 % der Patienten können unreife Blasten im peripheren Blut nachgewiesen werden. Außerdem finden sich relativ häufig Dysplasiezeichen der Erythrozyten (Dimorphismus mit hypochromen und normochromen Formen, kernhaltige Vorstufen, Aniso- und Poikilozytose, Makrozytose), der segmentkernigen Granulozyten (Pseudo-Pelger-Zellen, nukleäre Hypo- oder Hypersegmentierung, Myeloperoxidasemangel, Hypo-, selten Hypergranulierung, Linksverschiebung) sowie die Thrombozytenanisometrie und Nachweis von Riesenthrombozyten. Abgesehen von der Anfertigung eines Differentialblutbildes ist aus therapeutischen und prognostischen Überlegungen das Bestimmen des Ferritinspiegels zur Beurteilung der Eisenspeicher, des Erythropoetinspiegels und der Laktatdehydrogenase erforderlich.

3.2 Diagnostik aus dem Knochenmark

Im Mittelpunkt der Diagnostik des MDS steht die **mikroskopische zytologische Untersuchung** von Knochenmarkausstrichen. Gelegentlich ist die eindeutige Diagnosestellung eines myelodysplastischen Syndroms durch die zytologische Untersuchung nicht möglich. Daher sollte auch eine histologische Untersuchung einer Beckenkammbiopsie durchgeführt werden, um speziell hypoplastische und myelofibrotische MDS-Varianten diagnostizieren zu können, die beide mit einer ungünstigen Prognose einhergehen. Desweiteren können histologisch zuverlässig eine Plasmozytose oder lymphozytäre Infiltrate beobachtet werden. Dysplastische Megakaryozyten stellen sich in der Biopsie oftmals paratrabekulär disloziert dar. Desweiteren zeigen sie eine gruppenförmige Lagerung mit fokaler Faservermehrung.

In der Knochenmarkbiopsie kann außerdem das Phänomen der **ALIPs** (abnormal location of immature precursors) beurteilt werden: Dies bedeutet die atypische Lokalisation der unreifen Vorläuferzellen der Granulozytopoese von paratrabekulär nach markzentral.

Die kombinierte **zytologische und histologische Beurteilung** von Knochenmark und Blut stellt die Basis für die Diagnose eines MDS dar, die durch zytogenetische und molekulare Analysen ergänzt werden sollte. Hämatologische Spezialuntersuchungen, wie die FISH-Diagnostik, Immunphänotypische Analysen, Nachweis von Tumorsuppressorgenmutationen und Klonalitätsanalysen haben in die klinische Routine noch keinen Eingang gefunden, können im Einzelfall aber sinnvoll sein.

3.2.1 Differentialdiagnosen

Dysplasiezeichen der einzelnen Zelllinien reichen nicht aus, um die Diagnose eines MDS zu stellen. Manche zytomorphologischen Dysplasiezeichen können auch bei anderen Erkrankungen oder Mangelzuständen auftreten, so dass eine gründliche Anamnese einschließlich der Medikamenten-und Berufsanamnese wegen evtl. Kontakt zu kanzerogenen/leukämogenen Noxen, eine körperliche Untersuchung, sowie grundlegende Laboruntersuchungen neben der zytomorphologischen und zytogenetischen Untersuchung wichtig sind. Noxen wie chronischer Alkoholkonsum, Arsen oder Blei können ebenfalls zu dysplastischen Veränderungen der Hämatopoese führen. Weitere Blutuntersuchungen, wie die Bestimmung des Vitamin B12- und des Folsäurespiegels dienen zum Ausschluss megaloblastärer Anämien anderer Ursache. Auch andere Ursachen für Anämien (autoimmunhämolytischer Anämien, Anämien bei Nierenerkrankungen, bei Endokrinopathien, aplastische Anämie, PNH, Anämien durch Hämoglobinopathien oder infolge von Störungen des Erythrozyten stoffwechsels, HIV-Infektion) können meist mittels Labordiagnostik nachgewiesen werden. Die Abgrenzung zur aplastischen Anämie oder auch zu einem toxischen Knochenmarkschaden kann besonders bei hypozellulären MDS-Subtypen große Schwierigkeiten bereiten. Die bioptische Untersuchung hilft hier weiter ebenso wie bei der Unterscheidung zwischen MDS-Formen mit Faservermehrung und einer Osteomyelofibrose im zellreichen Stadium. Desweiteren kann die Zytogenetik in solchen zytomorphologischen Grenzfällen entscheidend sein. Die genannten Untersuchungen dienen zur Abgrenzung anderer hämatologischer und nichthämatologischer Erkrankungen, die ein histomorphologisches Bild eines myelodysplastischen Syndroms imitieren können.

3.2.2 Knochenmarkzytologie im Detail

a) Immunhistochemische Färbemethoden
Blut- und Knochenmarkausstriche werden nach hämatologischen Standardmethoden gefärbt. Zur Beurteilung der Einzelzellmorphologie werden panoptische Färbungen nach Pappenheim (May-Grünwald-Giemsa) untersucht. Unter Auszählung von mindestens 400 Zellen der Erythro- und Granulopoese sowie mindestens 25 Zellen der Megakaryopoese werden die Dysplasiekriterien überprüft. Ein morphologischer Marker wird dann als „charakteristisch" angesehen, wenn er bei mindestens 10% der ausgezählten Zellen einer Zellreihe nachweisbar ist. Es werden mindestens 500 kernhaltige Knochenmarkzellen zur Bestimmung des medullären Blastenanteils ausgezählt. Zum Nachweis einer sideroblastischen Störung der Erythropoese sowie zur Beurteilung der retikulären Eisenspeicher wird eine Berliner-Blau-Färbung durchgeführt. Wenn mindestens 60% der Erythroblasten Eisengranula aufweisen, wird ein erhöhter Sideroblastenanteil angenommen. Sideroblasten mit perinukleärer Ablagerung von mindestens 6, zum Teil vergröberten Sideringranula werden als Ringsideroblasten definiert.

Zum Nachweis eines partiellen Myeloperoxidase-Mangels in den Granulozyten wird die Peroxidase-Färbung angewandt. Ein partieller MPO-Defekt wird diagnostiziert, wenn mindestens 10 von 100 Granulozyten eine Abschwächung des Reaktionsproduktes zeigen oder überhaupt keine Farbstoffniederschläge in ihrem Zytoplasma aufweisen. Auerstäbchen stellen sich gelegentlich nur in der

Peroxidase-Färbung dar, so dass die Knochenmarkausstriche nach POX-Färbung auf die Präsenz von Auerstäbchen untersucht werden. Es genügt der Nachweis eines Auerstäbchens zur Diagnosestellung einer RAEB II nach WHO. Die als Markerenzym der Monozytopoese dienende unspezifische Esterase kann mit der Methode nach Löffler dargestellt werden. Die Reaktion wird als positiv gewertet, wenn die Zellen eine intensive granuläre Anfärbung des Zytoplasmas zeigen (Stärkegrad 3 und 4). Zur zytochemischen Charakterisierung atypischer Vorstufen der Erythropoese wird die Perjodsäure-Schiff (PAS)-Färbung eingesetzt. Erythroblasten, die lediglich eine zarte Hintergrundfärbung des Zytoplasmas zeigen, werden nicht als positiv eingestuft.

b) Systematik der Knochenmarkbeurteilung
Knochenmarkzellularität
Zunächst wird die Zellularität des Knochenmarks eingeschätzt. Der überwiegende Teil der Patienten weist zytologisch eine normale bis erhöhte Zelldichte (Hyperzellularität) auf (ca. 90%; Abb. 1, 2). Besonders Patienten mit einer CMML weisen eine Hyperzellularität auf. Tabellen 1a und b zeigen die Zellularität der verschiedenen WHO Typen. Hypozellularität (Abb. 3) findet sich bei allen Subtypen bei ca. 5-15%, am seltensten bei RARS und CMML.

Tabelle 1a: Zytologisch beurteilte Knochenmarkzellularität

	MDS	RCUD	RARS	RCMD	5q-Syndrome	RAEB I	RAEB II
n, (%)	3156	218 (7)	185 (6)	1132 (36)	89 (3)	361 (11)	445(14)
KM-Zellularität							
- hypozellulär	296 (10)	27 (16)	11 (6)	110 (10)	8 (13)	35 (11)	44 (11)
- normozellulär	1202 (44)	96 (57)	70 (41)	503 (45)	33 (51)	124 (40)	163 (42)
- hyperzellulär	1251 (46)	45 (27)	91 (53)	401(35)	24 (36)	147 (49)	176 (47)

Tabelle 1b: Zytologisch beurteilte Knochenmarkzellularität von CMML und RAEB-T

	CMML I	CMML II	RAEB-T (nach FAB)
n, (%)	302 (10)	78 (2)	330 (10)
KM-Zellularität			
- hypozellulär	12 (4)	7 (10)	34 (12)
- normozellulär	89 (34)	14 (21)	92 (34)
- hyperzellulär	159 (62)	45 (69)	147 (54)

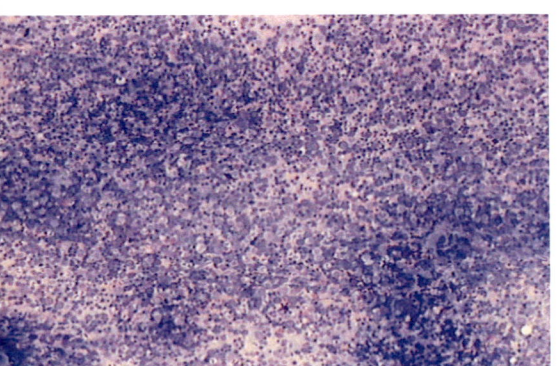

Abb. 1: Hyperzelluläres Knochenmark bei MDS

Abb. 2: Hyperzellularität der Megakaryopoiese bei MDS

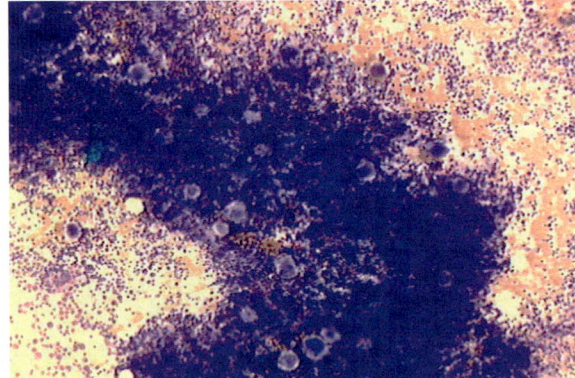

Abb. 3: Hypozelluläres Knochenmark bei MDS

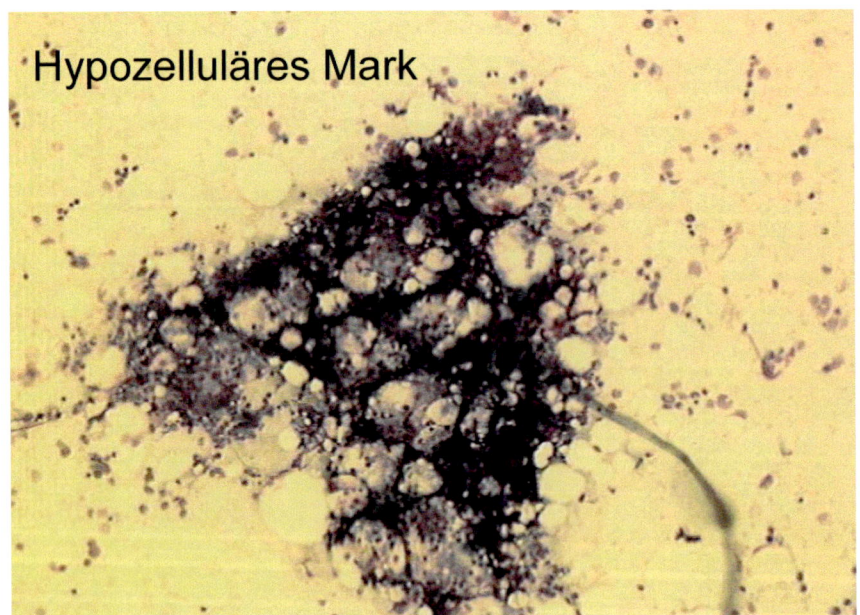

c) Dysplasiekriterien

Die **Tabelle 2** zeigt die verschiedenen Dysplasiekriterien in Blut und Knochenmark, die zur Beurteilung des Dysplasiegrad untersucht werden sollten.

	Knochenmark	Peripheres Blut
Dyserythropoese	- Ringsideroblasten - Megaloblastäre Transformation - Mehrkernigkeit - Kernentrundungen - Kernfragmentierungen - Zytoplasmatische Veränderungen - Erythroblastenanteil	- Megaloblasten - Dimorphe Erythrozyten - Basophile Tüpfelung - Anisozytose - Poikilozytose - Tränenformen
Dysmegakaryopoese	- Mikromegakaryozyten - Mononukleäre Megakaryozyten - Abgerundete Kerne der Megakaryozyten - Kernreifungstörung	- Riesenplättchen - (Thrombozytenanisometrie)?
Dysgranulopoese	- Hypogranulierung - Pseudo-Pelger-Zellen (Hyposegmentierte Granulozyten) - Hypersegmentierte Granulozyten - Auerstäbchen	- Hypogranulierung - Hyposegmentierte Granulozyten - Hypersegmentierte Granulozyten - Auerstäbchen
Monozyten		Monozyten und Promonozyten > 1 x 10^9/µl
Zellularität	- Hyperzellulär - Hypozellulär - normozellulär	

d) Erythropoese

Fast alle MDS-Patienten weisen Zeichen der **Dyserythropoese** auf. Das Rot-Weiß-Verhältnis (Norm: ca. 1:3) ist in ca. der Hälfte der Fälle zugunsten der Erythropoese verschoben mit einem Erythroblastenanteil von durchschnittlich 30% der kernhaltigen Zellen. Neben der Hyperplasie der Erythropoese (**Abb. 4, 5**) finden sich typische Dysplasiezeichen wie megaloblastäre Zellen, Mehrkernigkeit, Kernabsprengungen oder -faltungen, Kernbrückenbildung, atypische Mitosen, zytoplasmatische Dysplasien und Ringsideroblasten. Bei gut einem Viertel der Patienten mit MDS können PAS-positive erythropoetische Zellen gefunden werden (**Abb. 6-24**). Zum Nachweis von Eisen, zur Abschätzung des Sideroblastenanteils und zum Nachweis von Ringsideroblasten muß eine Berliner-Blau Färbung angefertigt werden.

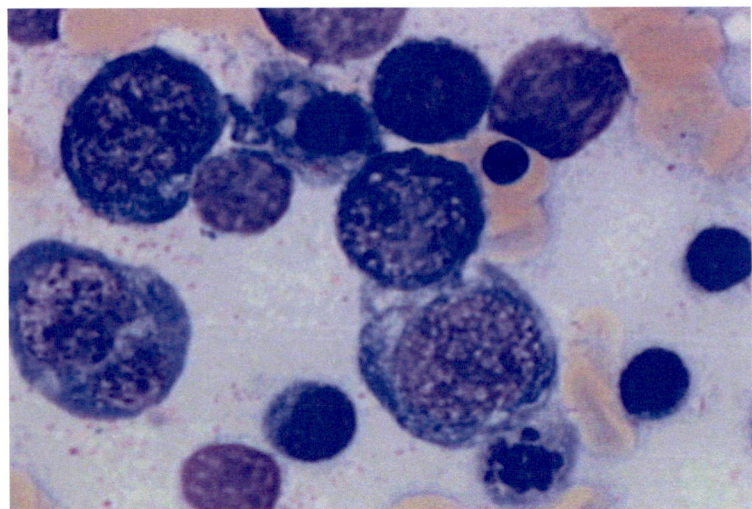

Abb. 4: Ausgeprägte Dysplasie der Erythropoese

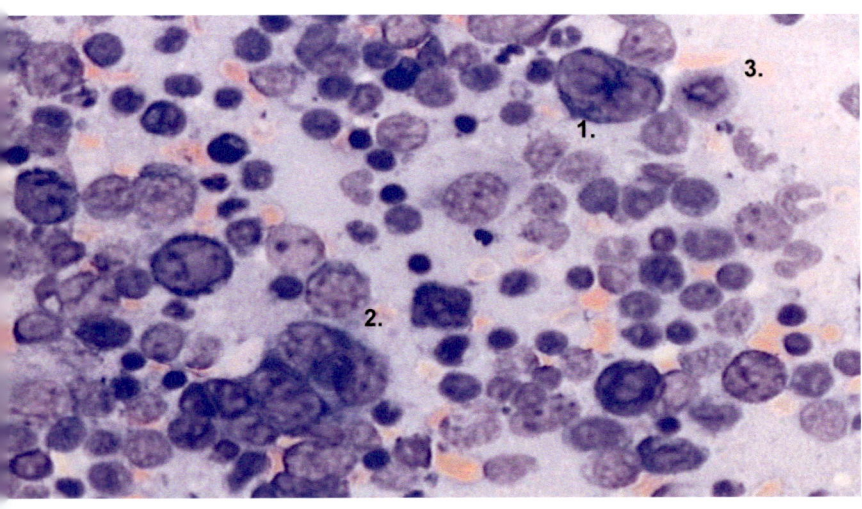

Abb. 5:
Hyperplasie der
Erythropoese mit
1. Doppelkernigkeit
2. Mehrkernigkeit
3. Mitosefigur

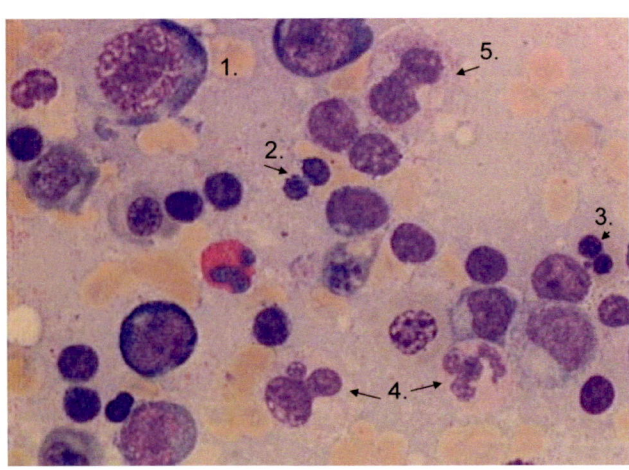

Abb. 6:   Ausstrichbild
1. Erythoblast mit
   Hämoglobinisierungsstörung
2. Normoblast mit
   Kernbrückenbildung
3. Normoblast mit doppeltem Kern/
   Kernknospung
4. Kernanomalien und
   Hypogranulation der Granulopoese
5. Pseudo-Pelger-Zelle

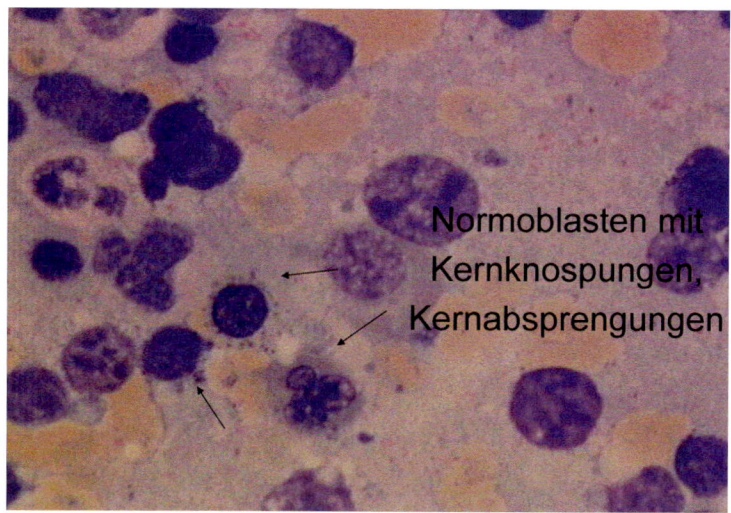

Normoblasten mit
Kernknospungen,
Kernabsprengungen

Abb. 7:
Normoblasten mit
Kernknospen und
Kernabsprengungen

Abb. 8: Ausstrich mit Normo-
und Erythrolasten
1. Normoblast mit
   Kernknospung

2. Erythroblasten mit
   Hämoglobinisierungs-
   störung

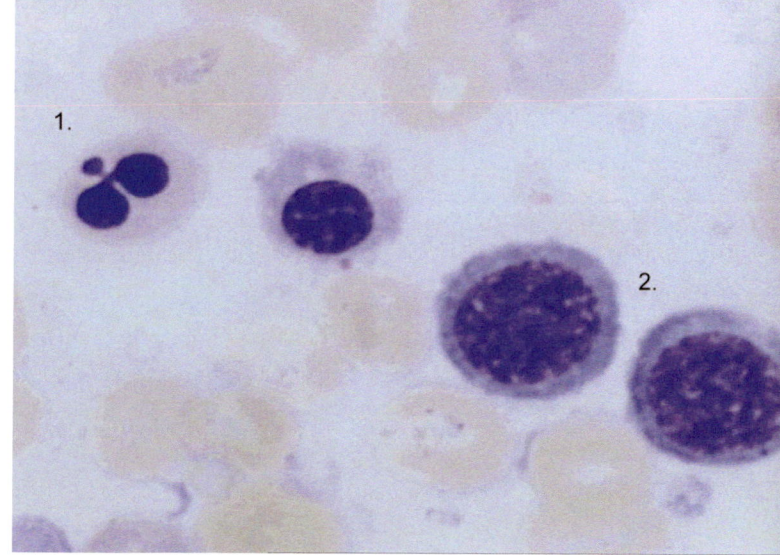

1.

2.

Abb. 9: Normoblasten mit Kernabsprengungen

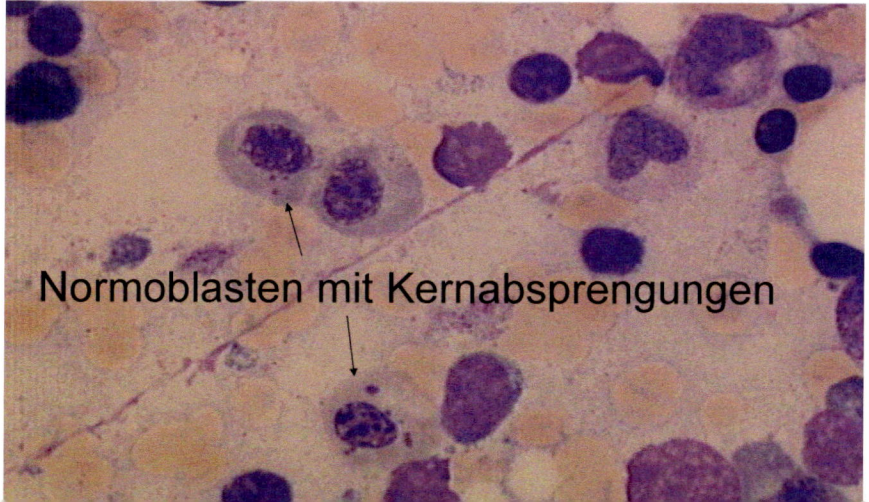

Normoblasten mit Kernabsprengungen

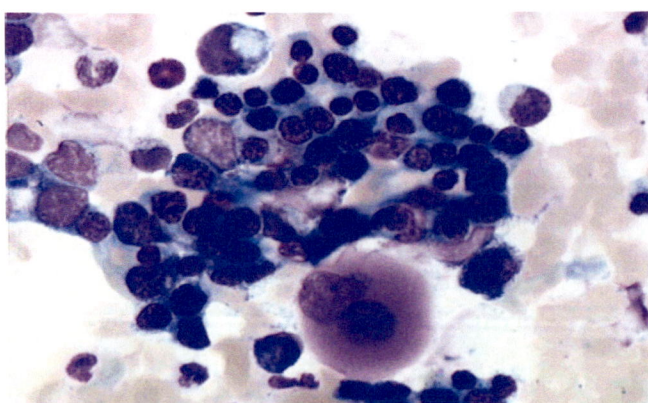

Abb. 10: Hyperplasie der Erythropoese, Normoblastennest, Megakaryozyt mit Reifungsstörung

Abb. 11: Hyperplasie der Erythropoese mit doppelkernigem Erythroblast

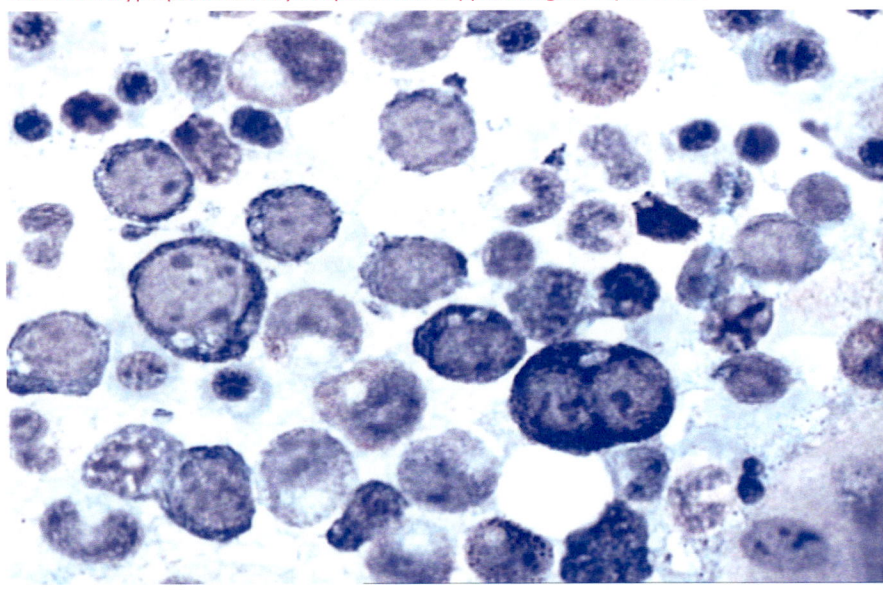

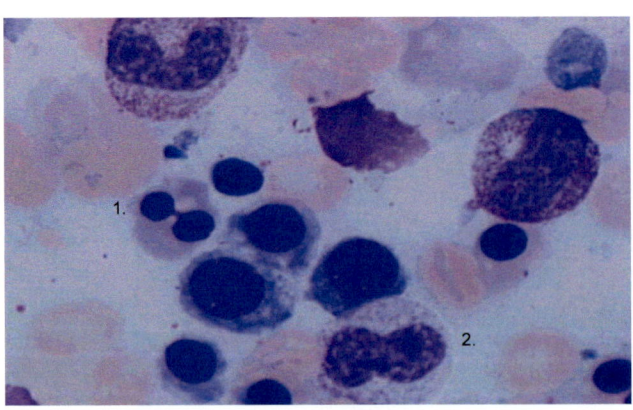

Abb. 12:   Ausstrich
1. Normoblast
2. Pseudo-Pelger-Zelle

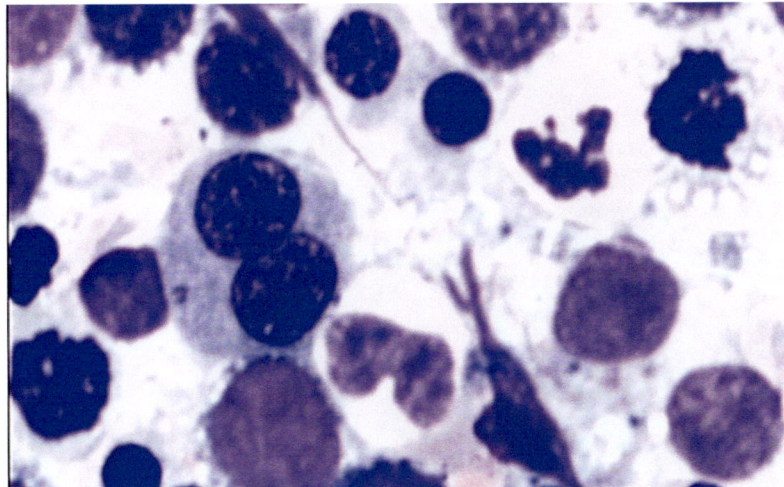

Abb. 13:
Doppelkerniger
Erythroblast

Abb. 14: Ausstrich mit Darstellung der Kernknospung

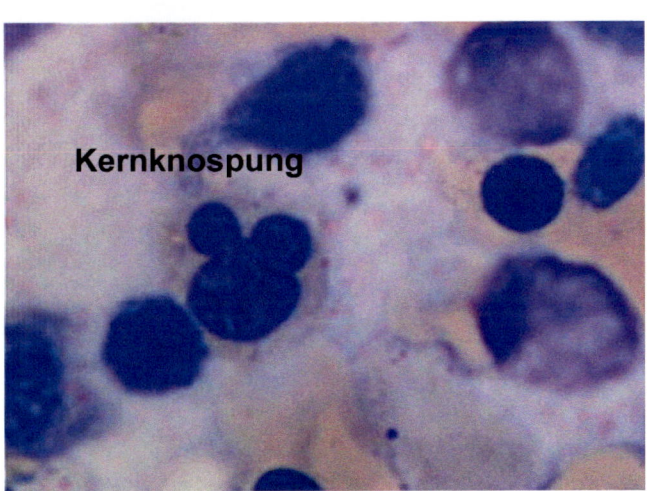

Abb. 15: Hyperplasie der Erythropoese. 1 = Mehrkernige Erythroblasten

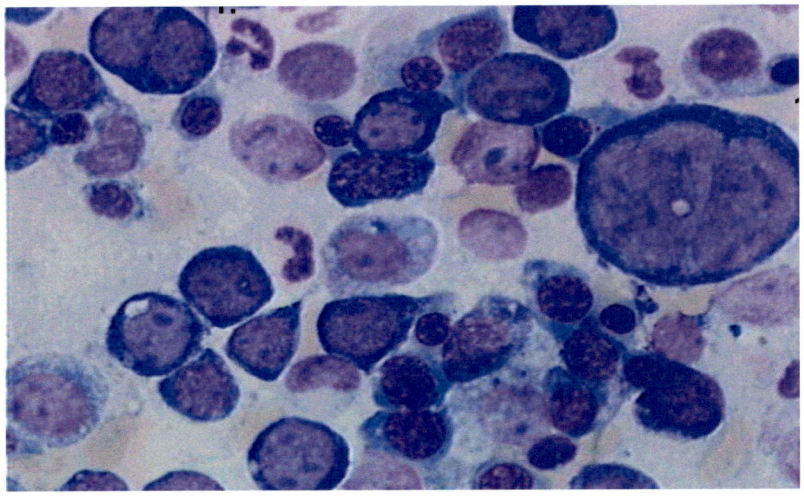

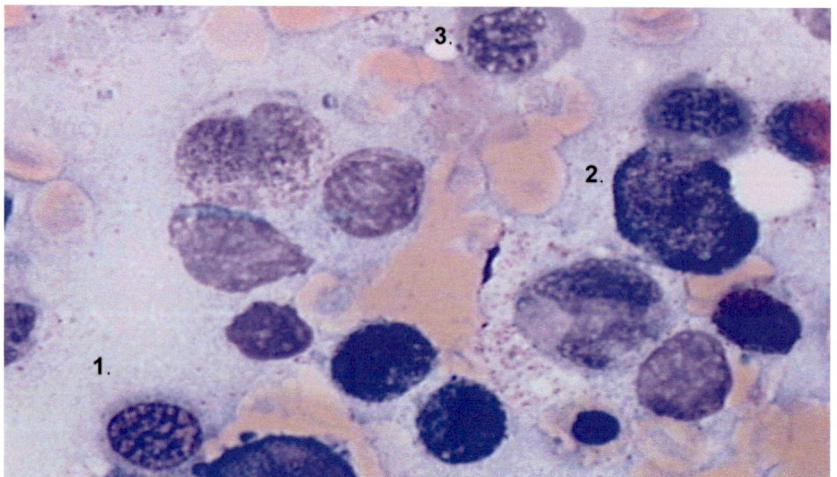

Abb. 16: Ausgeprägte Dysplasie der Erythropoese
1. Hämoglobinisierungsstörung
2. Doppelkerniger Erythroblast
3. Kernentrundung

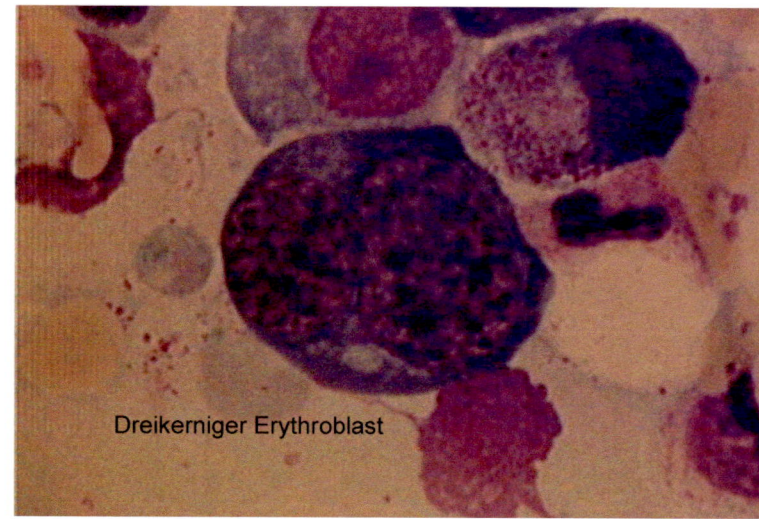

Dreikerniger Erythroblast

Abb. 17: Dreikerniger Erythroblast

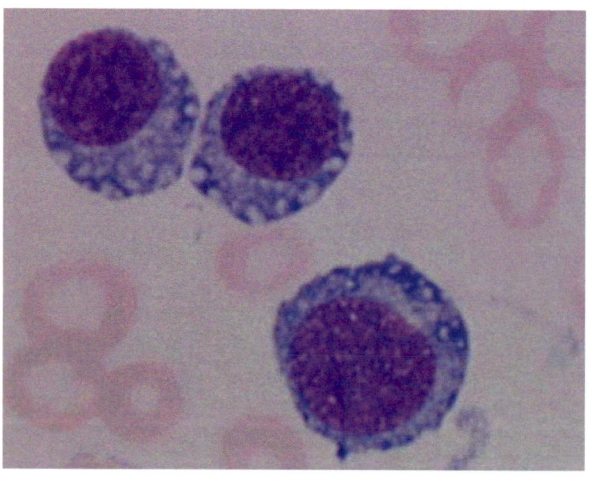

Abb. 18: Hämoglobinisierungsstörung
und Vakuolisierung

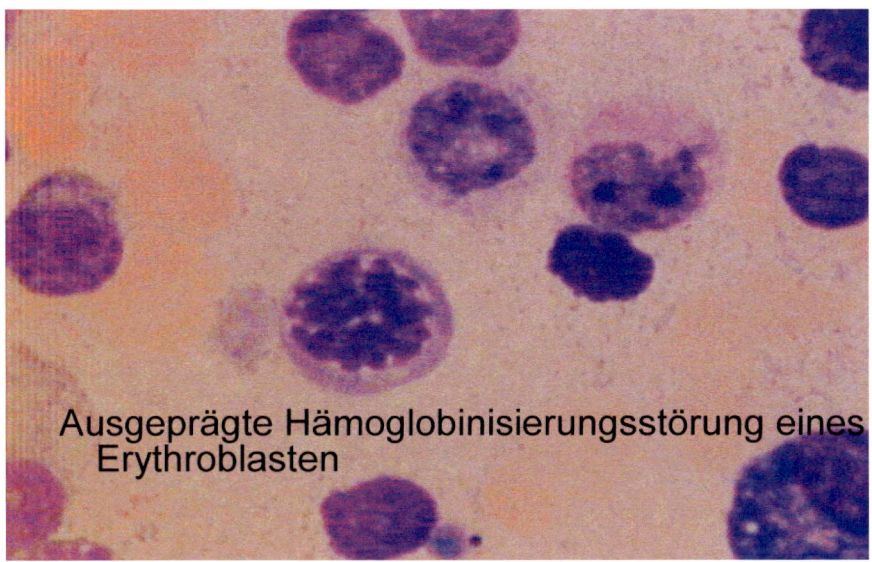

Ausgeprägte Hämoglobinisierungsstörung eines
Erythroblasten

Abb. 19: Ausgeprägte Hämoglobinisierungsstörung eines Erythroblasten

Abb. 20: Dyserythropoese mit ,
Reifungsstörung

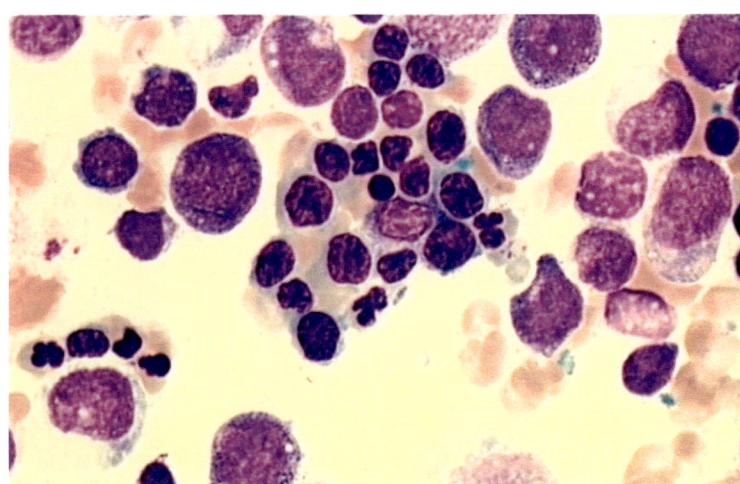

Abb. 21: Ringsideroblasten

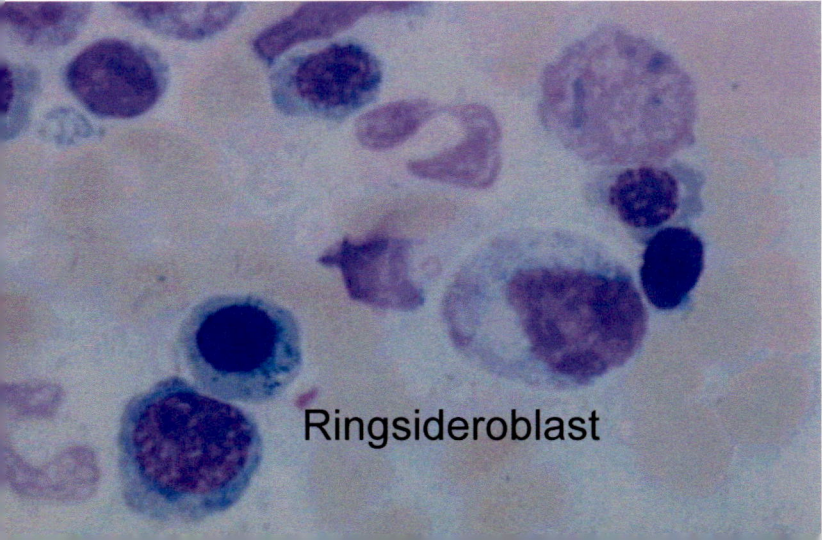

Ringsideroblast

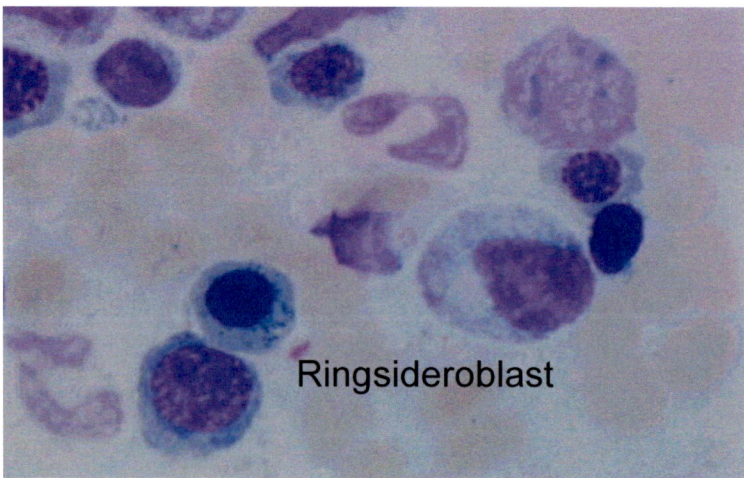

Ringsideroblast

Abb. 22: Ringsideroblast

Abb. 23: Ringsideroblasten (Eisenfärbung)

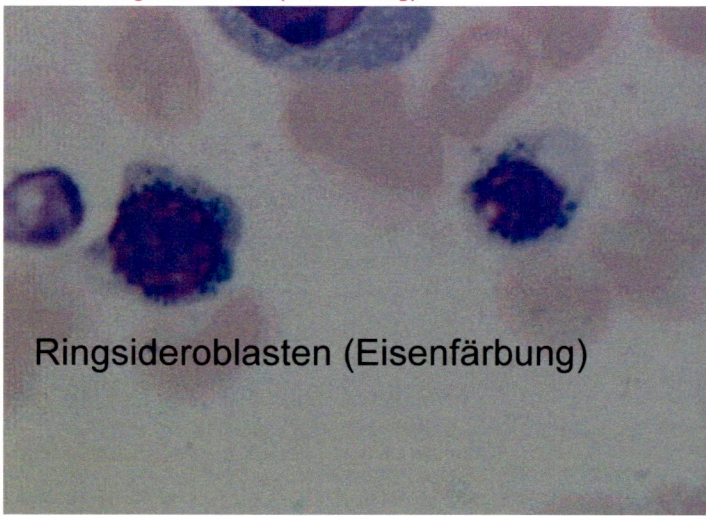

Ringsideroblasten (Eisenfärbung)

Abb. 24: Ringsideroblasten

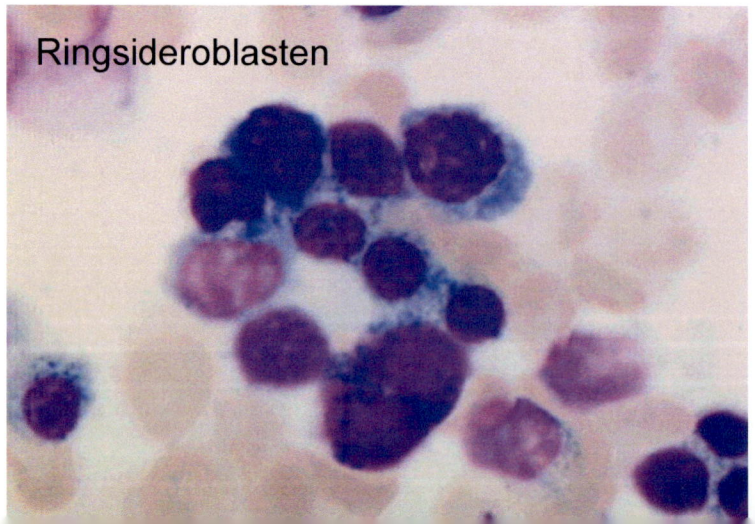

Ringsideroblasten

e) Granulopoese
In ca. 80% der Patienten finden sich zytomorphologische Dysplasiezeichen der Granulozytopoese. Definitionsgemäß weisen Patienten mit einer RAEB I oder II und zum Teil Patienten mit CMML II einen erhöhten medullären Blastenanteil auf. Meist können sowohl Typ I als auch Typ II Blasten gesehen werden sowie gelegentlich auch Auerstäbchen. Häufige **Dysplasiezeichen der Granulopese** sind ferner eine Linksverschiebung, Granulierungsdefekte wie Hypogranulation der Promyelozyten und Myelozyten oder toxische Granulierung, Pseudo-Pelger Zellen, Riesenstabformen, sowie eine Hypersegmentierung der Granulozytenkerne (**Abb. 25-29**). Mit Hilfe der zytochemischen Färbung kann bei ca. einem Drittel der Patienten ein partieller oder vollständiger Myeloperoxidasedefekt nachgewiesen werden. Der Anteil der monozytären Zellen ist definitionsgemäß in der Gruppe der CMML-Patienten am höchsten ebenso wieder der Anteil Esterase-positiver Zellen.

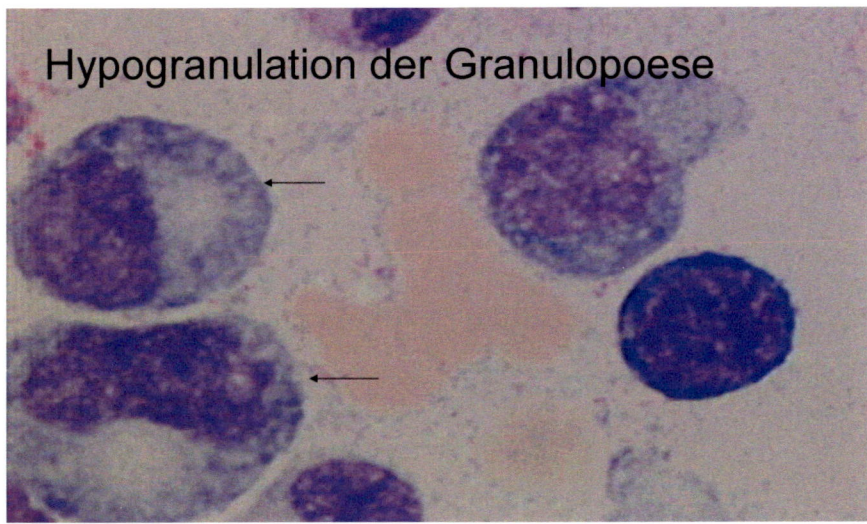

Abb. 25: Hypogranulation der Granulopoese
Abb. 26: Hypogranulation der Granulopoese

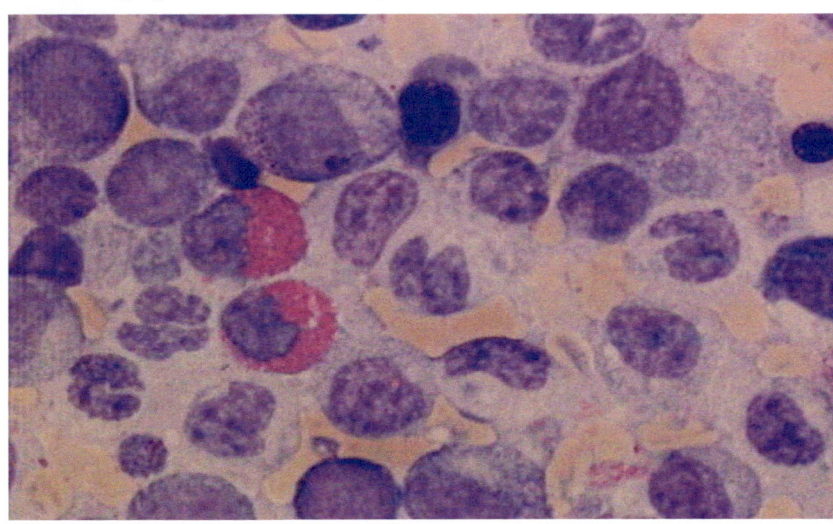

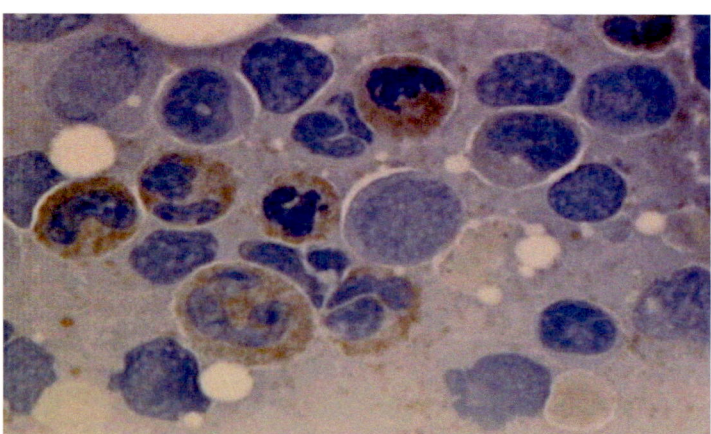

Abb. 27:
Dysplastische Granulopoese
mit partiellem POX-Defekt
und Lobulierungsstörungen

Abb. 28: Dysplastische Granulopoese mit partiellem POX-Defekt und Segmentierungsstörungen

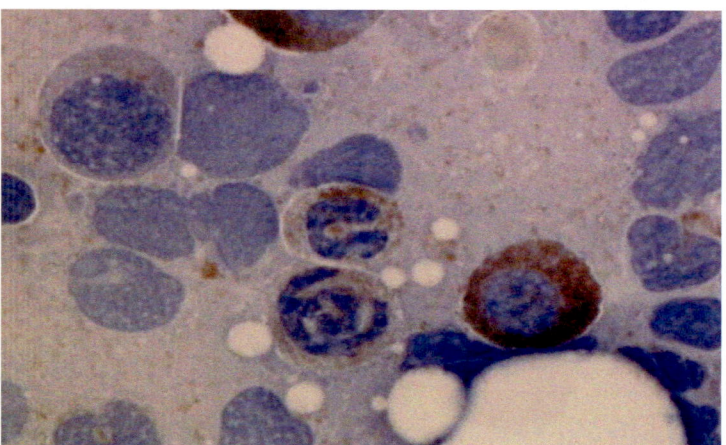

Abb. 29: RAEBT, Blast mit Auerstäbchen (POX-Färbung)

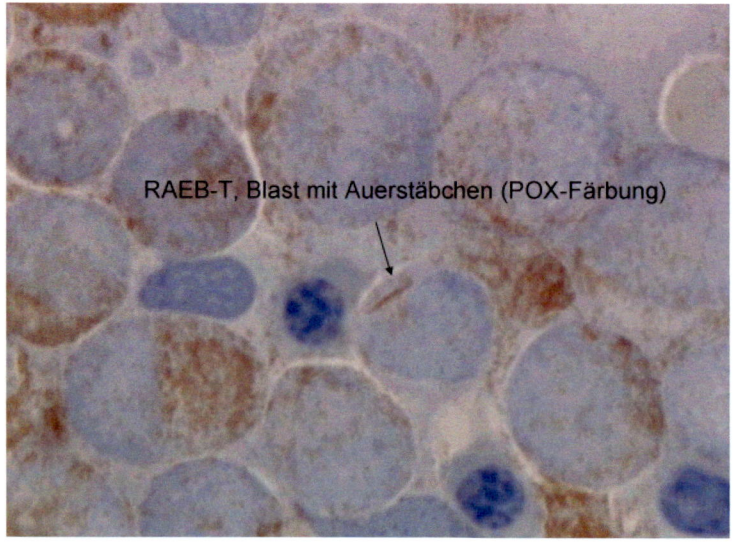

RAEB-T, Blast mit Auerstäbchen (POX-Färbung)

f) Megakaryopoese

Die Megakaryopoese ist oft hyperplastisch, eine ausgeprägte Hypoplasie der Megakaryopoese ist vor allem in den fortgeschrittenen MDS-Stadien nachweisbar. Innerhalb der Megakaryozytopoese finden sich am häufigsten Mikromegakaryozyten und mononukleäre Megakaryozyten neben generellen Reifungsstörungen der Megakaryozytopoese, hypersegmentierten Zellen, multiplen, abgerundeten Kernsegmenten oder auch Riesenkernen mit bizarren Formen. Häufig findet man größere Cluster aus Mikromegakaryozyten und Megakaryoblasten. Bei Patienten mit einem 5q- Syndrom finden sich oft Megakaryozyten in normaler Zahl, hierbei handelt es sich jedoch oft um mononukleäre Megakaryozyten (**Abb. 30-34).**

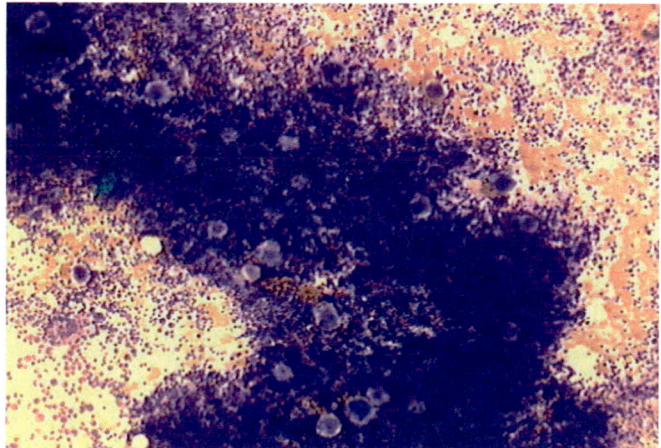

Abb. 30: Hyperzelluläres Mark mit Hyperplasie der Megakaryopoese

Abb. 31: Mononukleärer Mikromegakaryozyt

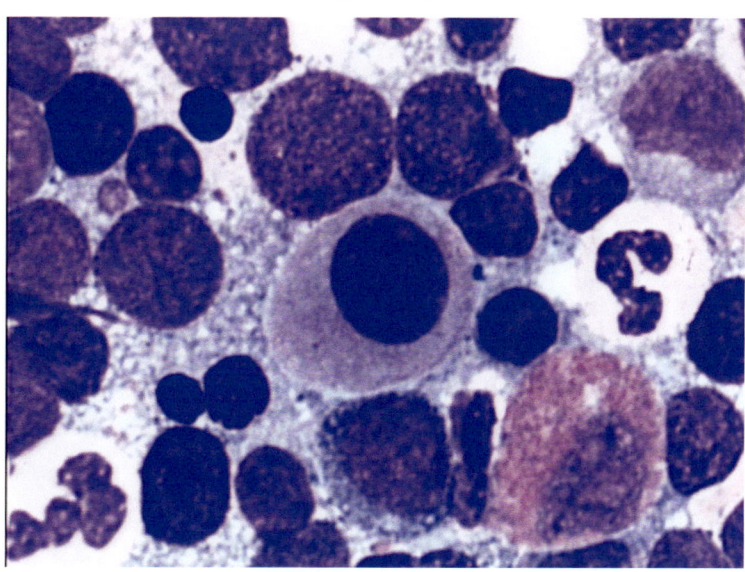

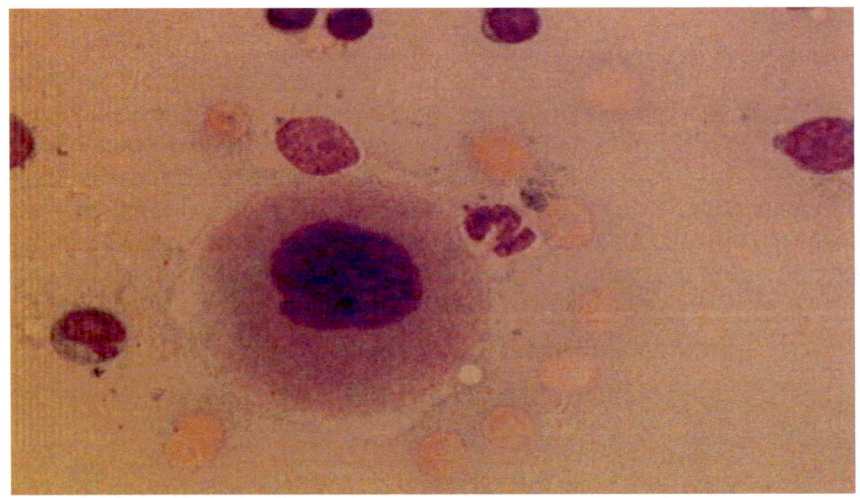

Abb. 32: Megakaryozyt mit nicht lobuliertem Kern

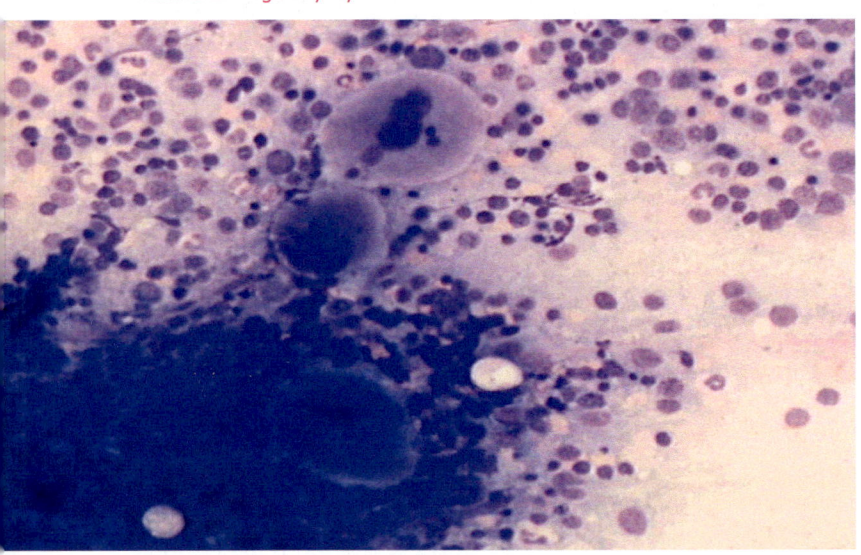

Abb. 33: Reifungsstörungen der Megakaryopoese
Abb. 34: Megakaryozyt mit Kernreifungsstörung

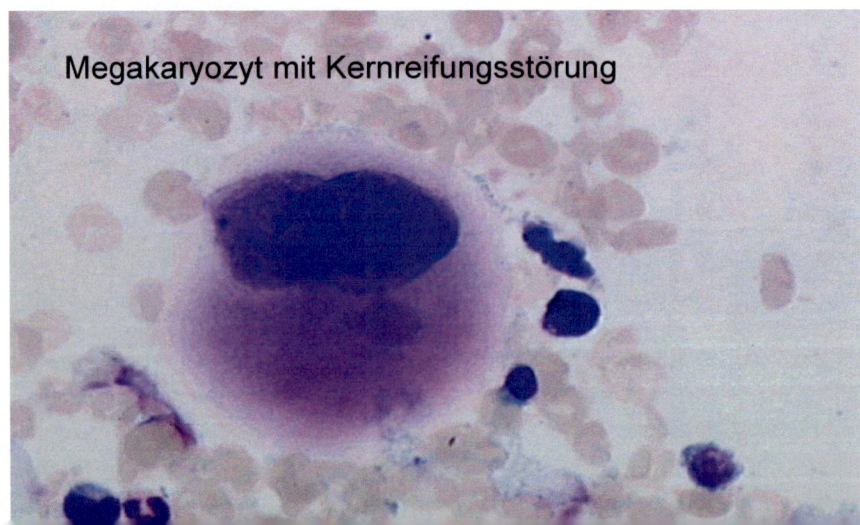

Megakaryozyt mit Kernreifungsstörung

Generell gilt, daß die Dysplasiekriterien von Bennett et al. 1982 erfüllt sind, wenn Zeichen der Dysmyelopoese in mindestens 2 Zellreihen diagnostiziert werden, und in jeder Zellreihe mindestens 10% der Zellen dysplastisch sind.

g) Zytomorphologische Beurteilung des Stromas

In den meisten Fällen ist das **Speichereisen** erhöht, besonders in der Gruppe der RARS-Patienten findet sich zumeist eine massive Erhöhung des Speichereisens (**Tabelle 3**). Weiter finden sich in ca. 10%-15% der MDS-Patienten eine Lymphozyten- und Plasmazellvermehrung. Die Gewebsbasophilen sind ebenfalls meist erhöht (**Abb. 35**).

Tabelle 3: Abschätzung des Speichereisen

	MDS	RA	RARS	RCMD	RCMD - RS	5q-Syndrome	RAEB I	RAEB II	CMML I	CMML II	RAEB-T
Eisen-speicher gesteigert	52%	44%	89%	44%	78%	64%	51%	48%	33%	33%	53%

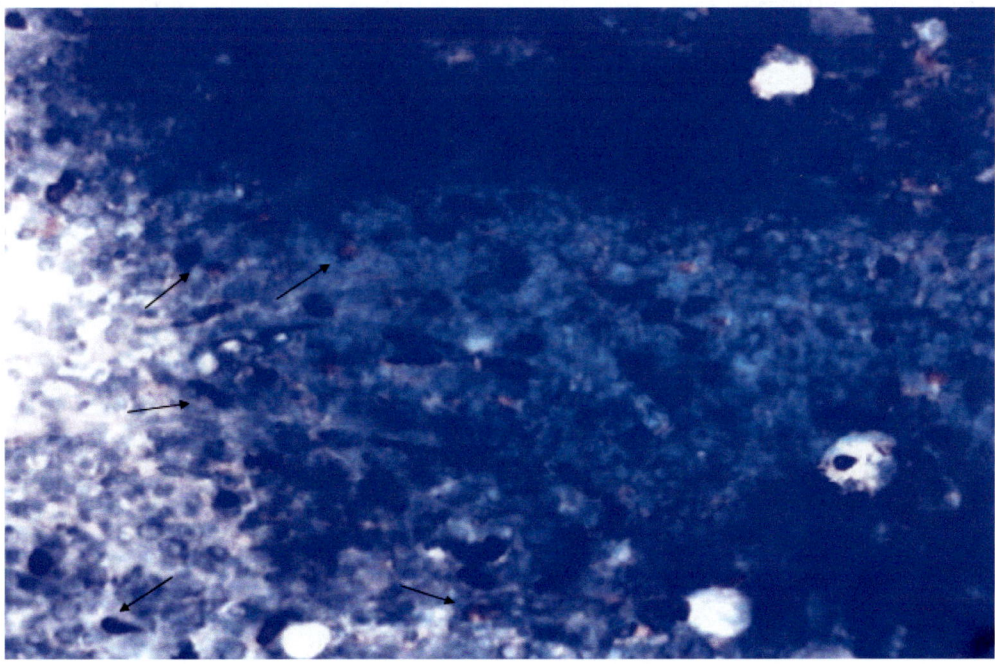

Abb. 35: Unspezifische Gewebsbasophile

h) Therapieassoziierte MDS (t-MDS)

Therapieassoziierte MDS weisen neben einer erhöhten Anzahl komplex veränderter Karyotypen zytomorphologisch wesentlich ausgeprägtere Dysplasiezeichen der Erythropoese und Megakaryopoese auf als primäre MDS. Außerdem findet sich signifikant häufiger eine Hypozellularität (**Tabellen 4, 5**).

Zytomorphologische Untersuchungen

Tabelle 4: Morphologische Befunde im peripheren Blut (Angaben in Klammern in %)

	MDS	RA	RARS	RCMD	RCMD - RS	5q-Syndrome	RAEB I	RAEB II	CMML I	CMML II	AML (RAEB-T nach FAB)
n, (%)	3156 (100)	218 (7)	185 (6)	783 (25)	349 (11)	89 (3)	361 (11)	445 (14)	302 (10)	78 (2)	330 (10)
Aniso-zytose	1380 (70,8%)	67 (63)	103 (90)	298 (61)	158 (72)	35 (76)	143 (69)	184 (70)	163 (79)	42 (81)	169 (79)
Poikilo-zytose	945 (49,8%)	39 (37)	69 (63)	191 (40)	129 (60)	26 (60)	106 (52)	135 (53)	83 (41)	24 (47)	124 (59)
Basophile Tüpfelung	302 (16,5%)	7 (7)	39 (36)	53 (11)	56 (26)	4 (10)	27 (14)	35 (14)	31 (16)	7 (14)	43 (22)
Megalo-zyten	501 (27,6%)	15 (15)	60 (57)	109 (24)	72 (35)	8 (20)	48 (25)	63 (26)	37 (19)	13 (5)	72 (36)
De-granulierte Vorstufen	124 (7%)	2 (2)	1 (1)	20 (4)	9 (4)	2 (5)	15 (8)	25 (10)	14 (7)	6 (12)	27 (14)
Pseudo-Pelger-Zellen	261 (14%)	4 (4)	3 (3)	51 (11)	35 (17)	5 (13)	32 (17)	54 (22)	21 (11)	5 (10)	48 (24)
Thrombo-zyten-aniso-metrie	644 (35%)	19 (19)	36 (32)	109 (24)	77 (37)	22 (51)	65 (34)	105 (42)	84 (44)	27 (53)	91 (46)

Tabelle 5: Morphologische Befunde im Knochenmark (Angaben in Klammern in %)

	MDS N=2320	RA N=	RARS	RCMD	RCMD - RS	5q-Syndrome	RAEB I	RAEB II	CMML I	CMML II	AML (RAEB-T nach FAB)
KM-Ery.- Hyperplasie	40%	40%	80%	46%	65%	24%	36%	35%	12%	12%	30%
Erythroblasten- Anteil Median	32%	36%	48%	36%	43%	25%	31%	29%	15%	14%	25%
Megaloblastäre Transformation + und ++	38%	30%	43%	39%	49%	40%	22%	38%	19%	24%	(42%)
KM-Ery. Mehrkernigkeit + und ++	23%	22%	13%	27%	31%	12%	22%	23%	12%	14%	24%
PAS-Färbung Positiv	16%	9%	3%	10%	19%	4%	17%	28%	8%	21%	27%
Granulozyten- Hyperplasie Positiv	34%	17%	7%	24%	17%	22%	42%	41%	68%	71%	55%
Granulozyten- Links- verschiebung Positiv	39%	38%	12%	49%	50%	44%	67%	76%	81%	84%	81%
Hypo- granulation Positiv	38%	11%	5%	6%	40%	21%	48%	41%	39%	48%	42%
Pseudo-Pelger KM Positiv	41%	17%	14%	48%	50%	32%	53%	43%	31%	40%	41%
Part. MPO -Mangel Positiv	24%	17%	3%	25%	16%	13%	26%	29%	23%	33%	33%
Mikromega- karyozyten positiv	21%	5%	0%	26%	19%	21%	30%	28%	15%	19%	25%
Mononukleäre Megakaryozyten positiv	28%	6%	1%	38%	32%	62%	32%	25%	18%	29%	27%
Abrundung Kernsegmente Megakaryozyten positiv	25%	6%	1%	36%	28%	15%	29%	29%	19%	23%	26%

3.3 Zusammenfassung

Zur möglichst genauen Diagnostik der MDS und korrekten Anwendung der **WHO Klassifikation** sollten

a) der periphere und medulläre Blastenanteil möglichst exakt ermittelt werden,
b) das Ausmaß und die am dysplastischen Geschehen beteiligten Zellreihen beschrieben werden. Die wichtigsten Dysplasiekriterien sind Pseudo-Pelger-Zellen, hypogranulierte Myelozyten und Promyelozyten, Mikromegakaryozyten und mononukleäre Megakaryozyten.
c) Zusatzinformationen wie Monozytenzahl im Blut und Zytogenetische und Molekularbiologische Befunde herangezogen werden.

3.4 Literatur

1.   Bartl R, Frisch B, Baumgart R (1992) Morphologic classification of the myelodysplastic syndromes (MDS): combined utilization of bone marrow aspirates and trephine biopsies. Leukemia Research 16, 15

2.   Imbert M, Nguyen D, Sultan C (1992) Myelodysplastic syndromes (MDS) and acute myeloid leukemias (AML) with myelofibrosis. Leuk Res 16, 51

3.   Kaplow LS (1965) Simplified myeloperoxidase stain using benzidine dihydrochloride. Blood 26, 215

4.   Lambertenghi-Deliliers G, Annaloro C, Oriani A, et al. (1993) Prognostic relevance of histological findings on bone marrow biopsy in myelodysplastic syndromes. Ann Hematol 66, 85

5.   Löffler, H (1961) Zytochemischer Nachweis von unspezifischer Esterase in Ausstrichen. Klein Wschr 39, 1220

6.   Bennett JM, Catovsky D, Daniel MT, Flandrin G, Galton DA, Gralnick H, Sultan C, Cox C. The chronic myeloid leukemias: guidelines for distinguishing chronic granulozytic, atypical chronic myeloid, and chronic myelomonozytic leukaemia. Proposals by the French-American-British Cooperative Leukaemia group. Br J Haematol 1994; 87: 746-54

7.   Bennett JM. World Health Organization classification of the acute leukemias and myelodysplastic syndrome. Int J Hematol 2000; 72: 131-133

8.   Harris NL, Jaffe ES, Diebold J, Flandrin G, Muller-Hermelink HK, Vardiman J, Listerman TA, Bloomfiled CD. World Health Organization classification of neoplastic diseases of the hematopoietic and lymphoid tissues. J Clin Oncol 1999; 17: 3835-3849

9.   Schmitt-Graef A, Mattern D, Köhler H, Hezel J, Lübbert M. Myelodysplastic syndromes (MDS). Aspects of hematopathologic diagnosis. Pathologe. 2000;21:1-1

10.   Brunning R, Orazi A, Germing U et al: Myelodysplastic syndromes/neoplasms. In Swerdlow S, et al (EDT) WHO Classification of Tumours of Haematopoietic and Lymphoid Tissues. IARC Press, Lyon, 2008

Klassifikation und Prognose von Patienten mit myelodysplastischen Syndromen im Erwachsenen- und Kindesalter

Ulrich Germing, Thomas Schroeder, Carlo Aul, Charlotte M. Niemeyer, John Bennett und Rainer Haas

4.1 Einführung

Unmittelbar nach der erstmaligen Erwähnung der myelodysplastischen Syndrome (MDS) in der Literatur und der Definition verschiedener Subtypen wurde das Düsseldorfer MDS Register gegründet, um die Daten der in unserer Klinik neu diagnostizierten MDS Patienten zu erfassen. Zu diesem Zwecke erfolgte eine zentrale Auswertung der Knochenmarkausstriche und eine systematische Weiterverfolgung der Patienten. Mittlerweile sind innerhalb dieses Registers Daten von über 3.450 MDS Patienten verfügbar, so dass es möglich ist, anhand dessen epidemiologische, morphologische und prognostische Fragestellungen zu beantworten sowie wesentliche Beiträge zur Klassifikation von Patienten mit MDS zu leisten.

4.2 Klassifikation

Im Jahre 1982 führte die French-American-British (FAB)-Gruppe ein Klassifikationssystem für Patienten mit MDS ein, das angesichts seiner hervorragenden Reproduzierbarkeit und seiner prognostischen Voraussagekraft für mehr als zwei Dekaden den Goldstandard darstellte [3]. Haupteinteilungskriterien für die FAB-Klassifikation waren der Blastenanteil im peripheren Blut und Knochenmark, das Vorhandensein von Ringsideroblasten sowie die absolute Monozyten-Zahl. Hierdurch gewährleistete die FAB-Klassifikation standardisierte Diagnose-Abläufe und wichtige prognostische Informationen.

Die Autoren schlugen spezielle morphologische Veränderungen vor, die in jedem einzelnen Blut- und Knochenmarkausstrich begutachtet werden sollten, um zuverlässig die richtige Diagnose zu stellen. Auch wenn die Autoren nicht in der Lage waren, morphologische Veränderungen zu definieren, die ausschließlich beim MDS auftreten und somit pathognomonisch für diese Erkrankung sind, so konnten sie dennoch sehr eindeutig demonstrieren, dass für die Diagnosestellung eines MDS sowohl hämatologische und morphologische Charakteristika als auch die Krankengeschichte des Patienten herangezogen werden müssen. Bevor die Diagnose eines MDS gestellt wird, gilt es zu beachten, dass auch andere Blutstammzellerkrankungen sowie andere primär nicht-hämatologische Erkrankungen dysplastische Veränderungen im Blut und Knochenmark hervorrufen können. Aufgrund dessen scheint der Begriff "**Syndrom**" gut gewählt: Die Hauptmerkmale der myelodysplastischen Syndrome, die nie getrennt voneinander auftreten, sind demnach die Zytopenie im peripheren Blut gemeinsam mit einer Reihe von verschiedenen morphologischen Veränderungen, die in den meisten Fällen mit einem zellreichen Knochenmark und in vielen Fällen mit zytogenetischen Veränderungen einhergehen. Die **Tabellen 1 und 2** geben eine Zusammenfassung der häufigsten morphologischen Veränderungen im peripheren Blut und Knochenmark bei Patienten mit MDS.

In den darauf folgenden Jahren legten zahlreiche Ergebnisse die Erkenntnis nahe, dass es mehr MDS-Subtypen als bisher angenommen gab, die sich anhand unterschiedlicher Morphologien und zytogenetischer Befunde voneinander abgrenzen lassen (**Tabelle 3**). Im Jahre 1992 schlugen Gattermann et al. vor, die Gruppe der refraktären Anämien mit Ringsideroblasten (RARS) in eine **rein dyserythropoietische** und eine Subgruppe mit **multilineären Dysplasiezeichen** zu unterteilen, da diese Subgruppen sich hinsichtlich der Prognose signifikant unterschieden [12]. Diese Ergebnisse wurden später in einem unabhängigen Datensatz aus dem MDS-Register bestätigt und waren der Beginn für eine spezifizierte Subgruppenunterteilung der MDS [11, 15]. Auch die refraktären Anämien (RA) wurden in eine rein dyserythropoietische und eine Subgruppe mit multilineären Dysplasiezeichen unterteilt [2, 33, 41]. Die chronische myelomonozytäre Leukämie (CMML) wurde in Abhängigkeit der Leukozytenzahl unterteilt [5, 37, 42], ebenso erwies sich die Gruppe der refraktären Anämien mit Blastenüberschuss (RAEB) als heterogen [42], und sogar die Gruppe der refraktären Anämien mit Blastenüberschuss in Transformation (RAEB-T) wurde unter Berücksichtigung morphologischer und prognostischer Kriterien aufgetrennt [45].

Die Gesamtheit dieser Ergebnisse veranlasste die WHO-Gruppe zur Erstellung einer neuen Klassifikation, die schlussendlich in ihrer finalen Version im Jahre 2001 im Blauen Buch veröffentlicht wurde [5, 25]. Die wesentlichen Definitionen, welche die neuen MDS-Entitäten charakterisieren, sind in Tabelle 3 aufgeführt. Die Vorschläge für die neue Klassifikation beschäftigten sich in erster Linie mit dem Schweregrad der Dysplasie, vor allem bei Patienten, die keinen erhöhten Blastenanteil aufweisen. Insbesondere wurden neue Kriterien für die Diagnosestellung einer AML eingeführt. So führt ein Blastenanteil von 20% im Knochenmark und /oder peripheren Blut zur Diagnose einer AML, was gleichbedeutend mit der Abschaffung der RAEB-T-Gruppe ist. Ebenso resultiert das Vorhandensein einer Translokation t(15;17), t(8;21), Inversion inv(16) oder Veränderungen des Chromosoms 11q23 in der Diagnose einer AML unabhängig vom medullären Blastenanteil. Ferner veranlassten die myeloproliferativen Charakteristika, wie sie ein Teil der Patienten mit CMML aufweisen, die WHO-Gruppe, die CMML in eine überlappende myeloproliferative/ myelodysplastische Kategorie einzuordnen. Eine weitere wichtige Veränderung stellte die Einführung der Subgruppe MDS mit Deletion des kurzen Armes des Chromosoms 5 del(5q) dar, welche sich durch einen normalen Blastengehalt, hypolobulierte kleine Megakaryozyten und eine in vielen Fällen vorliegende Thrombozytose hervorhebt. Diese Gruppe der 5q- Syndrome wiederum impliziert, dass die zytogenetische Analyse bei allen MDS-Patienten erforderlich ist, um die korrekte Diagnose zu stellen.

Wir konnten in einer retrospektiven Betrachtung die WHO-Vorschläge validieren und gleichzeitig zeigen, dass die neudefinierten Gruppen sich hinsichtlich ihrer Prognose und dem Risiko für die Entstehung einer AML signifikant unterscheiden [16]. Diese Ergebnisse konnten durch zahlreiche retrospektive Analysen, die jedoch auf kleineren Patientenzahlen basierten, bestätigt werden, wobei einige Studien Schwierigkeiten bei der Verwendung des Subtyps "MDS unklassifizierbar" aufzeigten [6, 28- 30, 38]. In einer prospektiven Studie mit 1.067 in unserer Klinik neu-diagnostizierten MDS-Patienten konnten wir nicht nur die Anwendbarkeit der WHO-Klassifikation im klinischen Alltag, sondern auch deren beeindruckende prognostische Aussagekraft demonstrieren [41]. Ferner wird die Relevanz dieser neuen Klassifikation in den

Ergebnissen molekularer Untersuchungen wie auch klinischer Studien wiedergespiegelt [9, 24, 41].

Als nicht einfach gestaltet sich die **Abschätzung des Schweregrades** der Dysplasie in den nicht-erythropoietischen Zelllinien. Die WHO-Klassifikation sieht für die Diagnose einer Refraktären Anämie mit multilineärer Dysplasie (RCMD) vor, dass mindestens 10% dieser Zellreihen Dysplasiezeichen aufweisen. Dennoch legen einige Daten nahe, dass für die Diagnose einer RCMD ein Anteil von 40% der Megakaryozyten mit dysplastischen Veränderungen erforderlich wäre [34]. Zur abschließenden Klärung dieser Fragestellung sind prospektive Studien notwendig, welche die beiden Definitionen miteinander vergleichen.

Des weiteren schlug die WHO-Gruppe auch eine **neue Definition der CMML** vor: neben einer Monozytose im peripheren Blut und einem Blastenanteil von weniger als 20% im peripheren Blut wie auch im Knochenmark, ist nun die Durchführung einer zytogenetischen und/oder molekulargenetischen Untersuchung gefordert, um eine bcr-abl positive chronisch-myeloische Leukämie auszuschließen. Außerdem schlug die WHO vor, die CMML abhängig vom Blastenanteil im peripheren Blut und Knochenmark in zwei Subtypen aufzutrennen. Diesem Vorschlag entsprechend ist die CMML unterteilt in eine CMML I mit einem Blastenanteil von <10% im Knochenmark und <5% im peripheren Blut, und eine CMML II mit 10 bis 19% Blasten im Knochenmark und 5-19% Blasten im peripheren Blut. Auch diesen Vorschlag der Unterteilung konnten wir vor kurzem als prognostisch bedeutsam bestätigen [19]. Ferner wurde eine weitere Entität definiert, die als RARS einhergehend mit einer ausgeprägten Thrombozytose (>450.000/) charakterisiert ist und dementsprechend RARS-T genannt wird. Mittlerweile konnte gezeigt werden, dass der größte Teil dieser Patienten die JAK2-Mutation trägt und somit mit Blick auf die molekularen Grundlagen auch proliferative Charakteristika aufweist [7, 13, 43, 44, 49].

Zum Zeitpunkt, als dieser Artikel geschrieben wurde, beinhaltet das **Düsseldorfer MDS Register** die Daten von mehr als 3.450 Patienten, deren Knochenmarkausstriche in unserem Labor zentral entsprechend den WHO-Vorschlägen ausgewertet wurden. Für annähernd 95% dieser Patienten sind präzise Follow-up Daten verfügbar. Mit Blick auf die in unserem Register erfassten Patienten haben wir unter Verwendung der Kaplan-Meier-Schätzung die Überlebenszeit für die einzelnen, in der WHO-Klassifikation neu definierten MDS-Subtypen berechnet. Hierbei sank die mittlere Überlebenszeit sowohl mit steigender Blastenzahl als auch mit dem Schweregrad der Dysplasie. So haben Patienten mit einer RAEB II nur ein medianes Überleben von einem Jahr, wohingegen Patienten mit einer unilineären Dysplasie ein medianes Überleben von über fünf Jahren aufweisen (**Tabelle 4**). Dementsprechend ist offensichtlich auch die Prognose von Patienten mit RARS-T besser als die von Patienten mit CMML I und II (**Tabelle 5**).

Ebenso variiert auch das kumulative Risiko für die Entstehung einer AML zwischen den Subtypen: Patienten mit einem Blastenanteil von weniger als 5% im Knochenmark besitzen ein Risiko für eine AML von bis zu 20% nach 5 Jahren verglichen mit einem ca. 50%igen Risiko für Patienten mit einer RAEB [Fig. 1a und b]. Analog hierzu haben Patienten mit RARS-T ein verhältnismäßig geringes Risiko für die Entstehung einer AML, Patienten mit einer CMML II hingegen ein sehr hohes. Obwohl der WHO-Vorschlag ein besseres Verständnis des morphologischen und zytogenetischen Charakters der MDS liefert, vermag er dennoch nicht alle Gesichtspunkte der Diagnosestellung und Klassifikation zu erfassen.

Bei etwa 10% der Patienten mit MDS findet sich zum Zeitpunkt der Diagnosestellung ein hypozelluläres Knochenmark [32, 46]. Zudem kann bei jedem der verschiedenen WHO-Subtypen als weitere histomorphologische Veränderung eine Markfibrose unterschiedlichen Schweregrades auftreten [8]. Wie bereits gezeigt, ist eine ausgeprägte Fibrose mit einer schlechten Prognose behaftet. Diese Knochenmarkveränderungen können nur durch eine histologische Untersuchung erfasst werden und sind bisher in keinerlei Klassifikation aufgenommen worden. Daher ist bei Erstdiagnose die Gewinnung eines Stanzzylinders erforderlich, um eine adäquate histopathologische Begutachtung zu ermöglichen.

Tabelle 1: Morphologische Zeichen von Dysplasien im peripheren Blut

- Pseudo-Pelger-Zellen, Blasten, hypo/degranulierte weiße Vorstufen, Linksverschiebung der Granulopoies
- Riesenplättchen, Plättchenanisometrie
- Anisozytose, Poikilozytose, dimorphe Erythrozyten, Polychromasie, Hypochromasie, Megalozyten, basophile Tüpfelung, rote Vorläuferzellen, Tränenformen, Ovalozyten, Fragmentozyten

Tabelle 2: Morphologische Zeichen von Dysplasien im Knochenmark

Dyserythropoiese

Megaloblastoide Veränderungen, Mehrkernigkeit, nuclear budding, Kernbrücken, atypische Mitosen, Hämoglobinisierungsstörungen, Sideroblastoss, Ringsideroblasten, PAS positive rote Vorläuferzellen

Dysmegakaryopoiese

Mikromegakaryozyten, mononukleäre Megakaryozyten, hypersegmentierte Megakaryozyten mit zahlreichen Nucleoli

Dysgranulopoiese

Hyperplasie der Granulopoiess, Linksverschiebung der Granulopoiese, medullärer Blastenanteil, Auerstäbchen oder Auerkörperchen (POX-Färbung), Hypo/degranulierte Promyelozyten und Myelozyten, Pseudo-Pelger Zellen, Kernanomalien der Granulozyten (Hypersegmentierung), Peroxidasdefekt, Anteil der Monozyten (Esterase Färbung)

4. Klassifikation und Prognose von Patienten mit myelodysplastischen Syndromen

Tabelle 3: Definition der verschiedenen Typen von Myelodysplastischen Syndromen und Mixed Myelodysplastic/Myeloproliferative Neoplasms entsprechend den WHO Vorschlägen von 2008

Typ	Blut	Knochenmark
Refraktäre Zytopenie (RCUD) unilineage Dysplasia - Refraktäre Granulozytopenie - Refraktäre Thrombozytopenie - Refraktäre Anämie	>1% Blasten	<5%Blasten <15% Ringsideroblasten
Refraktäre Anämie mit Ringsideroblasten (RARS)	>1% Blasten	<5% Blasten Dyserythropoiese >15% Ringsideroblasten
Refraktäre Zytopenie mit multilineage Dysplasia (RCMD) mit oder ohne Ringsideroblasten	>1% Blasten	<5% Blasten, Dysplasien in >10% andere Zellreihen >/< 15%Ringsideroblasten, keine Auerstäbchen, keine isolierte del (5q), <1000 /µl Monozyten
MDS unclassifiable MDS-U	≤1% Blasten	<5%Blasten, keine Auerstäbchen a) Dysplasien in <10% der Zellen einer myeloischen Reihe und typischer zytogenetischer Befund b) RCUD /RCMD mit 1% Blasten im peripheren Blut c) RCUD mit Panzytopenie
Refraktäre Anämie mit Exess of blasts I (RAEB I)	Zytopenie keine Auerstäbchen <1000 /µl Monozyten	Unilineäre oder multilineäre 5% Blasten, Dysplasien, 5-9% Blasten, keine Auerstäbchen
Refraktäre Anämie mit Exess of blasts II (RAEB II)	Zytopenie <19% Blasten Auerstäbchen möglich <1000 /µl Monozyten	Unilineäre oder multilineäre Dysplasien 10-19 % Blasten, Auerstäbchen möglich
Chronische myelomonozytäre Leukämie I (CMML I)	<5% Blasten >1000 /µl Monozyten	<10% Blasten, Dysplasien in 1-2 Zellreihen keine t(9;22), kein bcr/abl
Chronische myelomonozytäre Dysplasien Leukämie II (CMML II)	<20% Blasten >1000 /µl Monozyten	<20% Blasten, in 1-2 Zellreihen keine t(9;22), kein bcr/abl
RARS mit Thrombozytose (RARS-T)	<1% Blasten Thrombozyten >600.000/µl	<5% Blasten,, ≥15% Ring Sideroblasten Dysplasien in 1-3 Zellreihen

Ca. 10% der Patienten mit MDS haben vor dem Auftreten des MDS eine Chemotherapie oder Bestrahlung erhalten, was möglicherweise zu der Entstehung eines sog. **"Therapie-assoziierten" MDS** geführt hat. Diese Patienten werden zu der Kategorie der sog. **"Therapie-assoziierten MDS und AML"** gezählt und nicht wie bisher zu den MDS, weshalb sie auch nicht in der WHO-Klasssifikation für MDS abgebildet sind. Die WHO-Subtypen können wiederum gemeinsam mit anderen prognostisch relevanten Markern innerhalb von Scoring-Systemen verwendet werden, um die erwartungsgemäße Prognose der individuellen Patienten vorauszusagen. Auch für weitere morphologische Details konnte eine prognostische Bedeutung nachgewiesen werden. Insbesondere führt das Vorhandensein von Blasten im peripheren Blut bei sog. "nicht-blastischen" MDS zu einer schlechteren Prognose [27]. Eine detaillierte Aufarbeitung der Patienten mit MDS und del(5q) hat mit Blick auf die Prognose wichtige Informationen geliefert: Sobald der Blastenanteil im Knochenmark 5% überschreitet oder zusätzliche Karyotyp-Veränderungen auftreten, steigt das Risiko für die Entstehung einer AML dramatisch [20].

Im Oktober 2008 erschien die überarbeitete Version der WHO-Klassifikation mit kleineren Veränderungen in einem neuen "Blauen Buch". Darin werden die beiden Subgruppen RCMD und RCMD-RS zusammengefasst, da diese sich hinsichtlich der Prognose nicht unterscheiden. Da es Patienten gibt, die zwar nur eine unilineäre Dysplasie aufweisen, sich gleichzeitig aber mit Thrombo- und Granulopenie präsentieren, wurde die Bezeichung "refraktäre Anämie" durch "refraktäre Zytopenie" ersetzt. Die Bezeichnung "MDS mit del(5q)" ersetzt den Term "5q- Syndrom" [7].

In näherer Zukunft erwarten wir auf der Basis von zytogenetischen Befunden und aufgrund neuer molekularer Methoden inklusive verschiedener Array-Technologien neue Kategorien und Typen.

Zur Vervollständigung der Diagnostik bei Patienten mit MDS sollten zum Zeitpunkt der Diagnosestellung eine zytogenetische Untersuchung der Knochenmarkzellen erfolgen sowie ein Blutbild, die LDH, das Ferritin und der endogene Erythropoietin-Spiegel bestimmt werden, da diese Informationen unter Umständen eine Auswirkung auf Klinik, Prognose oder eventuell therapeutische Optionen haben.

Zwischen den MDS im Erwachsenen- und Kindesalter existieren zahlreiche Unterschiede. So sind die MDS-Subtypen RARS und MDS mit del(5q) äußerst selten. Zudem ist die Bedeutung der multilineären Dysplasie bei den RA unbekannt. Eine isolierte Anämie, wie sie sich bei Erwachsenen mit RA als vorrangige Manifestation präsentiert, ist bei Kindern ungewöhnlich, da diese häufiger eine Neutropenie und Thrombopenie aufweisen [26]. Um diesem Unterschied gerecht zu werden, wurde der Begriff "refraktäre Zytopenie" (RC) eingeführt. Die RC stellt mit etwa der Hälfte der MDS im Kindesalter den häufigsten MDS-Subtyp dar. In vielen Fällen liegt ein hypozelluläres Knochenmark vor und die Bestimmung des MDS-Subtyp gestaltet sich als sehr schwierig. Im Falle, dass keine zytogenetischen Marker vorhanden sind, ist eine genaue Beobachtung des klinischen Verlaufes erforderlich, bevor die Diagnose einer RC gestellt werden kann. Für die fortgeschrittenen MDS im Kindesalter existieren keine Daten, die Aufschluss darüber geben, ob ein Blastenanteil von 20% eine schärfere Trenngrenze zwischen MDS und de novo AML als die bisherige Grenze von 30% Blasten darstellt. Um den MDS im Kindesalter Rechnung zu tragen, wurde daher in der WHO-Klassifikation der Subtyp der RAEB-T beibehalten [23].

4. Klassifikation und Prognose von Patienten mit myelodysplastischen Syndromen

Tabelle 4a: Prognose und kumulatives Risiko der AML Entwicklung der verschiedenen WHO Typen

WHO Typ	n (%)	med. Überleben (Monate)	AML Entwicklung	
			nach 2 Jahren	nach 5 Jahren
RCUD	218 (9,1)	58	6	14
RARS	174 (7,3)	66	3	3
RCMD				
≥15% RS	336 (14)	32	13	20
<15% RS	774 (32,3)	36	13	20
MDS/5q- Anomalie	89 (3,7)	77	8	20
RAEB I	359 (15)	19	26	44
RAEB II	443 (18,5)	12	55	65

Tabelle 4b: Prognose und kumulatives Risiko der AML Entwicklung der verschiedenen "Mixed Myelodysplastic/ Myeloproliferative Neoplasms"

WHO Typ	n (%)	med. Überleben (Monate)	AML Entwicklung	
			nach 2 Jahren	nach 5 Jahren
CMML I	306	21	15	25
CMML II	78	14	37	61
RARS-T	23	54	5	5

Tabelle 5: Prognosefaktoren bei Myelodysplastischen Syndromen

Hämatologische Faktoren
Hämoglobin
Thrombozyten
Neutrophile(?)

Morphologische Faktoren
Blastenanteil in Blut und Knochenmark (FAB)
Ausmaß der Dysplasien (WHO)
Fibrose
Zellularität
CD34+ Zellen in Clustern

Molekulare Faktoren (?)
Ras Mutationen
FLT3 ITD
p53-Mutationen
P15INK4B Hypermethylation

Zytogenetische Befunde

LDH

Alter, Geschlecht

Immunphänotypisierung

Transfusionsabhängigkeit

Komorbiditäten

Tabelle 6: Definition des International Prognostic Scoring System (IPSS)

Score	0	0,5	1	1,5	2,0
Medullärer Blastenanteil (%)	0 - 4	5 - 10	–	11 - 20	21 - 29
Anzahl Zytopenien[1)]	0 - 1	2 - 3	–	–	–
Zytogenetische Risikogruppe[2)]	Low	Interm.	high	–	–
Risiko Gruppe	**Score**				
Niedrigrisiko	0				
Intermediäres Risiko I	0,5 - 1				
Intermediäres Risiko II	1,5 - 2				
Hochrisiko Risiko	≥ 2,5				

[1)] Thrombozyten <100.000/µl, Hämoglobin < 10 g/dl, Neutrophile <1.800/µl
2) Niedrigrisiko = normaler Karyotyp, 5q-, 20q-, -Y
Hochrisiko Risiko =komplex Karyotyp (≥ 3 Anomalien), Chromosom 7- Anomalien
Intermediäres Risiko = alle anderen Aberrationen

Tabelle 7: Definition des "WHO adapted Prognostic Scoring System" (WPSS)

Score	0	1	2	3
WHO Typ	RA/RARS/5q-	RCMD/RSCMD	RAEB I	RAEBII
Zytogenetische Risikogruppe *	Low	Intermediate	High	–
Transfusionen #	Nein	Ja	–	–
Risiko Gruppe	**Score**			
Very low risk	0			
Low risk	1			
Intermediate risk	2			
High risk	3-4			
Very high risk	5-6			

* Niedrigrisiko = normaler Karyotyp, 5q-, 20q-, -Y
Hochrisiko Risiko =komplex Karyotyp (≥ 3 Anomalien), Chromosom 7- Anomalien
Intermediäres Risiko = alle anderen Aberrationen
Transfusionsbedarf: mindestens 1 Transfusion alle 8 Wochen über mind. 3 Monate

4.3 Prognose

Obwohl die WHO-Klassifikation wertvolle prognostische Informationen beinhaltet, sollten weitere Parameter, die nicht direkt aus der Klassifikation hervorgehen, für die **Prognosestellung bei Patienten mit MDS** herangezogen werden. Es gibt eine Vielzahl klinischer, laborchemischer, morphologischer und zytogenetische Parameter, welche die Prognose beeinflussen oder wiederspiegeln [Tabelle 6]. Innerhalb einer Multivariate-Analyse sind der Blastenanteil im Knochenmark, der zytogenetische Befund, die Zellzahlen, der LDH-Wert und die Transfusionsbedürftigkeit bei Diagnosestellung wichtige unabhängige Prognoseparameter und sind deshalb nach und nach in Scoring-Systeme integriert worden [1, 35, 36]. Das etablierte International Prognostic Scoring System (IPSS) [Tabelle 7] erlaubt nicht nur eine Aussage über die Prognose der Patienten, sondern wird auch in klinischen Studien zur Definition homogener Patientengruppen herangezogen [21]. Die Deutsch-Österreichische Studiengruppe konnte die prognostische Aussagekraft des IPSS bestätigen. Zudem war es möglich, den IPSS weiter zu entwickeln, indem die LDH als prognostische Trenngröße für alle IPSS Risikogruppen inkludiert wurde [17]. Angesichts dessen, dass durch die gemeinschaftliche Arbeit der Deutsch-Österreichisch-Schweizerischen MDS Gruppe neue zytogenetische Daten zur Verfügung stehen, wird eine Weiterentwicklung der Definitionen der zytogenetischen Risikogruppen wie auch eine Neubeurteilung deren Bedeutung für die Definition des Scores erforderlich [22]. Ferner scheinen auch Ergebnisse durchflusszytometrischer Untersuchungen eine Rolle für die Klassifikation und Prognose zu besitzen, wenngleich für diese Technik weiterhin der Bedarf für standardisiertes Untersuchungsabläufe besteht [47, 48].

Ein weiterer Versuch, die Beurteilung der Prognose von Patienten mit MDS zu verbessern, war die Entwicklung des "**WHO-adaptierten Prognostic Scoring Systems" (WPSS)**, das den WHO-Subtyp, die zytogenetische Risikogruppe und die Transfusionsbedürftigkeit zum Zeitpunkt der Diagnosestellung berücksichtigt [Tabelle 8]. Sowohl der IPSS als auch der WPSS ermöglichen die Identifikation von Risikogruppen mit signifikant unterschiedlichen mittleren Überlebenszeiten sowie unterschiedlichen kumulativen Risiken für die Entstehung einer AML und können beide auch während des Krankheitsverlaufes herangezogen werden (Fig. 2 und 3); [31].

Patienten mit Veränderungen lediglich einer Zellreihe, einem sog. "good risk" Karyotyp und ohne Transfusionsbedarf haben eine mittlere Überlebenszeit von 200 Monaten und ein kumulatives Risiko für die Entstehung einer AML von 8% nach zwei Jahren. Sobald jedoch die Notwendigkeit für Transfusionen einsetzt oder weitere Karyotyp-Veränderungen hinzukommen, verschlechtert sich die Prognose. Patienten mit einem sog. "high risk" Karyotyp und/oder einem Blastenanteil im Knochenmark über 4% oder Transfusionsbedürftigkeit haben mit Blick auf das Überleben wie auch das Risiko für die Entstehung einer AML eine sehr schlechte Prognose. Der WPSS ist insbesondere für die Erkennung von Patienten, die zur Gruppe derer mit einem sehr geringen Risiko gehören, nützlich. Für diese Patienten besteht die adäquate Behandlungsstrategie in einem aufmerksamen Abwarten mit regelmäßigen Kontrollen und dem sog. 'best supportive care', welches auch eine Eisenchelator-Therapie beinhaltet. Die Identifizierung von sog. Hochrisiko-Patienten gestaltet sich mit Hilfe des IPSS oder anderer Scoring-System als einfach. Allerdings besteht das Problem

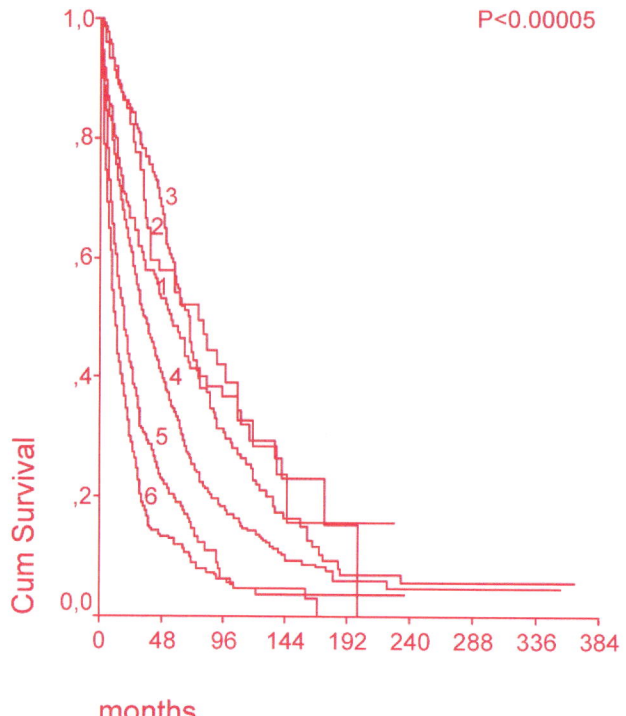

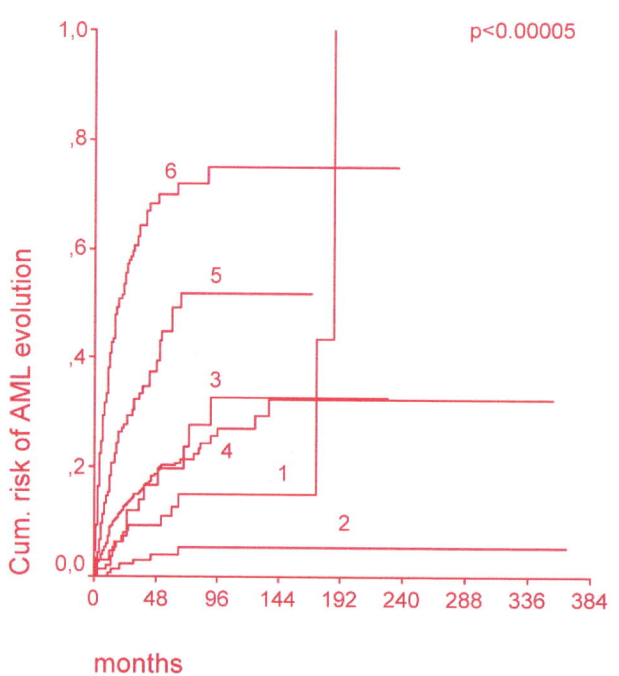

Abb. 1a und 1b:
Überleben und kumulatives AML Risiko entsprechend den WHO Typen
1 RCUD
2 RARS
3 MDS mit del(5q)
4 RCMD
5 RAEB I
6 RAEB I

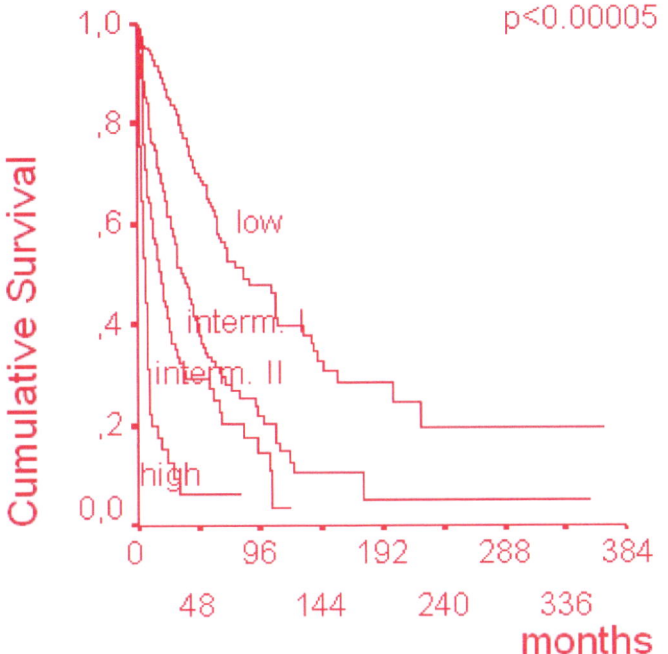

Abb. 2a:
Überleben von 647 Patienten mit MDS entsprechend den IPSS

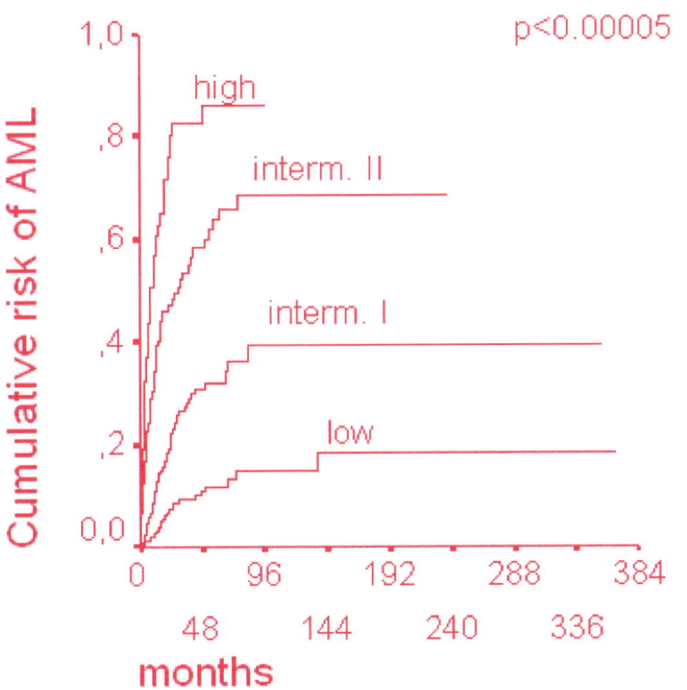

**Abb. 2b:
AML-Risiko von 647 Patienten mit MDS entsprechend den IPSS Risikogruppen**

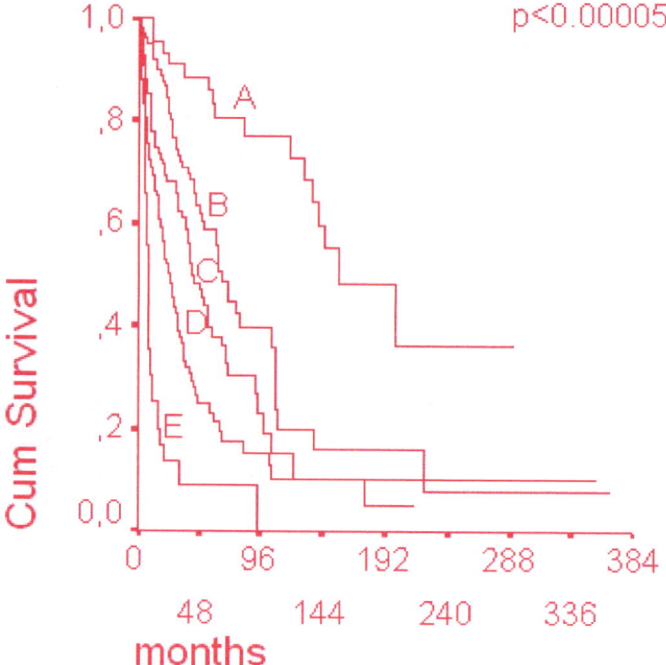

Abb. 3a:
Überleben von 676
Patienten mit MDS
entsprechend den
WPSS Risikogruppen
A: very low risk,
B: low risk,
C: Intermediate risk,
D: high risk,
E: very high risk

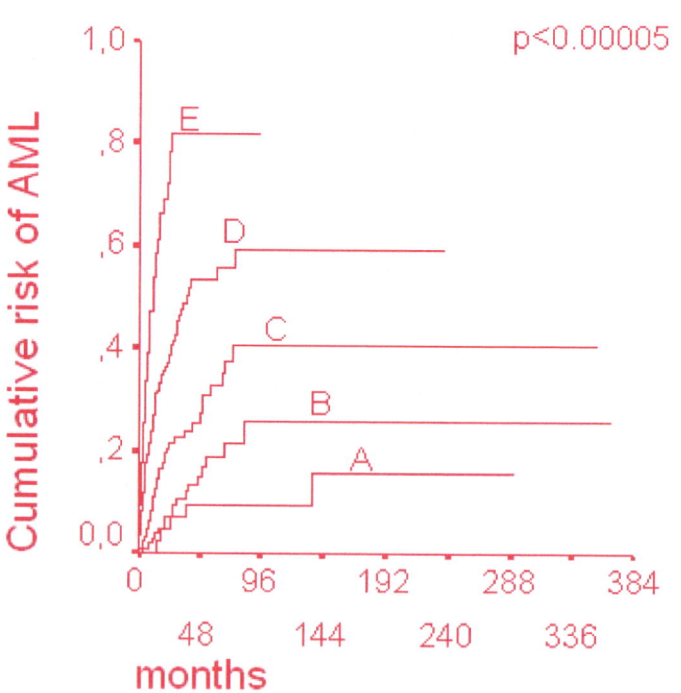

Abb. 3b:
AML Risiko of
676 patients with
Myelodysplastic
Syndromes according
to the WPSS.
A: very low risk, **B:**
low risk,
C: Intermediate risk,
D: high risk,
E: very high risk

hinsichtlich dieser Patienten darin, dass die Großzahl dieser bereits älter ist und somit für kurative Therapieansätze wie eine allogene Blutstammzelltransplantation oder eine Induktionschemotherapie nicht mehr infrage kommt. Natürlicherweise ist mit Blick auf das Überleben das Patientenalter zum Zeitpunkt der Diagnosestellung der entscheidende Prognosefaktor. Aufgrund dessen sollten sowohl das Alter als auch Komorbiditätsfaktoren als Indikatoren für das biologische Patientenalter gemeinsam mit dem Erkrankungsverlauf für die Planung einer Therapie berücksichtigt werden [10, 39].

Im Kindesalter stellt die allogene **Blutstammzelltransplantation** die Therapiemaßnahme der Wahl für 'high grade' MDS dar und vermag etwa die Hälfte der Kinder mit erhöhtem Blastenanteil zu retten. Da die meisten Kinder transplantiert werden, ist die Wertigkeit des IPSS für Erwachsene im Bezug auf Kinder begrenzt [23]. Für Patienten mit RC und einer Monosomie 7, einer Deletion 7q oder einem komplexen Karyotyp ist die allogene Transplantation eines HLA-kompatiblen Familien- oder Fremdspenders zu einem frühen Zeitpunkt des Krankheitsverlaufes die Behandlung der Wahl. Bei fehlender Transfusionsbedürftigkeit oder bei normalen Neutrophilenzahlen kann hingegen eine 'watch and wait' Strategie ausreichend sein. Falls eine Zytopenie eine Therapie erforderlich macht, so ist die aktuell gängige Behandlungsmethode die allogene Blutstammzelltransplantation nach myeloablativer oder dosisreduzierter Konditionierung mit Cyclosporin und Antilymphozyten-Globulin. Die Fünf-Jahres-Überlebensrate beträgt für Kinder mit RC nach allogener Familien- oder Fremdspendertransplantation oder immunsuppressiver Therapie aktuell etwa 80%.

4.4 Literatur

1. Aul C, Gattermann N, Heyll A, Germing U, Derigs G, Schneider W (1992) Primary myelodysplastic syndromes: analysis of prognostic factors in 235 patients and proposals for an improved scoring system. Leukemia. 6:52-9

2. Balduini CL, Guarnone R, Pecci A, et al (1998) Multilineage dysplasia without increased blasts identifies a poor prognosis subset of myelodysplastic syndromes. Leukemia 12:1655-1656

3. Bennett JM, Catovsky D, Daniel MT, et al (1982) Proposals for the classification of the myelodysplastic syndromes. Br J Haematol 51: 189-199, 1982

4. Bennett JM, Catovsky D, Daniel MT, Flandrin G, Galton DA, Gralnick H, Sultan C, Cox C (1994) The chronic myeloid leukaemias: guidelines for distinguishing chronic granulocytic, atypical chronic myeloid, and chronic myelomonocytic leukaemia. Proposals by the French-American-British Cooperative Leukaemia Group. Br J Haematol. 87(4):746-54

5. Bennett JM (2000) World Health Organization classification of the acute leukemias and myelodysplastic syndrome. Int J Hematol 72: 131-133

6. Breccia M, Carmosino I, Biondo F, Mancini M, Russo E, Latagliata R, Alimena G (2006) Usefulness and prognostic impact on survival of WHO reclassification in FAB low risk myelodyplastic syndromes. Leuk Res 30(2):178-82

7. Brunning RS, Orazi A, Germing U et al: Myelodysplastic syndromes/neoplasms, overview. In Swerdlow SH et al (Edt) WHO classification of Tumours of Haematopoietic and Lymphoid Tissues. 2008, IARC Press, Lyon

8. Büsche G, Teoman H, Wilczak W, Ganser A, Hecker H, Wilkens L, Göhring G, Schlegelberger B, Bock O, Georgii A, Kreipe H (2007) Marrow fibrosis predicts early fatal marrow failure in patients with MDS. Leukemia 1-10

9. Cermák J, Belicková M, Krejcová H, Michalová K, Zilovcová S, Zemanová Z, Brezinová J, Sieglová Z (2005) The presence of clonal cell subpopulations in peripheral blood and bone marrow of patients with refractory cytopenia with multilineage dysplasia but not in patients with refractory anemia may reflect a multistep pathogenesis of myelodysplasia. Leuk Res 29(4):371-9.

10. Della Porta MG, Malcovati L, Travaglino E, Pascutto C, Maffioli M, Invernizzi R, Cazzola M (2007) A Prognostic Model for Predicting the Impact of Comorbidities on Survival of Patients with Myelodysplastic Syndromes. Blood 110: Abstr. 2453

11. Garand R, Gardais J, Bizet M, et al (1992) Heterogeneity of acquired idiopathic sideroblastic anaemia (AISA). Leuk Res 16:463-468

12. Gattermann N, Aul C, Schneider W (1990) Two types of acquired idiopathic sideroblastic anaemia (AISA). Br J Haematol 74: 45-52

13. Gattermann N, Billiet J, Kronenwett R, Zipperer E, Germing U, Nollet F, Criel A, Selleslag D (2007) High frequency of the JAK2 V617F mutation in patients with thrombocytosis (platelet count>600x109/L) and ringed sideroblasts more than 15% considered as MDS/MPD, unclassifiable. Blood 1;109(3):1334-5.

14. Germing U, Gattermann N, Minning H, et al (1998) Problems in the classification of CMML--dysplastic versus proliferative type. Leuk Res 22 :871-878

15. Germing U, Gattermann N, Aivado M, et al (2000)Two types of acquired idiopathic sideroblastic anaemia (AISA): a time-tested distinction. Br J Haematol 108:724-728

16. Germing U, Gattermann N, Strupp C, et al (2000) Validation of the WHO proposals for a new classification of primary myelodysplastic syndromes: a retrospective analysis of 1600 patients. Leuk Res 24: 983-992

17. Germing U, Hildebrandt B, Pfeilstocker M, Nosslinger T, Valent P, Fonatsch C, Lubbert M, Haase D, Steidl C, Krieger O, Stauder R, Giagounidis AA, Strupp C, Kundgen A, Mueller T, Haas R, Gattermann N, Aul C (2005) Refinement of the international prognostic scoring system (IPSS) by including LDH as an additional prognostic variable to improve risk assessment in patients with primary myelodysplastic syndromes (MDS). Leukemia 19(12):2223-31

18. Germing U, Strupp C, Kuendgen A, Isa S, Knipp S, Hildebrandt B, Giagounidis A, Aul C, Gattermann N, Haas R (2006) Prospective validation of the WHO proposals for the classification of myelodysplastic syndromes. Haematologica 91(12):1596-604

19. Germing U, Strupp C, Knipp S, Kuendgen A, Giagounidis A, Hildebrandt B, Aul C, Haas R, Gattermann N, Bennett JM (2007) Chronic myelomonocytic leukemia in the light of the WHO proposals. Haematologica 92(7):974-7.

20. Giagounidis AA, Germing U, Haase S, et al (2004) Clinical, morphological, cytogenetic, and prognostic features of patients with myelodysplastic syndromes and del(5q) including band q31. Leukemia 18: 113-199

21. Greenberg P, Cox C, LeBeau MM, Fenaux P, Morel P, Sanz G, Sanz M, Vallespi T, Hamblin T, Oscier D, Ohyashiki K, Toyama K, Aul C, Mufti G, Bennett JM (1997) International scoring system for evaluating prognosis in myelodysplastic syndromes. Blood 15; 89 (6):2079-88.

22. Haase D, Steidl C, Schanz J, Schabla R, Pfeilstöcker M, Nösslinger T, Hildebrandt B, Kuendgen A, Lübbert M, Kunzmann B, Giagounidis A, Aul C, Trumper L, Krieger O, Fonatsch C, Valent P, Stauder R, Germing U (2007) Correlation of cytogenetic findings with morphology, clinical course and prognosis in 2124 patients with MDS. Blood 106, 232A, 787

23. Hasle H, Baumann I, Bergstrasser E, Fenu S, Fischer A, Kardos G, Kerndrup G, Locatelli F, Rogge T, Schultz KR, Stary J, Trebo M, van den Heuvel-Eibrink MM, Harbott J, Nollke P Niemeyer CM (2004) The International Prognostic Scoring System (IPSS) for childhood myelodysplastic syndrome (MDS) and juvenile myelomonocytic leukemia (JMML): Leukemia 18: 2008 – 2014

24. Howe RB, Porwit-MacDonald A, Wanat R, et al (2004) The WHO classification of MDS does make a difference. Blood 103:3265-3270

25. Jaffe ES, Harris NL, Stein H, Vardiman JW (Edt) (2001) WHO Classification of Tumours: Tumours of Haematoloietic and Lymphoid Tissues. IARC Press, Lyon

26. Kardos G, Baumann I, Passmore SJ, Locatelli F, Hasle H, Schultz KR, Starý J, Schmitt-Graeff A, Fischer A, Harbott J, Chessells JM, Hann I, Fenu S, Cantú Rajnoldi A, Kerndrup G, van Wering E, Rogge T, Nöllke P, Niemeyer CM (2003) Refractory anemia in childhood: a retrospective analysis of 67 cases with particular reference to monosomy 7. Blood 102: 1997-2003

27. Knipp S, Strupp C, Gattermann N, Hildebrandt B, Schapira M, Giagounidis A, Aul C, Haas R, Germing U (2008) Presence of peripheral blasts in refractory anemia and refractory cytopenia with multilineage dysplasia predicts an unfavourable outcome. Leuk Res. 32(1):33-7

28. Lee JH, Lee JH, Shin YR, et al (2003) Application of different prognostic scoring systems and comparison of the FAB and WHO classifications in Korean patients with myelodysplastic syndrome. Leukemia 17:305-313

29. Lorand-Metze I, Pinheiro MP, Ribeiro E, et al (2004) Factors influencing survival in myelodysplastic syndromes in a Brazilian population: comparison of FAB and WHO classifications. Leuk Res 28:587-594

30. Malcovati L, Porta MG, Pascutto C, Invernizzi R, Boni M, Travaglino E, Passamonti F, Arcaini L, Maffioli M, Bernasconi P, Lazzarino M, Cazzola M (2005) Prognostic factors and life expectancy in myelodysplastic syndromes classified according to WHO criteria: a basis for clinical decision making. J Clin Oncol 23(30):7594-603

31. Malcovati L, Germing U, Kuendgen A, DellaPorta MG, Pascutto C, Invernizzi R, Giagounidis A, Hildebrandt B, Bernasconi P, Knipp S, Strupp C, Lazzarino M, Aul C; Cazzola M (2007) Time dependent prognostic scoring system for predicting survival and leukemic evolution in myelodysplastic syndromes. J Clin Oncol 25:3503-3510

32. Marisavljevic D, Rolovic Z, Cemerikic V, Boskovic D, Colovic M (2004) Myelofibrosis in primary myelodysplastic syndromes: clinical and biological significance. Med Oncol 21(4):325-31.

33. Matsuda A, Jinnai I, Yagasaki F, et al (1998) Refractory anemia with severe dysplasia: clinical significance of morphological features in refractory anemia. Leukemia 12:482-485

34. Matsuda A, Germing U, Jinnai I, Iwanaga M, Misumi M, Kuendgen A, Strupp C, Miyazaki Y, Tsushima H, Sakai M, Bessho M, Gattermann N, Aul C, Tomonaga M (2007) Improvement of criteria for refractory cytopenia with multilineage dysplasia according to the WHO classification based on prognostic significance of morphological features in patients with refractory anemia according to the FAB classification. Leukemia Apr;21(4):678-86.

35. Morel P, Hebbar M, Lai JL, Duhamel A, Preudhomme C, Wattel E, Bauters F, Fenaux P (1993) Cytogenetic analysis has strong independent prognostic value in de novo myelodysplastic syndromes and can be incorporated in a new scoring system: a report on 408 cases. Leukemia 7(9):1315-23.

36. Mufti GJ, Stevens JR, Oscier DG, Hamblin TJ, Machin D (1985) Myelodysplastic syndromes: a scoring system with prognostic significance. Br J Haematol 59(3):425-33.

37. Neuwirtova R, Mocikova K, Musilova J, et al (1996) Mixed myelodysplastic and myeloproliferative syndromes. Leuk Res 20:717-726

38. Nosslinger T, Reisner R, Koller E, et al (2001) Myelodysplastic syndromes, from French-American-British to World Health Organization: comparison of classifications on 431 unselected patients from a single institution. Blood 98:2935-2941

39. Pelz D, Nachtkamp K, Kündgen A, Strupp C, Haas R, Germing U (2007) Influence of comorbidity factors on the prognosis of patients with myelodysplastic syndromes (MDS). Leuk Res Suppl 1 Abstr.

40. Rong A, Gattermann N, Germing U, Aul C, Aivado M (2000) RAS Mutations are rare in acquired idiopathic sideroblastic anemia (AISA) and apparently absent in pure sideroblastic anemia (PSA). Onkologie 23: Suppl 7 A181

41. Rosati S, Mick R, Xu F, et al (1996) Refractory cytopenia with multilineage dysplasia: further characterization of an ‚unclassifiable' myelodysplastic syndrome. Leukemia 10:20-26

42. Sanz GF, Sanz MA, Vallespí T, Cañizo MC, Torrabadella M, García S, Irriguible D, San Miguel JF (1989) Two regression models and a scoring system for predicting survival and planning treatment in myelodysplastic syndromes: a multivariate analysis of prognostic factors in 370 patients. Blood 74(1):395-408.

43. Schmitt-Graeff A, Thiele J, Zuk I, et al (2002) Essential thrombocythemia with ringed sideroblasts: a heterogeneous spectrum of diseases, but not a distinct entity. Haematologica 87:392-399

44. Schmitt-Graeff AH, Teo SS, Olschewski M, Schaub F, Haxelmans S, Kirn A, Reinecke P, Germing U, Skoda RC (2008) JAK2V617F mutation status identifies subtypes of refractory anemia with ringed sideroblasts associated with marked thrombocytosis. Haematologica 93(1):34-40.

45. Strupp C, Gattermann N, Giagounidis A, et al (2003) Refractory anemia with excess of blasts in transformation: analysis of reclassification according to the WHO proposals. Leuk Res 27: 397-404

46. Tuzuner N, Cox C, Rowe JM, et al (1995) Hypocellular myelodysplastic syndromes (MDS): new proposals. Br J Haematol 91:612-617

47. Valent P, Horny HP, Bennett JM, Fonatsch C, Germing U, Greenberg P, Haferlach T, Haase D, Kolb HJ, Krieger O, Loken M, van de Loosdrecht A, Ogata K, Orfao A, Pfeilstöcker M, Rüter B, Sperr WR, Stauder R, Wells DA (2007) Definitions and standards in the diagnosis and treatment of the myelodysplastic syndromes: Consensus statements and report from a working conference. Leuk Res 31(6):727-36

48. van de Loosdrecht AA, Westers TM, Westra AH, Dräger AM, van der Velden VH, Ossenkoppele GJ (2008) Identification of distinct prognostic subgroups in low- and intermediate-1-risk myelodysplastic syndromes by flow cytometry. Blood 1;111 (3):1067-77.

49. Zipperer E, Wulfert M, Germing U, Haas R, Gattermann N (2007) MPL 515 and JAK2 mutation analysis in MDS presenting with a platelet count of more than 500 x 10(9)/l. Ann Hematol 87, 413-415

Klinische Charakteristika von Patienten mit Myelodysplastischen Syndromen im Licht der WHO-Vorschläge von 2008

Kathrin Nachtkamp, Corinna Strupp, Isabel Möller, Barbara Hildebrandt, Rainer Haas und Ulrich Germing

5.1. Einleitung

Die **Myelodysplastischen Syndrome** wurden auf der Basis 2008 veröffentlichter Vorschläge der WHO neu klassifiziert [1, 2]. Die neu definierte Untergruppe der „refraktären Zytopenie mit unilinearen Dysplasiezeichen" (RCUD='refractory cytopenia with unilineage dysplasia') umfasst nun sowohl die der früheren „Refraktären Anämie" (RA), als auch die der selteneren Subgruppen der „Refraktären Neutropenie" (RN) und der „Refraktären Thrombozytopenie" (RT). Die Gemeinsamkeit dieser Entitäten ist das Vorhandensein einer Uni-bzw. Bizytopenie mit nur geringer oder gar keiner Blastenvermehrung im peripheren Blut, in Kombination mit einer unilineären Dysplasie von ≥10% im Knochenmark. Die heterogene und bisher nur spärlich charakterisierte Gruppe der unklassifizierten MDS (MDS-U) beinhaltet nun drei morphologische Eigenschaften:

1) Dazu gehört das Vorhandensein von 1% Blasten im peripheren Blut bei RCUD und RCMD
2) das Auftreten einer Panzytopenie bei Patienten mit RCUD sowie
3) eindeutige Dysplasiezeichen in weniger als 10% der Zellen in 1-2 myeloischen Reihen mit persistierender Zytopenie und Vorhandensein einer typischen chromosomalen Aberration. 1 % Blasten im peripheren Blut und weniger als 5 % Blasten im Knochenmark. Dysplasiezeichen in wenigstens zwei Zellreihen im Knochenmark mit oder ohne Vorhandensein von ≥ 15 % Ringsideroblasten erlauben die Diagnose einer RCMD. Die Entitäten RARS, MDS mit 5q(-)-Syndrom, sowie RAEB I und RAEB II wurden nicht modifiziert.

Bisher existieren noch keine Daten zu den klinischen Eigenschaften dieser neu verfassten Subtypen des MDS. Wir analysierten 2063 Patienten mit MDS nach der WHO-Klassifikation aus dem Jahr 2008. Die Patienten wurden nach ihren initialen klinischen Eigenschaften charakterisiert. Besonderes Augenmerk legten wir hierbei auf die isolierten Zytopenien im Hinblick auf die neue Klassifikation der MDS-Subgruppen.

5.2 Methoden

Die Analysen wurden aus Daten des MDS-Registers Düsseldorf erstellt und beinhalten Angaben zu Hämoglobin, Thrombozyten, Leukozyten und dem Karyotypen (vorhanden für 1091 Patienten) sowie zum Alter der Patienten, Geschlecht, IPSS und WPSS zum Zeitpunkt der Diagnose. Die WHO-Klassifikation 2008 legt keine definierten Grenzwerte für die Diagnose einer Zytopenie, Anämie bzw. Thrombozytopenie fest. Deshalb bedienten wir uns herkömmlicher klinischer Grenzwerte, d. h. Hämoglobinwerte unter 12g/dl, Granuloztenzahl kleiner 2.500/µl und Thrombozytenwerte von unter 150.000/µl. Alle Werte wurden in unserem hämatologischen Labor und im Institut für Genetik erhoben.

5.3 Ergebnisse

Tabelle 1 zeigt charakteristische Eigenschaften des MDS entsprechend den WHO-Subgruppen. Das mediane Alter der Patienten weicht zwischen den Gruppen nicht relevant voneinander ab. In der Gruppe der 5q(-)-Syndrome, der RARS und RCUD gab es eine Dominanz weiblicher Patienten. Die häufigste WHO-Subgruppe in absteigender Reihefolge war RCMD, gefolgt von RAEB II und RAEB I.

Die Einlinien-MDS und MDS mit del(5q) sind sehr viel seltener. Bezüglich der Zellwerte und Chromosomenanomalien bei Erstdiagnose zeigt sich folgendes:

1) Der niedrigste mediane Hämoglobinwert findet sich beim 5q(-)-Syndrom und den Patienten mit RAEB II.. Etwa 90% der Patienten weisen einen Hämoglobinwert von unter 12 g/dl auf und sind folglich anämisch. Durch alle Subgruppen der WHO-Klassifikation 2008 hindurch stellt sich die Anämie vergleichbar dar. Das Vorkommen einer isolierten Anämie ist häufiger bei Patienten mit RARS und MDS mit del(5q) zu sehen und am seltensten beim Vorliegen einer RAEB I oder RAEB II.

2) Die Werte der Thrombozyten, Leukozyten und Granulozyten sinken mit der Zunahme des Blastenanteils. Die Leukozytopenie und Thrombozytopenie aggraviert sich mit zunehmendem Blastenanteil. Es ist interessant, dass 4% der Patienten mit RCUD eine Leukozytopenie (<4000/µl) und 37% eine Thrombozytopenie (<150.000/µl) zeigen.

3) 26 % der Patienten in der RCUD Gruppe haben eine isolierte Anämie, aber nur 1-3% der Patienten zeigt eine isolierte Leukozytopenie oder Thrombozytopenie.

4) Chromosomale Anomalien kommen mit zunehmendem Blastenanteil im Knochenmark und einem stärkeren Dyplasiegrad häufiger vor. Diese Patienten werden gleichermaßen in mehr fortgeschrittene Subgruppen nach WPSS eingeteilt.

5) Dementsprechend finden sich niedrige WPSS und IPSS-Scores häufiger in Patienten mit RARS (80% dieser Patienten hatten einen Niedrigrisiko-IPSS) und MDS mit del(5q). Ein niedriges und intermediäres Risiko I nach IPSS finden sich ebenfalls häufiger bei Patienten mit RCUD und RCMD. Ein chromosomal intermediäres Risiko I ist ebenso häufig bei Patienten mit RCUD und RARS wie bei RCMD, RAEB I oder RAEB II zu finden. Patienten mit RCUD zeigten vordringlich einen Niedrigrisiko-IPSS- oder Niedrigrisiko-WPSS-Score mit abfallender Tendenz in Richtung Intermediär-2-Risiko nach IPSS. Keiner dieser Patienten gehört zur Hochrisiko-Kategorie. Patienten mit MDS und del(5q) zeigen ähnliche Risikostratifizierungen, mit WPSS-Scores nur in der Niedrig-Risiko und Intermediär-1-Risikogruppe, obgleich sich häufiger ein Intermediär-1-Risiko findet (60%). RCMD und RCUD zeigen ebenfalls ein ähnliches Risikoprofil.

6) RAEB I und RAEB II weisen Unterschiede bezüglich der Häufigkeit von Zytopenien (Leukozytopenie und Thrombozytopenie) sowie eine auffällige Ungleichheit bezüglich der Entwicklung in eine AML auf. Der Anteil der Patienten, die in eine AML übergehen, stimmt mit den Risikogruppen nach WHO 2008 überein.

7) Die mediane Überlebenszeit sinkt mir zunehmendem Grad der Dysplasien und Blastenanteil.

8) Das kumulative Risiko einer AML Entwicklung steigt mit zunehmendem Grad der Dysplasien und Blastenanteil. Patienten mit MDS und del(5q) verhalten sich in Bezug auf das Progressionsrisiko wie Patienten mit RCMD.

5.4. Diskussion

Die Mehrheit der Patienten mit MDS präsentiert sich mit einer Bizytopenie, ungeachtet der verschiedenen Subgruppen. Interessanterweise unterscheiden sich Patienten mit RCUD und RCMD bezüglich der Blutwerte und zytogenetischen Eigenschaften nicht grundlegend, betrachtet man jedoch das Gesamtüberleben findet sich ein signifikanter Unterschied. Der Grad der hämatologischen Insuffizienz korreliert stark mit der Anzahl der Blasten im Knochenmark, genauso wie mit den Ausprägungen der Dysplasiezeichen in Blutzellen und Knochenmark. Die Einbeziehung der Anzahl der Zytopenien in die WHO-Klassifikation würde zu einer Änderung der Subkategorien führen und zu einer Verschiebung hin zu einer größeren Anzahl von multilinearen MDS.

8% der Patienten mit RCUD zeigen eine Panzytopenie. Diese Patienten sollten nach der WHO-Klassifikation 2008 in MDS-U umklassifiziert werden.

Es bleibt noch unklar, ob RCUD eine Vorstufe des RCMD sein kann, die mit der Zeit von einer unilinearen zu einer multilinearen Dysplasie im Knochenmark voranschreitet. Die Charakteristika der Krankheitsprogression werden in Longitudinalstudien untersucht werden.

5.5 Literatur

1. Brunning R, Orazi A, Germing U et al: Myelodysplastic syndromes/neoplasms. In Swerdlow S, et al (EDT) WHO Classification of Tumours of Haematopoietic and Lymphoid Tissues. IARC Press, Lyon, 2008

2. Germing U, Aul C, Niemeyer CM, Haas R, Bennett JM. Epidemiology, classification and prognosis of adults and children with myelodysplastic syndromes. Ann Hematol. 2008 Sep;87(9):691-9.

Tabelle 1:   Hämatologische und Prognostische Charakteristika der veschiedenen MDS Typen nach WHO2008

		RCUD	RARS	MDS mit del(5q)	RCMD	RAEB I	RAEB II
Häufigkeit (n) und %		184 9	162 8	68 3	950 46	306 15	393 19
Alter		70	70	64	72	69	67
Geschlecht (%)	M	48	48	35	55	58	56
	W	52	52	65	45	42	44
Hämoglobin	(g/dl)	9,5	9,5	9	9,2	9,2	9
Thrombozyten	(1000/µl)	124	293	284	146	96	80
Leukozyten	(/µl)	4800	5500	4300	3900	3100	2800
Granulozyten		1950	3200	2400	2200	1400	1200
Karyotyprisiko	Low	70	87	96	63	57	51
nach IPSS (%)	Intermediate	19	10	2	18	16	19
	High	11	3	2	19	27	30
Initialer IPSS (%)	Low	48	83	72	34	0	0
	Intermediate I	42	14	26	53	2	7
	Intermediate II	10	3	2	13	55	50
	High	0	0	0	0	40	43
Initialer WPSS (%)	Very low	48	73	40	30	0	0
	Low	30	27	60	40	0	0
	Intermediate	22	0	0	30	33	0
	High	0	0	0	0	50	59
	Very high	0	0	0	0	18	41
Zytopenien(%)	Anämie(<12 g/dl)	85	97	98	89	86	90
	Leukozytopenie (<4000/µl)	46	18	39	50	64	89
	Thrombozytopenie (<150.000/µl)	37	3	8	35	52	80
Isoliert (%)	Anämie	26	78	51	27	14	7
	Leukozytopenie	1,5	0	1	1	2	1
	Thrombozytopenie	3	0	0	2	3	2
Panzytopenie (%)		8	3	6	24	35	44
Medianes Überleben (Monate)		61	69	80	36	19	10
Progression zur AML nach 3 Jahren (%)		3	3	15	15	32	63

Kapitel 6

Zytogenetische Merkmale von myelodysplastischen Syndromen

Detlef Haase

6.1 Zusammenfassung

Myelodysplastische Syndrome stellen eine Gruppe von Knochenmarkserkrankungen dar, die durch eine grundlegende Heterogenität hinsichtlich Morphologie, klinischem Verlauf und zytogenetischen Merkmalen gekennzeichnet sind. In etwa 50% der Fälle liegen chromosomale Aberrationen vor. In zahlreichen multizentrischen Studien erwies sich der Karyotyp als der bedeutendste prognostische Parameter und wurde in statistische Modelle wie dem International Prognostic Scoring System (IPSS) zur besseren Voraussage der individuellen Prognose integriert. Aufgrund der grundlegenden zytogenetischen Heterogenität jedoch ist eine Abschätzung der Relevanz vieler seltener Anomalien sowie Kombinationen von Anomalien, die bei einer beträchtlichen Anzahl von Patienten vorliegen, nicht sicher möglich und kann lediglich mithilfe von großen internationalen multizentrischen Kooperationen abgeschätzt werden. Die Deutsch-Österreichische MDS Studiengruppe präsentierte kürzlich zytogenetische Befunde von 2072 MDS Patienten, welche zur in diesem Artikel zu erörternden Charakterisierung der zytogenetischen Subgruppen dienen. Die Relevanz der Zytogenetik für das klinische Management von MDS spiegelt sich in der Verfügbarkeit neuer therapeutischer Möglichkeiten für sowohl Niedrigrisiko-, als auch Hochrisiko-MDS-Patienten wider, die auf spezifische Merkmale, abhängig von chromosomalen Anomalien wie der 5q- Deletion, Monosomie 7 und komplexen Aberrationen, gerichtet sind. Daher konzentriert sich dieser Artikel auf die klinische und prognostische Relevanz, den molekularen Hintergrund und die therapeutischen Perspektiven dieser drei zytogenetischen Untergruppen.

6.2 Einführung

Die grundlegende **Heterogenität** myelodysplastischer Syndrome (MDS) ist durch morphologische und klinische Studien gut belegt und führte letztendlich zur Einführung von Klassifikations- und Prognoseabschätzungssystemen. Es wird zunehmend deutlich, dass diese Heterogenität ebenfalls von der genetischen Heterogenität myelodysplastischer Syndrome abhängt. Dies steht in deutlichem Kontrast zur chronischen myeloischen Leukämie (CML), welche durch eine einzige zytogenetische Aberration, der Translokation t(9;22)(q34;q11), charakterisiert ist. Die ausgeprägte Variabilität zytogenetischer Anomalien von MDS erschweren nicht nur die prognostische Klassifikation, sondern auch die Darstellung des molekularen Hintergrundes von zytogenetischen Aberrationen bei MDS. Zur Verdeutlichung sei erwähnt, dass in unserer kürzlich durchgeführten, multizentrischen zytogenetischen Analyse von 1080 MDS-Patienten mit abnormalem Karyotyp 684 verschiedene chromosomale Anomalien nachgewiesen wurden [21].

6.3 Das zytogenetische Profil von MDS

Myelodysplastische Syndrome weisen im Allgemeinen ein charakteristisches genetisches Profil mit einem Schwerpunkt bei **unbalancierten Anomalien** auf. Am häufigsten liegt ein Verlust an genetischem Material in Form von Deletionen und Monosomien vor. Weniger häufig ist der Zugewinn an genetischem Material, wie zum Beispiel das Auftreten von kompletten oder partiellen Trisomien. Sowohl der Verlust von, als auch der Zugewinn an genetischem Material kann Folge einer unbalancierten Translokation sein, welche regelmäßig bei MDS mit multiplen Anomalien auftritt. Es scheint daher offensichtlich, dass der zugrundeliegende molekulare Mechanismus bei MDS der Verlust oder die Inaktivierung von Tumorsuppressorgenen ist und somit zugleich die Aktivierung von Onkogenen eine geringere Rolle für die Myelodysplasie spielt.

Balancierte strukturelle Anomalien wie **Translokationen** und **Inversionen** sind bei MDS selten, ganz im Gegensatz zur akuten myeloischen Leukämie (AML). Aufgrund der großen genetischen Heterogenität ist das Wissen über spezifische zytogenetische Alterationen auf die häufigsten Anomalien (-5/5q-, -7/7q-, +8, 20q- und –Y) konzentriert, obwohl seltene chromosomale Aberrationen bei einem beträchtlichen Anteil der Patienten mit MDS vorhanden sind. In einer kürzlich durchgeführten Analyse der Deutsch-Österreichischen MDS Studiengruppe manifestierten sich 59% aller 2370 Aberrationen von 1080 analysierten Patienten als seltene Anomalien, d.h. sie lagen in einer Häufigkeit von unter 2% vor [21]. Hier ist die Gewinnung weiteren prognostischen Wissens nur durch große multizentrische Studien möglich, die eine ausreichend hohe Zahl von abnormalen Fällen mit Follow-up Daten aufweisen. Diese Entwicklung wurde von der „International MDS Risk Assessment Working Group" (IMRAW) eingeleitet und führte zur Etablierung des IPSS. Die Arbeit beruhte auf der Analyse von 816 Patienten mit de novo MDS, von denen 327 einen abnormalen Karyotyp aufwiesen [16]. Einen weiteren Schritt stellte die Studie der spanischen Kooperationsgruppe mit 500 abnormalen Fällen dar [47], gefolgt von unserem Deutsch-Österreichischen Datenset mit 1080 Patienten, die chromosomale Aberrationen aufwiesen [21]. Die Situation wird durch die Tatsache verkompliziert, dass chromosomale Anomalien letztlich in drei verschiedenen Fällen auftreten können: Als isolierte Anomalie, kombiniert mit einer weiteren Veränderung oder als Teil von komplexen Veränderungen mit mindestens zwei weiteren zytogenetischen Alterationen. Tabelle 1 zeigt die Inzidenz der 21 häufigsten Aberrationen, gemäß der Anzahl begleitender Anomalien in unserer Deutsch-Österreichischen Patientenkohorte.

6.4 Zytogenetische Prognose

Die erste große zytogenetische Studie mit MDS-Patienten, die mehr als 100 Patienten umfasst, wurde vor über 20 Jahren veröffentlicht [2, 23, 34, 35]. In den darauffolgenden Jahren stieg die Größe der Patientenkohorten allmählich von beinahe 250 Patienten [39] bis auf etwa 400 Patienten [32, 51]. Greenberg veröffentlichte 1997 einen kollaborativen multizentrischen internationalen Datenbestand von über 800 Patienten mit de novo MDS, welcher als Basis für die Einführung des International Prognostic Scoring System (IPSS) fungierte [16]. Diese Datenbank wurde von den Analysen der spanischen Arbeitsgruppe, die 968 Patienten umfasste (**Tabelle 2**) und somit die bislang größte Zahl an MDS-Patienten mit diagnostiziertem Karyotyp darstellt, übertroffen [47]. Kürzlich veröffentlichte die Deutsch-Österreichische

Arbeitsgruppe ihre multizentrische Analyse von über 2100 Patienten mit MDS [21]. Was hat sich verändert und was wurde in den letzten 25 Jahren mittels zytogenetischer Analysen bezüglich der MDS erreicht? Betrachtet man die Häufigkeit von Aberrationen, so ist eine sukzessive Zunahme des Anteils abnormaler Fälle, ausgehend von unter 40% in den meisten früheren Studien auf nun 50% in den aktuelleren Analysen von Toyama, Solé und Haase [21, 47, 51], zu verzeichnen. Obwohl die Zusammensetzung der Patientenkohorten eine Rolle bezüglich des Anteils klonaler Aberrationen in einem gegebenen Kollektiv spielen könnte, mögen andere Faktoren, wie die qualitative Verbesserung der Kulturen, dies wiederum möglicherweise aufgrund der Verwendung rekombinanter myeloischer Wachstumsfaktoren [9], für die Zunahme der Aberrationsrate in zytogenetischen Studien verantwortlich sein. Zur Zeit kann eine Abberationsrate von 50% als internationaler Standard angesehen werden.

6.5 Prognostische Relevanz chromosomaler Aberrationen

Vorraussagen zur Prognose von Patienten mit MDS sind wichtige Mittel zur Entwicklung therapeutischer Strategien, die auf individualisierterer Risikoabschätzung basieren, geworden. Auch in dem aktuellsten prognostischen Bewertungssystem, dem WPSS, spielt die Zytogenetik eine entscheidende Rolle [29]. Im Allgemeinen können drei bis vier prognostische zytogenetische Kategorien unterschieden werden. In verschiedenen multizentrischen Untersuchungen hat sich die Zytogenetik als hoch relevanter, unabhängiger prognostischer Parameter erwiesen [11, 16, 47]; (**Tabelle 2**).

6.6. Günstige Prognose

Selbst in der frühesten, in diesem Artikel miteinbezogenen Studie beschrieben Knapp et al. [23] die prognostische Relevanz von zytogenetischen Befunden dergestalt, dass ein normaler Karyotyp mit einer günstigen, und komplexe Aberrationen mit einer schlechten Prognose einhergehen. Die günstige Prognose eines normalen Karyotyps wurde von beinahe allen anderen Gruppen bestätigt. Im Gegensatz also zur Situation bei der AML, für welche gilt, dass Patienten mit einem normalen Karyotyp ein intermediate Prognose haben und die Prognose wesentlich durch weitere molekulare Veränderungen beeinflusst wird, ist beim MDS der normale Karyotyp unzweifelhaft mit einer günstigen Prognose assoziiert. Zudem gelten die Deletionen von 5q und 20q, sowie der Verlust des Y-Chromosoms als etablierte Niedrig-Risiko-Subgruppen, obwohl unklar bleibt, ob die letztgenannte Aberration altersassoziiert ist oder einen wirklichen klonalen Marker darstellt. Die spanische Arbeitsgruppe identifizierte weitere neue zytogenetische Anomalien mit günstiger Prognose (12p- und 11q-) [47].

In der Deutsch-Österreichischen multizentrischen Studie erwiesen sich die folgenden Aberrationen als günstig im klinischen Verlauf mit einem medianen Überleben zwischen über 9 Jahren und 32 Monaten: Normaler Karyotyp, t(1q), 5q-, t(7q), 9p-, 12q-, t(15q), t(17q), 20q-, +21, -21, -X,-Y. Die Prognose war jedoch nur günstig, wenn nicht mehr als eine weitere Aberration vorlag [21].

6.7 Intermediäre Prognose

In den meisten Studien zeigten Patienten mit Trisomie 8 einen intermediären klinischen Verlauf. Bevor die spanische Arbeitsgruppe ihre Ergebnisse von über 980 Patienten veröffentlichte, war das Wissen über zytogenetische Befunde sehr eingeschränkt. Im IPSS wurden alle Anomalien, die weder zur günstigen Risikogruppe (isoliertes 5q-, 20q- und Verlust des Y-Chromosoms), noch zur Hochrisikogruppe (komplexe, d.h. $\geq$ 3 Aberrationen, oder jegliche Chromosom 7-Anomalie) zuzuordnen waren, einer intermediären Prognose zugerechnet, nicht nur nach dem Vorhandensein von Überlebensdaten, sondern nach Definition [16]. Solé und seine Kollegen erarbeiteten in ihrem großen spanischen Dataset, dass neue Aberrationen mit einem intermediären klinischen Verlauf assoziiert sind (3q-Aberrationen, Trisomie 9, 11q-Translokationen und 17p-Deletionen) [47]. Die Ergebnisse von White [53] und Toyama [51], die –7/7q- und 12p- und Trisomie 21 als Aberrationen mit intermediärer Prognose identifizierten, wurden von anderen Arbeitsgruppen nicht bestätigt. Kürzlich fand die multizentrische Datenbank der Deutsch-Österreichischen MDS-Arbeitsgruppe mehrere seltene Anomalien mit intermediärer Prognose. Bei Patienten mit Trisomie 8 und 11q- zeigte sich eine mediane Überlebenszeit von 23-26 Monaten (genannt Intermediate-I). Eine schlechtere Prognose mit einer medianen Überlebenszeit von 14-20 Monaten wurde für 11q23-Translokationen, Chromosom 3q-Aberrationen, Trisomie 19, 7q-Deletionen, komplexen Anomalien mit 3 verschiedenen Alterationen und Monosomie 7 aufgezeigt (genannt Intermediate-II) [21].

6.8 Ungünstige Prognose

Es gibt insofern in allen Publikationen allgemeinen Konsens über die zytogenetische Prognose bei MDS, dass ein komplexer Karyotyp als MDS-Subgruppe mit einer ungünstigen Prognose assoziiert ist und die mediane Überlebenszeit signifikant unter einem Jahr liegt, obwohl die Schwellenwert, ab welcher die Anzahl von Aberrationen mit einer schlechten Prognose vergesellschaftet ist, Gegenstand von Diskussionen ist. Während in den meisten Publikationen der Terminus „komplex" für drei oder mehr Aberrationen verwendet wird, wurde in den MRC AML-Versuchen eine ungünstige Prognose für Fälle mit fünf oder mehr Aberrationen bestätigt [17]. Kürzlich konnten wir eindeutig zeigen, dass bei Patienten mit MDS das mediane Überleben nur dann signifikant reduziert ist, wenn mehr als drei Aberrationen vorliegen. Diese führen zur einer medianen Überlebenszeit von 17 Monaten in Fällen mit drei Aberrationen und von unter neun Monaten in Fällen mit vier oder mehr Anomalien [21]. Neben komplexen Veränderungen wurde die partielle und komplette Monosomie 7 den zytogenetischen Befunden mit ungünstiger Prognose zugerechnet [2, 34, 35, 47]. Der IPSS zählt jegliche Chromosom 7-Veränderung prognostisch schlechten Befunden zu [16]. Wie oben erwähnt, zeigte die –7/7q-Veränderung in der Deutsch-Österreichischen Datenbank eine signifikant bessere Prognose (14 bzw. 19 Monate mediane Überlebenszeit) im Vergleich zur Gruppe komplex veränderter Karyotypen, definiert durch vier oder mehr chromosomale Veränderungen (8,7 Monate), und wurde daher der intermediate-II-Gruppe zugerechnet [21]. Die Befunde von Toyama et al. [51], die einen ungünstigen Verlauf bei Patienten mit Trisomie 8 oder 20q-Deletionen beobachteten, wurden von keiner anderen Arbeitsgruppe bestätigt. Solé und Mitarbeiter beschrieben eine mediane Überlebenszeit von unter 2 Monaten bei 10 Patienten mit einem Isochromosom von 17q [47]. Da diese Anomalie in der

Datenbank der Deutsch-Österreichischen Arbeitsgruppe zu selten vorlag, um eine statistisch bedeutsame Analyse zu ermöglichen, sind die spanischen Ergebnisse überzeugend, bedürfen jedoch weiterer Bestätigung.

6.9 Prognostisches Scoring

Im IPSS wurden drei verschiedene zytogenetische Subgruppen eingeführt und der Blastenzahl im Knochenmark sowie der Anzahl an Zytopenien in multivariaten Analysen gegenübergestellt [16]. Nach Übernahme der zytogenetischen Kategorisierung in IPSS, konnten in der Deutsch-Österrreichischen Datenbank 59% der Patienten mit einem Niedrig-Risiko-Karyotyp (normal, isoliertes 5q-, 20q-, oder Verlust des Y-Chromosoms) identifiziert werden mit einer medianen Überlebenszeit von 54 Monaten. 19% des Kollektivs hatten eine intermediäre Prognose (weder Niedrig- noch Hoch-Risiko-Zytogenetik) mit einer medianen Überlebenszeit von 31 Monaten, und 22% zeigten eine ungünstige Prognose (jegliche Chromosom 7-Anomalie, komplexe ($\geq$3) Veränderungen) mit einem medianen Überleben von 11 Monaten [21].

Die Anwendung neuer zytogenetischer Ergebnisse aus dem Deutsch-Österreichischen Datenset erlaubt die Definition von vier verschiedenen zytogenetischen prognostischen Subgruppen (**Tabelle 3** und **Abb. 1**). Die Niedrig-Risikogruppe beinhaltet 73% der Patienten mit 14 zytogenetischen Kategorien und einem medianen Überleben von 55 Monaten, die Intermediate-I- und -II-Gruppen (15,5% der Patienten) weisen 8 zytogenetische Kategorien auf und zeigen eine mediane Überlebenszeit von 29 Monaten (Int-I) sowie 15 Monaten (Int-II), und die Hoch-Risikogruppe (11,5% der Patienten) hat ein medianes Überleben von 8 Monaten [21]. Unsere neue zytogenetische Voraussage unterteilt, im Vergleich zum IPSS, die intermediäre Gruppe in zwei eindeutig verschiedene Subgruppen mit signifikant unterschiedlichem medianen Überleben. Die Hoch-Risikogruppe wird strikter definiert und zeigt folglich ein kürzeres medianes Überleben (8 vs. 11 Monate). Während der IPSS die Zugehörigkeit zur intermediären Gruppe durch Ausschluss und nicht durch Wissen festlegte, basiert unsere intermediäre zytogenetische Subgruppe ausschließlich auf vorhandenen Überlebensdaten von Patienten, die lediglich supportiv behandelt wurden und daher den natürlichen Verlauf der Erkrankung widerspiegeln. Berücksichtigt man nur die Patienten mit bekannter Prognose (dies sind im IPSS nur Patienten mit guter und schlechter Prognose), konnten 81% unserer Patienten mittels des IPSS kategorisiert werden, im Vergleich zu 93% durch das Deutsch-Österreichische prognostische System.

Ein weiteres Charakteristikum des IPSS, die Gewichtung der Zytogenetik gegenüber anderen relevanten Parametern wie der Blastenzahl im Knochenmark, ist fragwürdig geworden. Gemäß IPSS werden 0 Punkte an Niedrig-Risiko-Zytogenetik und Blasten <5%, 0,5 Punkte an intermediäre Zytogenetik sowie 5-10% Blasten und 1 Punkt an eine Hoch-Risiko-Zytogenetik vergeben. 11 - 20% Blasten werden mit 1,5 Punkten und 21-30% Blasten mit 2,0 Punkten bedacht. Daher erhält eine Hoch-Risiko-Zytogenetik mit einer medianen Überlebenszeit von 11 Monaten einen niedrigeren Punktwert als Patienten mit 11-20% Blasten und einem medianen Überleben von 16,5 Monaten in unserer Kohorte. Unseren Untersuchungen nach hatten lediglich Patienten mit 21-30% Blasten (und 11,7 Monaten medianem Überleben) eine

Prognose, die mit der von Patienten mit einer Hoch-Risiko-Zytogenetik vergleichbar war. Demnach sollte bei einer Revision des IPSS die Gewichtung der Hoch-Risiko-Zytogenetik neu angepasst werden [49].

6.10 Darstellung der wichtigsten zytogenetischen Subgruppen 5q-, Monosomie 7 und komplexe Aberrationen

a) 5q-Deletionen

Deletionen im langen Arm des Chromosoms 5 sind die häufigsten zytogenetischen Veränderungen bei MDS und stellen ca. 30% der Anomalien [16, 21, 47]. Diese Deletionen können sich in ihrer Größe unterscheiden, die gemeinsame fehlende Stelle („common deleted region", cdr) jedoch beinhaltet immer das Chromosomenband 5q31. Aufgrund der intensiven Forschung in der letzten Dekade wächst das molekulare Hintergrundwissen über diese Anomalien. Es ist im Allgemeinen anerkannt, dass der relevante Pathomechanismus nicht die Fusion von DNA-Sequenzen an unterschiedlichen Bruchpunkten der Deletionen ist, sondern der Verlust von genetischer Information. Es könnte zwei verschiedene Deletionsregionen im Bereich 5q31 geben. Mit einer schlechten Prognose, komplexen Aberrationen, Hoch-Risiko- sowie therapiebedingtem MDS ist diejenige Region assoziiert, welcher zentromernahe gelegen ist. Eine weiterer Abschnitt befindet sich in der Nähe der Telomeren, bei Band 5q32, und soll mit dem Niedrig-Risiko-5q-Syndrom assoziiert sein [3, 33, 36, 38]. Es wurde kürzlich mittels systematischer knock-out Experimente auf 41 Anwärtergenen (candidate genes) in der kritischen 5q-Region überzeugend nachgewiesen, dass das Gen für eine ribosomale Untereinheit, RPS41, auf der Basis von Haploinsuffizienz ein maßgebliches Gen für Patienten mit 5q-Syndrom scheint [10]. Das 5q-Syndrom wurde erstmals von Van de Berghe im Jahr 1974 beschrieben [54]. Zytogenetisch ist es durch eine isolierte Deletion auf Chromosom 5 charakterisiert. Das quantitative Übergewicht auf der weiblichen Seite ist gut dokumentiert. Klinisch imponiert das 5q-Syndrom durch eine refraktäre makrozytäre Anämie, normale oder erhöhte Thrombozyten und leichte Leukopenie. Der klinische Verlauf ist mild und lang, mit einem sehr geringen Risiko für eine leukämische Transformation. In Knochenmarksausstrichen liegen <5 % Blasten sowie eine meist diskrete oder sogar fehlende Dysplasie der erythroiden und granulozytären Reihe vor. Die Megakaryopoese zeigt schwere und charakteristische Dysplasien in Form von entweder getrennten multiplen Kernen, Hypolobulierung, Mikrokaryozyten oder, am charakteristischsten, monolobulierten Megakaryozyten mit einem runden Zellkern.

Die **Prognose der 5q-Deletionen** bei MDS ist im Allgemeinen günstig, solange diese nicht Teil von komplexen Aberrationen sind und wird verändert durch einzelne zusätzliche zytogenetische Veränderungen [21, 14]. **Abbildung 2** zeigt die Kaplan-Meier Überlebenskurven von Patienten mit supportiver Behandlung, entweder mit isoliertem 5q-, 5q- und einer weiteren Anomalie und 5q- als Teil komplexer Aberrationen, aus der Deutsch-Österreichischen Datenbank [21].
Es ist offensichtlich, dass zusätzliche Aberrationen das Überleben von Patienten mit 5q-Deletionen negativ beeinflussen. Dennoch bleibt der additive prognostische Einfluss von spezifischen einzelnen, zusätzlichen Aberrationen aufgrund der zytogenetischen Heterogenität uneindeutig (**Tabelle 4**).

Für eine lange Zeit stellte die supportive Therapie den Therapiestandard für Patienten mit nicht-komplexem 5q-Syndrom dar. In klinischen Studien erwies sich Retinolsäure als ineffizient, und niedrig dosiertes Cytarabin war zwar effektiver, führte jedoch zu einer deutlichen Zunahme schwerer neutropenischer Infektionen [13]. Auch bei anderen modernen therapeutischen Strategien wie Immunsuppression, Hemmung der DNA-Methyltransferase oder –Histon-Deacetylase ist bislang kein hervorstechendes Ansprechen zu verzeichnen. Kürzlich berichteten List et al. jedoch von einem bemerkenswert hohen Ansprechen auf den immunmodulatorischen Wirkstoff Lenalidomid, welches sich insbesondere bei MDS-Patienten mit 5q-Deletionen zeigte. Neun von 12 Patienten mit 5q-Deletion zeigten komplette zytogenetische Remissionen, und 10 von 12 wiesen ein erythroides Ansprechen auf [26]. Somit mag ein neuer, vielversprechender Wirkstoff auf Zellklone mit 5q-Deletionen bei MDS zielen. Diese Ergebnisse wurden kürzlich durch eine große multizentrische Studie bestätigt [27].

b) Monosomie 7
Die Monosomie 7 ist die zweithäufigste Chromosomenanomalie bei MDS, die in etwa 25% der anormalen Fälle auftritt und sich als totale oder partielle Monosomie präsentieren kann. Im letztgenannten Fall führen variable Deletionen des langen Armes zu einem Verlust genetischen Materials unterschiedlichen Umfangs. Bislang wurden keine signifikanten Unterschiede bezüglich der prognostischen Relevanz von totaler und partieller Monosomie 7 beobachtet. In der deutsch-österreichischen Datenbank lagen 36% der Monosomien isoliert vor, 14% zeigten eine zusätzliche Abberation und 50% waren Teil von komplexen Anomalien [21]. Vergleichbar mit 5q- sowie 7q-Veränderungen wurden auch hier mindestens zwei, eventuell auch mehr spezifische Regionen von häufigen Deletionen identifiziert. Dies sind die Bande 7q22, sowie die mehr telomernah gelegenen Regionen 7q31-32 und 7q36. Interessanterweise sind sowohl interstitielle, als auch terminal gelegene Deletionen vermutlich auf kryptische, unbalancierte Translokationen zurückzuführen. In Einzelindividuen wurden mehr als eine Form der Deletion gefunden, entweder mit derselben Kopie von Chromosom 7 und Retention von zwischen den deletierten Regionen gelegenen Sequenzen, oder zwischen verschiedenen Zellklonen [25, 50]. Diese Beobachtungen betonen eindeutig die regionale genetische Instabilität des langen Arms von Chromosom 7, welche diese Region besonders anfällig für unterschiedlich große sowie unterschiedlich gelegene Deletionen und auch strukturelle Anomalien macht. Andererseits kann angenommen werden, dass über verschiedene Chromosomenbanden in 7q eine Gengruppe mit tumorsuppressiven Eigenschaften verteilt sein muss, die zu denselben oder sehr ähnlichen Folgen führt, wenn sie durch chromosomale Aberrationen inaktiviert werden.

Im Gegensatz zu einigen Annahmen zu 5q-Deletionen konnten jedoch bislang keine prognostischen Unterschiede zwischen unterschiedlichen Deletionsregionen festgestellt werden (rezensiert in 20). Der molekulare Hintergrund der Monosomie 7-MDS wird momentan untersucht. Berichte von Zusammenhängen dieser zytogenetischen Subgruppe mit RAS-Mutationen, Mutationen von AML1 sowie der Hypermethylierung von p15INK4B liegen vor [7, 8]. In einer Analyse der Genexpression in CD34+ Zellen von MDS-Patienten mit Monosomie 7 wurde ein maligner Phänotyp mit einem hochproliferativen Potential und einer Überexpression von HOX9A, PRAME, BMI-1, PLAB und dem DNA-Reperaturgen BRCA2 gefunden.

Zugleich wurde eine Herunterregulation der Tumorsuppressorgene p21, GATA2 und MAP beobachtet [5]. Klinisch ist die Monosomie 7 durch ein niedrigeres medianes Alter der betroffenen Patienten als derjenigen mit 5q-Deletionen, schwere refraktäre Zytopenien und eine Anfälligkeit für lebensbedrohliche Infektionen charakterisiert. Prädisponierende Erkrankungen, die wiederkehrend in Fällen von Monosomie 7 beobachtet wurden, sind vorausgehende aplastische Anämie, Fanconi-Anämie, Neurofibromatose Typ 1, zyklische Neutropenie und Langzeitbehandlung mit G-CSF, sowie Shwachman-Syndrom. Es ist besonders bemerkenswert, dass myeloische Zellen, die die Monosomie 7 aufweisen, besonders auf eine Stimulation durch myeloische Wachstumsfaktoren wie G-CSF und GM-CSF ansprechen, sowohl in vitro [18, 46], als auch in vivo [22]. Obwohl dies ein offensichtliches Phänomen ist, wurde es noch nie therapeutisch für eine gezielte Priming-Strategie von Patienten mit Monosomie 7 genutzt.

In sehr seltenen Fällen, den sogenannten Monosomie 7-Syndromen, liegt der Aberration ein familiärer Hintergrund zugrunde. Eine beträchtliche Anzahl von Patienten unterlag anamnestisch einer **mutagenen Exposition** (Benzol, Lösungsmittel, Bestrahlung oder Strahlen- und/oder Chemotherapie).

Bei der Monosomie 7 führen zusätzliche **Aberrationen**, im Gegensatz zu 5q-Deletionen, nicht zu einer grundlegenden Auswirkung auf das Gesamtüberleben, da die Monosomie 7 schon als isolierte Anomalie eine ausgesprochen ungünstige Prognose mit sich bringt. In unserer österreichisch-deutschen Datenbank lagen die mittleren Überlebenszeiten bei 14 Monaten für die isolierte Aberration, 11 Monaten für Fälle mit einer zusätzlichen Veränderung und 8 Monaten für die Monosomie 7 als Teil von komplexen Anomalien (**Abb. 3**); [21].

Für die Monosomie 7-Subgruppe sind die therapeutischen Optionen aktuell unbefriedigend. Im Falle von entsprechendem Alter und klinischem Zustand sollten Patienten, wann immer möglich, mit allogener Stammzelltransplantation behandelt werden. Konventionelle intensive Chemotherapie trägt das hohe Risiko der Frühmortalität sowie des Nicht-Ansprechens. Selbst wenn eine komplette Remission induziert wird, ist diese häufig von lediglich kurzer Dauer und begleitet von einem hohen Risiko eines frühen Rückfalls. In einem aktuellen Bericht über 34 Patienten mit MDS oder AML, die mit 5-Azazytidine behandelt wurden, beobachtete die Arbeitsgruppe um Mufti ein außerordentlich gutes Ansprechen von MDS-Patienten mit Monosomie 7 auf den demethylierenden Wirkstoff 5-Azazytidine. Fünf der sieben Patienten mit kompletter Remission (71%) in dieser Studie hatten isolierte Chromosom 7-Aberrationen und erreichten eine dauerhafte komplette Remission (10 Monate Nachbeobachtungszeit), im Gegensatz zu Patienten mit anderen Karyotypveränderungen wie Trisomie 8, welche innerhalb der ersten 6 Monate rückfällig wurden [40]. Kürzlich wurden ähnliche, unterstützende Berichte zum Nutzen von Decitabine durch Lübbert und seiner Arbeitsgruppe veröffentlicht [41]. Multizentrische Therapiestudien sind zukünftig vonnöten, um diese Beobachtung bei einer größeren Zahl von Patienten zu verifizieren.

6. Zytogenetische Merkmale von myelodysplastischen Syndromen

Tabelle 1:   Inzidenz chromosomaler Anomalien bei MDS in Bezug auf 2072 erfolgreich untersuchte Patienten

Anomalie	Gesamt, n= (% aller Fälle)	isoliert, n= (%*)	Mit einer zusätzlichen Aberration, n= (%*)	Als Teil komplexer Aberrationen, n= (%*)
5q-	312 (15,1)	146 (47)	52 (17)	114 (36)
-7/7q-	230 (11,1)	86 (37.5)	31 (13.5)	113 (49)
+8	173 (8,4)	81 (46.8)	37 (21.4)	55 (31.8)
-18/18q-	78 (3,8)	3 (3.8)	2 (2.6)	73 (93.6)
20q-	74 (3.6)	36 (48.6)	10 (13.5)	28 (37.8)
-5	69 (3.3)	1 (1.4)	4 (5.8)	64 (92.8)
-Y	58 (2.8)	41 (70.7)	5 (8.6)	12 (20.7)
+21	45 (2.2)	5 (11.1)	18 (40)	22 (48.9)
-17/17p-	42 (2.0)	1 (2.4)	1 (2.4)	40 (95.2)
inv/t(3q)	41 (2.0)	16 (39)	8 (19.5)	17 (41.5)
-13/13q-	40 (1.9)	5 (12.5)	6 (15)	29 (72.5)
+1/+1q	37 (1.8)	3 (8.1)	6 (16.2)	28 (75.7)
-21	33 (1.6)	3 (9.1)	4 (12.1)	26 (78.8)
+11	28 (1.4)	6 (21.4)	4 (14.3)	18 (64.3)
-12	26 (1.3)	0	2 (7.7)	24 (92.3)
12p-	25 (1.2)	7 (28)	6 (24)	12 (48)
t(5q)	24 (1.2)	6 (25)	3 (12.5)	15 (62.5)
11q-	23 (1.1)	8 (34.8)	4 (17.4)	11 (47.8)
9q-	23 (1.1)	8 (34.8)	3 (13)	12 (52.2)
t(7q)	22 (1.1)	6 (27.3)	6 (27.3)	10 (45.5)
-20	22 (1.1)	0	0	22 (100)

*von Fällen mit entsprechender Anomalie

Tabelle 2:   Zytogenetische prognostische Ergebnisse in Publikationen mit >100 untersuchten Patienten

Autor, Jahr	Anzahl der Patienten	abnormal (%)	günstig	intermediär	ungünstig
Knapp, 1985	174	66 (38)	normal (NN)		komplex
Nowell, 1986 + 89	144	63 (44)	5q-, 20q-	+8	-7/7q-
Billström, 1988	169	74 (44)	NN, 5q-	+8	-7/7q-
Pierre, 1989	247	106 (43)	NN		komplex
Morel, 1993	408	151 (37)	NN, 5q-, -Y, -7/7q-, 20q-	+8	komplex
Toyama, 1993	401	200 (50)	+8	-7/7q-	komplex
White, 1994	198	75 (38)	NN, 5q-	12p-, +21	komplex, +8, 20q-
Greenberg, 1997	816	327 (40)	NN, 5q-, 20q-, -Y	alle anderen	komplex, abnormal #7
Solé, 2005	968	500 (51)	NN, 5q-, 20q-, -Y, 11q-, 12p-	rea 3q, +8, +9, t11q, 17p-	komplex, -7/7q-, i17q
Haase, 2007	2072	1080 (51)	NN, +1/+1q, t(1q), 5q-, t(7q), 9q-, 12p-, abnormal #15, t(17q), 20q-, -21, +21, -X, -Y,	rea 3q, -7, 7q-, +8, 11q-, t(11q23), +19, komplex (=3)	komplex (>3), t(5q)

Legende : rea= rearrangiert

Tabelle 3: Neue zytogenetische prognostische Subgruppen der deutsch-österreichischen MDS Studiengruppe bei 1202 supportiv therapierten Patienten

Zytogenetisches Risiko	Zytogenetischer Befund	n = (%)	medianes Überleben (in Monaten)
Gut	12p-	7 (0.6)	n.r.
	9q-	6 (0.5)	n.r.
	t(15q)	6 (0.5)	n.r.
	15q-	5 (0.4)	n.r.
	+21	13 (1.1)	100.8
	5q-	132 (11)	77.2
	20q-	24 (2)	71.0
	-X	6 (0.5)	56.4
	Normaler Karyotyp	622 (51.7)	53.4
	-Y	33 (2.8)	39.4
	t(1q)	7 (0.6)	34.7
	t(7q)	7 (0.6)	34.7
	t(17q)	6 (0.5)	32.1
	-21	6 (0.5)	32.0
Intermediate-1	11q-	11 (0.9)	26.1
	+8	64 (5.3)	23.0
Intermediate-2	t(11q23)	6 (0.5)	20.0
	Jede 3q-Anomalie	16 (1.3)	19.9
	+19	5 (0.4)	19.8
	7q-	11 (0.9)	19.0
	komplexe (=3 Anomalien)	32 (2.7)	17.0
	-7	42 (3.5)	14.0
Ungünstig	Komplexe (>3 Anomalien)	134 (11.1)	8.7
	t(5q)	7 (0.6)	4.4

n.r. = Medianes Überleben nicht erreicht

Tabelle 4: Häufigkeit (in % aller Fälle mit der entsprechenden primären Anomalie) begleitender Aberrationen

5q- (n=59)		-7/7q- (n=38)		Trisomie 8 (n=44)	
zusätzliche Anomalie	%	zusätzliche Anomalie	%	zusätzliche Anomalie	%
+8	17	+21	10	5q-	23
+21	13	5q-	10	+21	11
-20/20q-	8	+8	10	der(3q21/q26)	7
-7	7	Inv(3q)	5	+11	7
der/del(12p)	7	Del(12p)	5	-7	5
der/del(3p)	5	t(11q23)	5	del(12p)	5
der/t(21q)	5	Iso(17)(q10)	5	+13	5
t(11q23)	3	andere	50	+14	5
andere	35			+8*	5
				del(1p)	5
				andere	22

c) Komplexe Anomalien

Die **ISCN-Kriterien** definieren komplexe chromosomale Anomalien als mindestens drei gleichzeitig vorliegende, voneinander unabhängige Anomalien innerhalb eines Zellklons [30]. Diese zytogenetische Subgruppe liegt bei etwa 15% aller Patienten mit MDS (ca. 30% aller anormalen Fälle) vor und entspricht damit der Häufigkeit von 5q-Deletionen [16, 21, 47]. Komplexe Anomalien mögen das Resultat eines mehrschrittigen Vorgangs mit sequenzieller Akkumulation von Aberrationen sein, auch Karyotypevolution genannt. In einigen Fällen kann diese Karyotypevolution beobachtet werden, wenn wiederholte zytogenetische Analysen vorgenommen werden, die die schrittweise Akkumulation von sekundären Aberrationen, ausgehend von einer primären Anomalie zu Beginn, aufzeigt. Bei einer kleinen Anzahl von Patienten weist die zytogenetische Analyse Zellklone mit primären Anomalien und andere mit primären und sekundären sowie möglicherweise weiteren Aberrationen zu ein und demselben Zeitpunkt nach. Häufig jedoch kann dieser Prozess beim individuellen Patienten, der mit multiplen chromosomalen Veränderungen zum Erstdiagnosezeitpunkt vorstellig wird, nicht nachgewiesen werden. In den meisten dieser Fälle ist die Komplexität mit deutlich mehr als drei Aberrationen sehr ausgeprägt. Hierbei treten Variationen von Zelle zu Zelle auf und das chromosomale Äquivalent ist durch chaotische, mutatorähnliche Formen gekennzeichnet, die der Zytogenetik von soliden Tumoren und Malignomen bei chromosomalen Bruchpunkt-Syndromen ähnelt. Daher ist es verständlich, dass der Prozess, der zu komplexen Anomalien und genetischer Instabilität führt, sehr schnell vonstatten gehen und zugleich Mechanismen wie DNA-Reparatur und Zellzykluskontrolle beinhalten muss, vergleichbar mit DNA-Reparaturdefekt-Syndromen. Neue Ergebnisse von Genexpressionsanalysen von Patienten mit MDS und komplexen chromosomalen Anomalien unterstützen diese Annahme und werden im Weiteren genauer erläutert [45]. In einem beträchtlichen Anteil von Patienten mit komplexen Anomalien kann eine Exposition mit therapeutisch applizierten mutagenen Substanzen wie Anthrazyklinen, Topoisomerase-II-Inhibitoren, alkylierenden Substanzen und/oder Bestrahlung in der Krankengeschichte eruiert werden [37]. In der Subgruppe von Patienten mit komplexen Veränderungen kann eine große Breite der Anzahl von Aberrationen, zumeist mehr als 5 chromosomale Veränderungen, beobachtet werden [45].

Komplexe Anomalien sind stark mit unbalancierten strukturellen Anomalien assoziiert, am häufigsten Chromosom 5q und 7q betreffend. Der Verlust genetischen Materials betraf weniger häufig die Chromosomen 3 (p- und q-Arm), 12p, 13q, 16q, 17p, 18q, und 20q. Zugewinn an genetischem Material wurde bei Chromosom 8/8q, 11q und 21q nachgewiesen [52]. In bis zu 90% der Patienten mit AML und komplexen Anomalien zeigten sich p53-Mutationen [45]. In Matrix CGH-Analysen bei Patienten mit komplexen Anomalien wurde eine Assoziation von komplexen Karyotypveränderungen mit Amplifikationen in den chromosomalen Regionen 8q24, 9p24, ,11q23, 12p13, 13q12, 20q11 und 2q1q22 aufgezeigt [41].

Kürzlich wurden charakteristische Profile von komplexen Aberrationen bei der AML durch Genexpressionsanalysen dargestellt. Diesbezüglich wurde eine signifikante Überexpression von RAD21, einem Doppelstangbruch-DNA-Reparaturenzym sowie die Überexpression anderer, mit DNA-Reparatur, apoptotischen Mechanismen und Zellzykluskontrolle assoziierten Genen (RAD1, RAD 9A, RAD23B, RAD51AP1, NBS1,

MSH6, SUMO1 und PARP2) beobachtet [45].

Zusammengenommen könnten diese Daten das genauere Verständnis komplexer Anomalien als maximale Manifestation genetischer Instabilität von Zellen mit erheblichen DNA-Schäden durch Umgehung physiologischer, protektiver Apoptose und Entrinnen vor chemotherapeutischer Zytotoxizität mittels intensivierter DNA-Reparatur erleichtern. Dieses Modell ist inhaltlich ebenso mit dem hohen Anteil chemoresistenter hämatopoetischer Zellen mit komplexen chromosomalen Anomalien kompatibel, welches ein wohlbekanntes und schwerwiegendes Problem im klinischen Umgang von Hochrisiko-MDS darstellt. Weitere klinische Assoziationen sind das hohe mediane Alter der Patienten innerhalb dieser zytogenetischen Subgruppe [1] und, im Vergleich zu konventioneller intensiver Chemotherapie, kurze Remissionszeiten sowie ein hohes Risiko eines frühen Rückfalles [24]. Die allogene Stammzelltransplantation, die einzige kurative Option für diese Patientengruppe, wird aufgrund von altersassoziierter Multimorbidität und organischen Dysfunktionen nur für eine Minderheit der Individuen mit komplexen chromosomalen Veränderungen verfügbar sein. Neue therapeutische Strategien, die auf Hypermethylierung, Deacetylierung und Immunomodulation abzielen und sich auch als verträglich bei älteren Patientengruppen erwiesen haben, sind nun auch für die Behandlung von Patienten mit Hochrisiko-MDS verfügbar. Diesbezüglich sind zwei Studien zu nennen. Zytogenetisches Ansprechen wurde in einer multizentrischen Studie über Decitabine, einem potenten demethylierenden Wirkstoff, bei einer beträchtlichen Anzahl von Hochrisiko-MDS-Patienten beobachtet. Großes zytogenetisches Ansprechen (major cytogenetic response, MajCR) fand sich bei 38% der 50 Patienten. Bemerkenswerterweise zeigten 10 von 26 Patienten (38%) mit Hochrisiko-Zytogenetik eine MajCR und fünf dieser Patienten hatten komplexe chromosomale Anomalien. In der Patientengruppe mit MajCR lag die mittlere Überlebenszeit bei 24 Monaten, verglichen mit dem beträchtlich kürzeren medianen Überleben von 11 Monaten für Patienten mit persistierenden zytogenetischen Aberrationen [28]. Diese Beobachtungen werden des Weiteren durch Ergebnisse unserer Gruppe gestützt. Innerhalb einer Kohorte von 14 Patienten mit Hochrisiko-MDS beschrieben wir kürzlich hämatologisches und zytogenetisches Ansprechen gemäß der modifizierten IWG-Kriterien auf 5-Azazytidin bei drei von vier Patienten mit komplexen Anomalien [4].

Ein weiterer neuer therapeutischer Mechanismus, die Immunomodulation, könnte bei komplex veränderten Karyotypen ebenfalls effektiv sein. In diesem Zusammenhang wurde von einer kompletten zytogenetischen Remission auf den immunmodulatorischen Wirkstoff Lenalidomid bei Patienten mit Hochrisiko-MDS, die komplexe chromosomale Veränderungen mit Einbezug von 5q-Deletionen aufwiesen, berichtet [12]. Weitere multizentrische klinische Studien werden zur Bestätigung dieser Beobachtungen benötigt.

6.11 Schlussfolgerungen

Im Gegensatz zur chronischen myeloischen Leukämie, bei welcher die bcr-abl-Fusion die gemeinsame genetische Basis der Erkrankung darstellt [43], sind myelodysplastische Syndrome durch eine ausgeprägte Heterogenität gekennzeichnet, nicht nur in morphologischer und klinischer Hinsicht, sondern ebenfalls bezüglich ihres genetischen Bildes. Es wurden drei prognostisch relevante zytogenetische

Subgruppen identifiziert, die in die prognostische Bewertungssystematik beim IPSS Einzug fanden. Die prognostische Relevanz der überwiegenden Mehrheit zytogenetischer Veränderungen jedoch ist noch immer unklar. Die genetische Heterogenität bei MDS hat paradoxerweise zur Folge, dass seltene Aberrationen häufig beobachtet werden [21] und für einen bedeutenden Anteil dieser Anomalien ihr prognostischer Einfluss wiederum nicht bekannt ist. Die einzige Möglichkeit der Überwindung ist die Etablierung multizentrischer Kooperationen, welche ein Ziel der deutsch-österreichischen MDS Studiengruppe, die momentan mit dem MD Anderson Cancer Centre sowie der IMRAW-Gruppe zusammenarbeitet, darstellen [20, 44, 48]. Neue therapeutische Strategien, die bei Immunmodulation und epigenetischen Veränderungen ansetzen, haben sich als außerordentlich effektiv sowie tolerabel im Vergleich zu etablierten Therapien erwiesen und dies nicht nur für das Niedrigrisiko-5q-Syndrom, sondern auch für Hochrisiko-MDS mit den bislang deletären Alterationen wie der Monosomie 7 und komplexen Anomalien.

Was jedoch mit der Subgruppe von beinahe 50% der Patienten mit einem normalen Karyotyp? Neue Technologien werden der weiteren Charakterisierung des genetischen Hintergrundes dieser Fälle helfen. Vor kurzer Zeit erst veröffentlichten zwei Arbeitsgruppen ihre Ergebnisse von Einzelnukleotid-Polymorphismus-Analysen bei MDS [15, 31]. Die Gruppe von Mufti führte hochauflösende Einzelnukleotid-Polymorphismus (SNP) Array-Analysen bei 119 Niedrigrisiko-MDS Patienten durch, von denen 32% klonale chromosomale Anomalien zeigten, um kryptischen chromosomalen Aberrationen nachzugehen, die nicht durch chromosomale Bandenanalysen erfasst werden können. Sie fanden uniparentale Disomie (UPD), einen neutralen Kopienverlust an Heterozygotie bei 46% der Patienten, kleine Deletionen bei 10% und Amplifikationen bei 8% der Kohorte. Die Veränderungen der Kopienzahl waren erworbene Veränderungen, die UPDs hingegen konstitutionell. Die ersteren waren mit einem schlechteren Gesamtüberleben der Patienten assoziiert. Die Autoren spekulierten, dass ein hohes Aufkommen von UPDs ein Zeichen für konstitutionelle genomische Instabilität bei diesen Patienten darstellen könnte [31]. Dies wiederum könnte ein prädisponierender Faktor für MDS sein. Maciejewski und seine Mitarbeiter wandten 250K SNP arrays auf 94 MDS-Patienten an und fanden bei 75% der Patienten SNP-Aberrationen, im Vergleich zu 59% klonalen chromosomalen Anomalien, die durch Metaphaseanalysen detektiert wurden. Zuvor unbekannte Läsionen wurden bei Patienten mit normalem, aber auch mit abnormalem Karyotyp gefunden. Bei dieser Studie traten bei 20% der MDS-Patienten UPDs auf [15].

Neue analytische Methoden wie Matrix-CGH, Mikroarray-Genexpressionsanalysen, Proteomik und Methylierungsprofilierung werden grundlegend zum Verständnis von Pathogenese, Festsetzung von therapeutischen Zielen und Individualisierung der Therapie bei MDS beitragen.
Zusammengefasst stellt die Zytogenetik noch immer den Goldstandard der genetischen Diagnostik bei MDS dar, indem sie „Kategorisierungen" wie 5q-, Monosomie 7 oder komplexe Aberrationen für Erkrankungen mit einem gemeinsamen biologischen Verhalten und auch klinischem sowie prognostischem Einfluss bietet. Zukünftig wird der wissenschaftliche Fortschritt von der Möglichkeit abhängen, etablierte und neu entwickelte Methoden miteinander zu vereinen, um ein tiefgehendes Verständnis

der MDS zu erlangen, welches zu einer individualisierten, hocheffektiven sowie gut verträglichen Behandlung aller Patienten mit myelodysplastischen Syndromen führt.

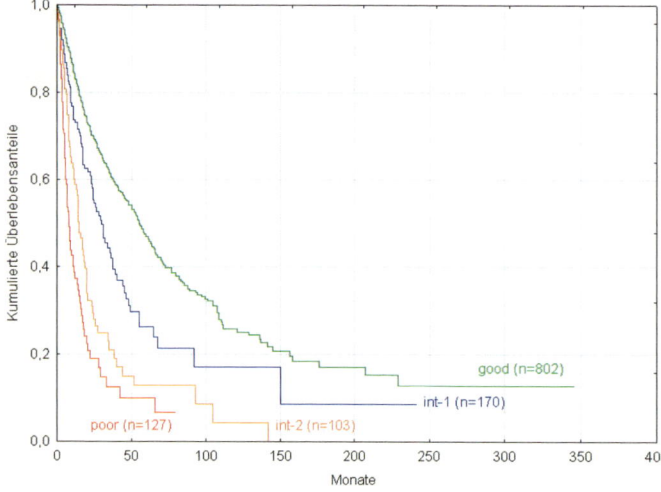

Abb. 1:
Kaplan-Meier Überlebenskurven gemäß zytogenetischer prognostischer Klassifikation der deutsch-österreichischen MDS Studien-gruppe. Log-rank Test: p<0.0001 (3 Freiheitsgrade) [15]

median survival (mo.)
sole (n=101): 80
+1 (n=31): 47
complex (n=61): 7

Abb. 2:
Medianes Überleben gemäß begleitender Aberrationen bei Patienten mit 5q-Deletionen. Log-rank Test: p = <0.0001 (2 Freiheitsgrade), p = 0.30 (isoliert vs. +1), p = <0.0001 (isoliert vs. komplex), p= .0001 (+1 vs. komplex)

median survival (mo.)
sole (n=37): 14
+1 (n=13): 11
complex (n=59): 8

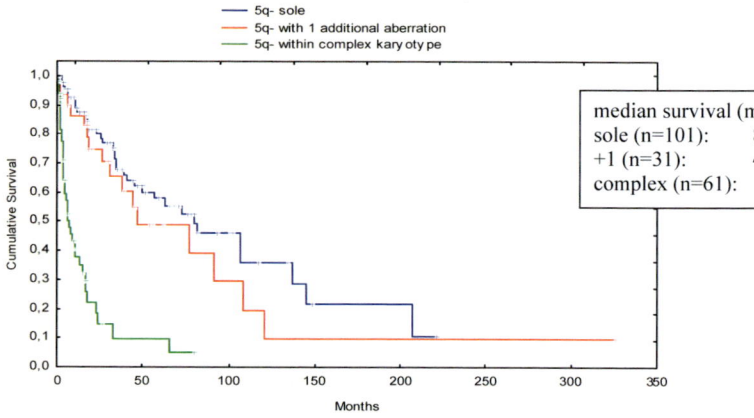

Survival (Kaplan-Meier) of patients with 5q-
— 5q- sole
— 5q- with 1 additional aberration
— 5q- within complex karyotype

median survival (mo.)
sole (n=101):   8
+1 (n=31):   4
complex (n=61):

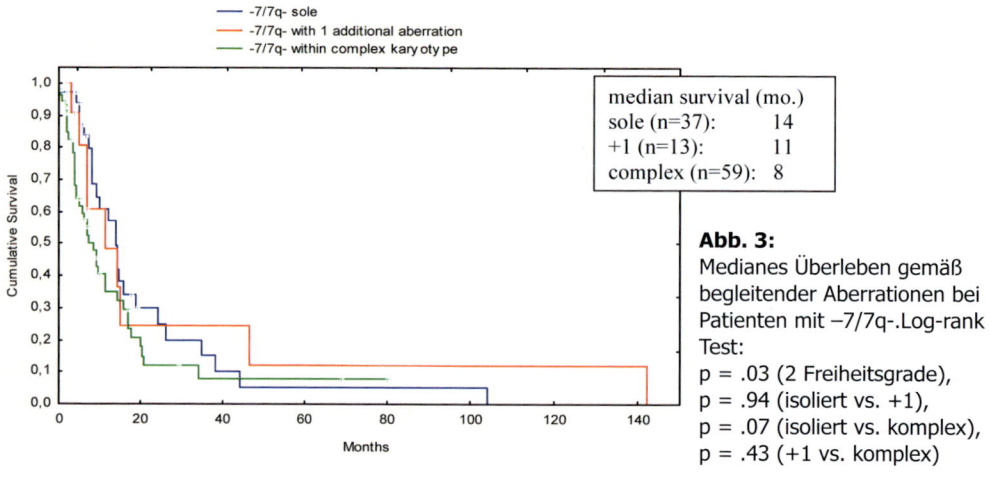

Survival (Kaplan-Meier) of patients with -7/7q-
— -7/7q- sole
— -7/7q- with 1 additional aberration
— -7/7q- within complex karyotype

median survival (mo.)
sole (n=37):   14
+1 (n=13):   11
complex (n=59):   8

Abb. 3:
Medianes Überleben gemäß begleitender Aberrationen bei Patienten mit −7/7q-.Log-rank Test:
p = .03 (2 Freiheitsgrade),
p = .94 (isoliert vs. +1),
p = .07 (isoliert vs. komplex),
p = .43 (+1 vs. komplex)

6.12 Literatur

1.   Bacher U, Kern W, Schnittger S, Hiddemann W, Haferlach T, Schoch C (2005) Population-based age-specific incidences of cytogenetic subgroups of acute myeloid leukemia. Haematologica 90:1502-1510

2.   Billström R, Tiede T, Hansen S, Heim S, Kristoffersson U, Mandahl N & Mitelman F (1988). Bone marrow karyotype and prognosis in primary myelodysplastic syndromes. Eur J Haematol 41:341-346

3.   Boultwood J, Fidler C, Strickson AJ, Watkins F, Gama S, Kearney L, Tosi S, Kasprzyk A, Cheng J-F, Jaju RJ, and Wainscoat JS (2002) Narrowing and genomic annotation of the commonly deleted region of the 5q- syndrome. Blood 99:4638-4641

4.   Braulke F, Schanz J, Steidl C, Truemper LH, Haase D (2007) FISH-Analyses of Cirulating CD34+ Cells in MDS-Patients —A Suitable Method To Measure and Predict Response to 5-Azacytidine. Blood (ASH Annual Meeting Abstracts), Nov 2007; 110:2466

5.   Chen G, Zeng W, Miyazato et al.(2004) Distinctive gene expression profiles of CD34 cells from patients with myelodysplastic syndrome characterized by specific chromosome abnormalities. Blood 104:4210-4218

6.   Cheson BD, Greenberg PL, Bennett JM, Lowenberg B, Wijermans PW, Nimer SD, Pinto A, Beran M, de Witte TM, Stone RM, Mittelman M, Sanz GF, Gore SD, Schiffer CA, and Kantarjian H (2006) Clinical application and proposal for modification of the International Working Group (IWG) response criteria in myelodysplasia. Blood 108:419-425

7.   Christiansen DH, Andersen MK, Pedersen-Bjergaard J (2003) Methylation of p15INK4B is common, is associated with deletion of genes on chromosome arm 7q and predicts a poor prognosis in therapy-related myelodysplasia and acute myeloid leukemia. Leukemia 17:1813-1819

8.   Christiansen DH, Andersen MK, Pedersen-Bjergaard J (2004) Mutations of AML1 are common in therapy-related myelodysplasia following therapy with alkylating agents and are significantly associated with deletion or loss of chromosome arm 7q and with subsequent leukemic transformation. Blood 104:1474-1481

9.   Earle VL, Ross F, Fisher A, Strike P, Berrington S, Chieccho L, Cabanas ED, Washbourne R, Watts K and Grand T (2007) Haematopoietic growth factors significantly improve the mitotic index and chromosome quality in cytogenetic cultures of myeloid neoplasia. Genes, Chromosomes & Cancer 46:670-4

10.   Ebert BL, Pretz J, Bosco J, Chang CY, Tamayo P, Galili N, Raza A, Root D, Attar E, Ellis SR, Golub TR (2008) Identification of RPS14 as the 5q-syndrome gene by RNA interference screen. Nature, Vol 451, 17 January,335-340

11.   Germing U, Hildebrandt B, Pfeilstöcker M, Nösslinger T, Valent P, Fonatsch C, Lübbert M, Haase D, Steidl C, Krieger O, Stauder R, Giagounidis AA, Strupp C, Kündgen A, Mueller T, Haas R, Gattermann N, Aul C (2005) Refinement of the international prognostic scoring system (IPSS) by including LDH as an additional prognostic variable to improve risk assessment in patients with primary myelodysplastic syndromes (MDS). Leukemia 19:2223-2231

12.   Giagounidis AAN, Germing U, Strupp C, Hildebrandt B, Heinsch M, Aul C (2005) Prognosis of patients with del(5q) and complex karyotype and the possible role of lenalidomide in this patient subgroup. Ann Hematol 84:569-571

13.   Giagounidis AAN, Haase S, Germing U, Schlegelberger B, Wilkens L, Büsche G, Kreipe HH, Wysk J, Grips K-H, Grabenhorst U, Rothmann F, Lübbert M, Ganser A, Aivado M, Heinsch M and Aul C (2005) Treatment of myelodysplastic syndrome with isolated del(5q) including bands q31–q33 with a combination of all-trans-retinoic acid and tocopherol-α: a phase II study. Ann Hematol 84: 1432-1584

14.   Giagounidis AAN, Germing U, and Aul C (2006). Biological and prognostic significance of chromosome 5q deletions in myeloid malignancies. Clin Cancer Res 12:5-10

15.   Gondek LP, Tiu R, O'Keefe, Sekeres MA, Theil KS, and Maciejewski JP (2008) Chromosomal lesions and uniparental disomy detected by SNP arrays in MDS, MDS/MPD and MDS-derived AML. Blood 111:1534-1542

16.   Greenberg P, Cox C, LeBeau MM, Fenaux P, Morel P, Sanz G, Sanz M, Vallespi T, Hamblin T, Oscier D, Ohyashiki K, Toyama K, Aul C, Mufti G, Bennett J (1997) International scoring system for evaluating prognosis in myelodysplastic syndromes. Blood 89:2079-2088

17.   Grimwade D, Walker H, Oliver F, Wheatley K, Harrison C, Harrison G, Rees J, Hann I, Stevens R, Burnett A, Goldstone A (1998) The importance of diagnostic cytogenetics on outcome in AML: analysis of 1,612 patients entered into the MRC AML 10 trial. The Medical Research Council Adult and Children's Leukaemia Working Parties. Blood 92:2322-2333

18.   Haase D, Fonatsch C (1990) Monosomy 7 provides a proliferative advantage for leukemic cells under incubation with GM-CSF in vitro. Blut 61:322 – 323

19.   Haase D, Germing U, Schanz J, Pfeilstöcker M, Nösslinger T, Hildebrandt B, Kuendgen A, Lübbert M, Kunzmann R, Giagounidis A, Aul C, Trümper L, Krieger O, Stauder R, Müller T, Valent P, Fonatsch C and Steidl C (2006) New and comprehensive cytogenetic prognostication and categorization in MDS. Blood 108:252,abstract

20.   Haase D, Estey EH, Steidl C, Germing U, Garcia-Manero G, Kantarjian HM, and Schanz J (2007) Multivariate Evaluation of the Prognostic and Therapeutic Relevance of Cytogenetics in a Merged European-American Cohort of 3860 Patients with MDS. Blood (ASH Annual Meeting Abstracts), Nov 2007; 110: 247.

21.   Haase D, Germing U, Schanz J, Pfeilstocker M, Nosslinger T, Hildebrandt B, Kundgen A, Lubbert M, Kunzmann R, Giagounidis AA, Aul C, Trumper L, Krieger O, Stauder R, Muller TH, Wimazal F, Valent P, Fonatsch C, Steidl C (2007) New insights into the prognostic impact of the karyotype in MDS and correlation with subtypes: evidence from a core dataset of 2124 patients. Blood, Aug 28 [Epub ahead of print]

22.   Imashuku S, Hibi S, Bessho F, Tsuchida M, Nakahata T, Miyzaki S, Tsukimoto I, Hamajima N; Pediatric AA Follow-up Study Group in Japan (2003) Detection of myelodysplastic syndrome/ acute myeloid leukemia evolving from aplastic anemia in children, treated with recombinant human G-CSF. Haematologica 88:136-141

23.   Knapp RH, Dewald GW, Pierre RV (1985) Cytogenetic studies in 174 consecutive patients with preleukemic or myelodysplastic syndromes. Mayo Clin Proc 60:507-516

24.   Knipp S, Hildebrandt B, Kündgen A, Giagounidis A, Kobbe G, Haas R, Aul C, Gattermann N, Germing U (2007) Intensive chemotherapy is not recommended for patients aged >60 years who have myelodysplastic syndromes or acute myeloid leukemia with high-risk karyotypes. Cancer 25:3503-3510

25.   Liang H, Fairman J, Claxton DF, Nowell PC, Green ED and Nagarajan L (1998) Molecular anatomy of chromosome 7q deletions in myeloid neoplasms: Evidence for multiple critical loci. Proc Natl Acad Sci USA 95: 3781-3785

26.   List A, Kurtin S, Roe DJ, Buresh A, Mahadevan D, Fuchs D, Rimsza L, Heaton R, Knight R, and Zeldis JB (2005) Efficacy of Lenalidomide in Myelodysplastic Syndromes. New Engl J Med 352:549-557

27.   List A, Dewald G, Bennet J, Giagounidis A, Raza A, Feldman E, Powell B, Greenberg P, Thomas D, Stone R, Reeder C, Wride K, Patin J, Schmidt M, Zeldis J, Knight R; Myelodysplastic Syndrome-003 study investigators (2006) Lenalidomide in the myelodysplastic syndrome with chromosome 5q deletion. New Engl J Med 355: 1456-1465

28.   Lübbert M, Wijermanns P, Kunzmann R, Verhoef G, Bosly A, Ravoet C, Andre M and Ferrant A (2001) Cytogenetic responses in high-risk myelodysplastic syndrome following low-dose treatment with the DNA methylation inhibitor 5-aza-2'-deoxycytidine. Br J Haematol 114:349-35

29. Malcovati L, Germing U, Kuendgen A, Della Porta MG, Pascutto C, Invernizzi T, Giagounidis A, Hildebrandt B, bernasconi P, Knipp S, Strupp C, Lazzarino M, Aul C, Cazzola M (2007) Time-dependent prognostic scoring system for predicting survival and leukemic evolution in myelodysplastic syndromes. Journal of Clinical Oncology 25:3503-10

30. Mitelman F. ISCN Guidelines for Cancer Cytogenetics, Supplement to an International System for Human Cytogenetic Nomenclature. 1991. Karger, Basel, Switzerland

31. Mohamedali A, Gäken J, Twine NA, Ingram W, Westwood N, Lea NC, Hayden J, Donaldson N, Aul C, Gattermann N, Giagounidis A, Germing U, List AF, and Mufti GJ (2007) Prevalence and prognostic significance of allelic imbalance by single-nucleotide polymorphism analysis in low-risk myelodysplastic syndromes. Blood 110:3365-3373

32. Morel P, Hebbar M, Lai JL, Duhamel A, Preudhomme C, Wattel E, Bauters F, Fenaux P (1993) Cytogenetic analysis has strong independent prognostic value in de novo myelodysplastic syndromes and can be incorporated in a new scoring system: a report on 408 cases. Leukemia 7:1315-1323.

33. Nagarajan L. Molecular anatomy of the 5q- chromosome (1995) Leuk Lymphoma 17:361-366

34. Nowell PC, Besa EC, Stelmach T, and Finan JB (1986) Chromosome studies in preleukmic states. Cancer 58:2571-2575

35. Nowell PC, Besa EC (1989) Prognostic significance of single chromosome abnormalities in preleukemic states. Cancer Genet Cytogenet 42:1-7

36. Olney HJ, LeBeau MM. In: Bennett JM, editor. The Myelodysplastic Syndromes. Pathobiology and Clinical Management (2002). The cytogenetics and molecular biology of myelodysplastic syndromes. Marcel Dekker Inc.,New York Basel; p89-119

37. Pedersen-Bjergaard J, Andersen MK, Christiansen DH, and Nerlov C (2002) Genetic pathways in therapy-related myelodysplasia and acute myeloid leukemia. Blood 99:1909-1912

38. Pellagatti A, Cazzola M, Giagounidis AAN, Malcovati L, Della Porta MG, Killick S, Campbell LJ, Wang L, Langford CF, Fidler C, Oscier D, Aul C, Wainscoat JS, and Boultwood J (2006) Gene expression profiles of CD34+ cells in myelodysplastic syndromes: involvement of interferon-stimulated genes and correlation to FAB subtype and karyotype. Blood 108:337-345

39. Pierre RV, Catovsky D, Muft, GJ, Swansbury GJ, Mecucci C, Dewald GW, Ruutu T, Van Den Berghe H, Rowley JD, Mitelman F, Reeves BR, Alimena G, Garson OM, Lawler, SD, de La Chapelle A (1989) Clinical-cytogenetic correlations in myelodysplasia (preleukemia). Cancer Genet Cytogenet 40:149-161

40. Raj K, John A, Ho A, Chronis C, Khan S, Samuel J, Pomplun S, Thomas NSB and Mufti GJ (2007) CDKN2B methylation status and isolated chromosome 7 abnormalities predict responses to treatment with 5-azacytidine. Leukemia 21:1937-1944

41. Rücker FG, Bullinger L, Schwaenen C, Lipka DB, Wessendorf S, Fröhling S, Bentz M, Miller S, Scholl C, Schlenk RF, Radlwimmer B, Kestler HA, Pollack JR, Lichter P, Döhner K, Döhner H (2006) Disclosure of candidate genes in acute myeloid leukemia with complex karyotypes using microarray-based molecular characterization. J Clin Oncol. 24:3887-3894

42. Rüter B, Wijermanns P, Claus R, Kunzmann R, and Lübbert M (2007) Preferentially cytogenetic response to continuous intravenous low-dose decitabine (DAC) administration in myelodysplastic syndrome with monosomy 7. Blood 110:1080-1082

43. Sawyers CL (1999) Chronic myeloid leukemia. New Engl J Med 340:1330-1340

44. Schanz J, Estey EH, Steidl C, Germing U, Hildebrandt B, Garcia-Manero G, Kantarjian HM, and Haase D (2007) Multivariate Analysis Suggests That the Prognostic Impact of Poor Cytogenetics Is Potentially Underestimated in the IPSS. Blood (ASH Annual Meeting Abstracts), Nov 2007; 110: 248.

45. Schoch C, Kern W, Kohlmann A, Hiddemann W, Schnittger S, and Haferlach T (2005) Acute myeloid leukemia with a complex aberrant karyotype is a distinct biological entity characterized by genomic imbalances and a specific gene expression profile. Genes, Chromosomes & Cancer 43:227-38

46. Sloand EM, Yong ASM, Ramkissoon S, Solomou E, Bruno TC, Kim S, Fuhrer M, Kajigaya S, Barrett AJ, and Young NS (2006) Granulocyte colony-stimulating factor preferentially stimulates proliferation of monosomy 7 cells bearing the isoform IV receptor. Proc Natl Acad Sci USA 103:14483-14488

47. Solé F, Luno E, Sanzo C, Espinet B, Sanz GF, Cervera J, Calasanz MJ, Cigudosa JC, Milla F, Ribera JM, Bureo E, Marquez ML, Arranz E, Florensa L (2005) Identification of novel cytogenetic markers with prognostic significance in a series of 968 patients with primary myelodysplastic syndromes. Haematologica 90:1168-1178

48. Steidl C, Schanz J, Le Beau MM, Bennett JM, Germing U, Greenberg PL, and Haase D (2007) Coalescence of the German-Austrian and IMRAW Cytogenetic MDS Databases: Modification of Patient Risk Groups. Blood (ASH Annual Meeting Abstracts), Nov 2007; 110: 2468

49. Steidl C, Schanz J, Pfeilstöcker M, Nösslinger T, Hildebrandt B, Kündgen A, Lübbert M, Kunzmann R, Giagounidis, Aul C, Trümper L, Krieger O, Stauder R, Müller TH, Wimazal F, Valent P, Fonatsch C, Germing U, Haase D (2008) Growing evidence for an underestimation of poor-risk cytogenetics in the international prognostic scoring system in myelodysplastic syndromes. Clinical Leukemia 6, in press

50. Tosi S, Scherer SW, Giudici G, Czepulkowski B, Biondi A, Kearney L (1999) Delineation of multiple deleted regions in 7q in myeloid disorders. Genes Chromosomes Cancer 25: 384-392

51. Toyama K, Ohyashiki K, Yoshida Y, Abe T, Asano S, Hirai H, Hirashima K, Hotta T, Kuramoto A, Kuriya S, Miyazaki T, Kakishita E, Mizoguchi H, Okada M, Shirikawa S, Takaku F, Tomonaga M, Uchino H, Yasunaga K, and Nomura T (1993) Clinical implications of chromosomal abnormalities in 401 patients with myelodysplastic syndromes: a multicentric study in Japan. Leukemia 7:499-508.

52. Trost D, Hildebrandt B, Beier M, Müller N, Germing U, Royer-Pokora B (2006) Molecular cytogenetic profiling of complex karyotypes in primary myelodysplastic syndromes and acute myeloid leukemia. Cancer Genet Cytogenet 165:51-63.

53. White AD, Hoy TG and Jacobs A (1994) Extended cytogenetic follow-up and clinical progress in patients with myelodysplastic syndromes (MDS). Leuk Lymph 12:401-412

54. Van den Berghe H, Cassiman J-J, David G, Fryns J-P, Michaux JL, Sokal G (1974) Distinct hematological disorder with the deleteion of long arm of no. 5 chromosome. Nature 251:437-438

Kapitel 7

Myelodysplastische Syndrome:
Molekulare Pathogenese und genetische Veränderungen

Florian Nolte und Wolf-K. Hofmann

7.1 Zusammenfassung

Charakteristisch für **Myelodysplastische Syndrome (MDS)** sind periphere Zytopenien in Kombination mit einem hyperplastischen Knochenmark und einem erhöhten Risiko, eine akute myeloische Leukämie zu entwickeln. Klassifikationen, wie z.B. die WHO Klassifikaton, basieren größtenteils auf morphologischen Kriterien und werden ergänzt vom „International Prognostic Scoring System", welches zytogenetische Veränderungen als entscheidenden Faktor für die Prognose eines MDS berücksichtigt; allerdings gibt es große Variationen innerhalb der Subtypen. Der Pathomechanismus, der ein primäres MDS verursacht, ist weitgehend unklar. Entstehung und Progress eines MDS lässt auf eine in vielen Schritten ablaufende Veränderung von hämatopoetischen Stammzellen schließen. Verschiedene molekulare Veränderungen von Genen, die an der Kontrolle des Zellzyklus und der Mitose beteiligt sind, sowie von Genen für Rezeptoren von Wachstumsfaktoren sind beschrieben worden. Proteine der sekundären Signaltransduktion und Transkriptionsfaktoren, die der Zelle einen Wachstumsvorteil gegenüber normalen Zellen verschaffen, könnten auch betroffen sein. Die Kumulation dieser verschiedenen Defekte könnte letztendlich der Grund für eine Transformation des MDS in eine AML sein.

7.2 Einleitung

Myelodysplastische Syndrome (MDS) sind eine heterogene Gruppe von Erkrankungen der **Hämatopoese,** die durch eine periphere Zytopenie (führend: Anämie) und durch ein erhöhtes Risiko der Entwicklung einer akuten myeloischen Leukämie gekennzeichnet sind. An einem MDS erkranken im wesentlichen ältere Menschen, die Inzidenz steigt dramatisch ab dem 60. Lebensjahr [22], jedoch können auch jüngere Menschen betroffen sein.

Die zugrunde liegende Ursache in der Pathogenese des MDS bleibt schwer zu fassen. Analysen von zytogenetischen Abnormalitäten, G6PD Isoenzymen, und X-chromosomalen DNA-Polymorphismen des Androgenrezeptors haben gezeigt, dass MDS eine klonale Abnormalität der hämatopoetischen Stammzelle, gekennzeichnet durch eine fehlerhafte Reifung und unkontrollierte Proliferation in fortgeschrittenen Stadien, ist. Die Defekte der hämatopoetischen Stammzellen sind allerdings weniger gut charakterisiert. Außerdem ist noch nicht klar, ob sich außer den myeloischen Zellen Stromazellen des Knochenmarks und lymphoide/lymphatische Zellen von dem Stammzellklon ableiten.

Knudsons Modell "**two hits**" liefert die Basis des Konzepts einer Mehrschrittpathogenese in der Entstehung eines MDS (**Abb. 1**). Das Beispiel der hereditären Krebserkrankungen führte zu der Erkenntnis, dass Verlust oder Inaktivierung eines Allels selten für die Entstehung eines Tumors oder die Ausdehnung eines malignen Klons ausreicht. Wahrscheinlich sind Verlust korrespondierender/ interagierender

Allele oder zusätzliche Veränderungen für die Penetranz klonaler Zellen notwendig [35]. Diese Veränderungen können die Expression von Genen des Zellzyklus, von Transkriptionsfaktoren und auch von Tumorsuppressorgenen beeinflussen. Das MDS stellt durch die schrittweise Kumulation der genannten Defekte eine Modelerkrankung der Hämatopoese, insbesondere für die Leukämieentstehung, dar.

Beim MDS ist ein großer Bereich unterschiedlicher **Aberrationen**, wie zum Beispiel Verlust oder Zunahme von genetischem Material oder strukturelle Veränderungen, beschrieben worden. Allerdings können nur in 50% der MDS-Fälle solche Aberrationen mittels konventioneller zytogenetischer Untersuchung erfasst werden [23]. Epigenetische Veränderungen, wie zum Beispiel Hyper- und Hypomethylierung und Histon-Deacetylierung, sind als potentielle Mechanismen in der Entstehung und Progression eines MDS diskutiert worden, was schon zu Überlegungen von therapeutischen Ansätzen bei einem Teil der Patienten führte.

Die Identifikation des Philadelphiachromosomes und die Entdeckung der konstitutiv aktiven **Tyrosinkinase Bcr-Abl** ermöglichte die Einführung der Imatinib-Therapie zur Behandlung der chronisch myeloischen Leukämie. Der bahnbrechende Erfolg von Imatinib (und anderen zielspezifischen Medikamenten) trieb die Entdeckung von potentiellen spezifischen therapeutischen Strukturen weiter an und wurde zum Hauptziel der hämatologischen und onkologischen Forschung. Allerdings ist ein ursächlicher Defekt, der die verschiedenen Entitäten verbinden könnte, immer noch unbekannt, was die Heterogenität des MDS widerspiegelt. Die meisten Experimente mit klinischen Proben von MDS Patienten werden mit unselektierten Knochenmarkzellen durchgeführt. Dadurch ist der Stammzelldefekt nicht direkt zu untersuchen. Diese Vorgehensweise kann für Hochrisiko-MDS und eine AML aus MDS wegen der stärker uniformen Blastenpopulation adäquat sein. Im Gegensatz dazu sind aber bei einem Niedrigrisiko-MDS die Knochenmarkszellen sehr heterogen. Deshalb sind molekulare Abnormalitäten, welche charakteristisch für maligne Zellen sind, in Niedrigrisiko-MDS sehr viel schwieriger zu finden als in Hochrisiko-MDS oder AML. Zweitens erschwert der Mangel an adäquaten Versuchmodellen für MDS, wie zum Beispiel Zelllinien oder Tierversuchssystemen, die Biologie der Erkrankung zu verstehen. Neue Ansätze, um die zugrunde liegenden Abnormalitäten aufzuklären, sind nötig.

Die seit kurzem verfügbare **Mikroarray-Technik** ist ein großer Fortschritt in der Molekularforschung der Erkrankung. Die Anwendung von single nucleotid Polymorphismen (SPN) Arrays bietet ein high density Screening des kompletten Genoms und zudem die Möglichkeit, kryptische Läsionen zu identifizieren, die bis jetzt mit konventioneller Zytogenetik nicht detektierbar waren. Die mittels SNP-Arrays gewonnenen Daten können zur Analyse von Deletionen und Amplifikationen herangezogen werden, die Identifikation von Verlust der Heterozygotie basiert auf einer viel höheren Auflösung im Vergleich zu konventioneller Zytogenetik. Darüber hinaus ist die Darstellung der Genexpression durch Mikroarrays ein leistungsfähiges neues Werkzeug, um die Expression einer großen Anzahl an Genen in einem einzigen Versuch zu beurteilen. Auf Arrays beruhende Techniken sind nützliche Instrumente für die Aufklärung der zugrunde liegenden Defekte beim MDS und für die Entwicklung noch spezifischerer Klassifikationen der Krankheit bezüglich der Risikoabschätzung der betroffenen Patienten, was in gezielten therapeutischen Lösungsansätzen für diese Patienten resultiert.

7.3 MDS-spezifische molekulare Veränderungen (Syndrome)

Die Inaktivierung von **Tumorsuppressorgenen** ist ein entscheidendes Ereignis in der Tumorentstehung (**Onkogenese**). Ein möglicher Mechanismus für die Inaktivierung von Genen, sowohl im Zusammenhang mit normaler Differenzierung als auch mit Genen der Regulation des Zellzyklus, besteht darin, dass ein Allel des Genes eine Mutation trägt und das andere normale Allel verloren geht, zum Beispiel durch eine Deletion oder Rekombination[37]. MDS ist oft mit zytogenetischen Deletionen, wie -5/5q- oder -7/7q-, assoziiert. Dies deutet darauf hin, dass Gene, die auf diesen Chromosomenabschnitten lokalisiert sind, sich wie Tumorsuppressorgene verhalten und diese Veränderungen somit entscheidend für das Auftreten eines MDS sind [11, 26].

a) Deletion 5q
Deletionen auf dem langen Arm des Chromosomes 5 sind die häufigsten genetischen Abnormalitäten beim MDS, die bis jetzt erfasst sind. Sie können sowohl als einzelne Aberration als auch kombiniert mit einem oder mehreren weiteren Defekten auftreten. Die üblicherweise deletierte Region ist auf (Bande) 5q31.1. beschrieben worden. Eine einzelne Deletion auf dem langen Arm des Chromosoms 5 zwischen den Banden 31 und 33, verbunden mit makrozytärer Anämie, normalen oder erhöhten peripheren Thrombozytenzahlen und weniger als 5 % Blasten im Knochenmark charakterisiert das 5q-Syndrom, das eine günstige Prognose hat. Lediglich 25% transformieren nach 15 Jahren in eine AML. Zudem zeigen Patienten mit 5q- Syndrom exzelllente Ansprechraten auf den Immunmodulator Lenalidomid [43]. Aber die exakten Mechanismen und betroffenen Gene sind immer noch nicht geklärt.

Unlängst konnten Pellagatti et al. [52] zeigen, dass Lenalidomid zu einer Hochregulation und verstärkter Proteinexpression des SPARC Gens in Erythroblasten in vitro führt. Das **Early Growth Response Gene 1 (ERG1)** gehört zur Familie der WT1 Transkriptionsfaktoren und ist in der CDR auf Chromosom 5 lokalisiert. Es ist in die zelluläre Antwort auf Wachstumsfaktoren und Stressstimuli involviert. Neben Tiermodellen gibt es Evidenz, dass eine niedrige ERG1 Expression mit der Pathogenese verschiedener Krebstypen bei Menschen, zum Teil durch Regulation von P53, in Verbindung steht [15, 36, 58]. Joslin et al [33] fanden heraus, dass ERG -/- und ERG +/- Mäuse eine höhere Prädisposition haben, eine myeloische Neoplasie zu entwickeln und vermuteten Haploinsuffizienz von ERG1 als auslösendes Ereignis bei der Entwicklung von MDS und AML. Die Inaktivierung von Tumorsuppressorgenen ist als ein wichtiges Ereignis in der Leukemogenese akzeptiert. Kürzlich konnten Liu et al [44] nachweisen, dass MDS- oder AML-Patienten mit del(5q) eine erhöhte Methylierung von CpG Inseln der Promotorregion von α-Catenin aufweisen.

7.4 Veränderungen der Signaltransduktion

a) RAS pathway
Die **RAS-Familie** besteht aus **H-, N- und K-RAS Genen**. Sie spielen eine wichtige Rolle bei der Proliferation und Differenzierung von Zellen und sind in zelluläre Transformationen einbezogen. RAS Proteine wechseln zwischen einem GTP- und einem GDP-gebundenen Zustand, wobei das GTP-gebundene Protein die aktive Form ist. Es aktiviert Komplexe, deren nachgeschaltete Signalkaskaden inklusive

RAF und MAPK zu einer Aktivierung von Transkriptionsfaktoren wie NF-IL6, ELK-1, c-Jun und c-Myc führen, welche eine wichtige Rolle bei Zellproliferation und – differenzierung spielen. Die Bildung des aktiven, GTP-gebundenen RAS wird von sogenannten Guanine Nucleotide Exchange Factors (GEF) begünstigt, während GTPase aktivierende Proteine (GAP) die Hydrolyse von GTP steigern, was RAS inaktiviert. RAS Mutationen treten bei ungefähr 10-15% der MDS-Fälle auf; N-RAS ist am häufigsten mutiert. Die "Hot Spots", in denen Punktmutationen am häufigsten auftreten, sind auf den Codons 12, 13 oder 61 lokalisiert. Mutationen dieser Gene haben ein aktiviertes Protein zur Folge, welches nachgeschaltete "Ziele" wie RAF und MAPK, stimuliert. MDS mit einer Mutation des N-RAS könnte mit einer schlechten Prognose verbunden sein [51]. Abgesehen von RAS Mutationen können auch andere Veränderungen zu einer unkontrollierten Aktivierung des RAS Pathways führen. Ein Funktionsverlust der GAPs, wie bei NF1, kann zu einem erhöhten Level von RAS-GTP führen [5], was auch zu einem unkontrollierten aktiven Zustand des RAS-Pathways führt.

b) JAK2 Mutationen

Die Bedeutung der **Janus-Tyrosin-Kinase** in der Regulierung der zytokin-abhängigen Genexpression und Zellentwicklung ist bekannt. Es gibt 4 Mitglieder der Janus-Kinase Familie: JAK1, JAK2, JAK3 und Tyk2; es handelt sich um große Kinasen mit annähernd eintausend Aminosäuren. Da Zytokinrezeptoren eine intrinsische katalytische Aktivität fehlt, spielen Janus-Kinasen eine entscheidende Rolle in der "Membran-Nucleus" Signalkaskade. Die Aktivierung der JAK-Kinase führt zur Phosphorylierung des Tyrosinrests des Zytokinrezeptores und der Bindungsstellen für zytoplasmatische Moleküle, "signal transducers und activators of transcription" werden gebildet (STAT). STATs schließen sich, durch Aktivierung via Tyrosinphosphorylierung durch JAK-Kinasen, zu Dimeren zusammen und translozieren in den Zellkern. Durch Bindung an die DNA regulieren sie die Expression verschiedener Gene. Unter den JAK-Kinasen hat JAK 2 in letzter Zeit viel Interesse erfahren, seit bekannt ist, daß es eine entscheidende Rolle in der Pathogenese von Myeloproliferativen Syndromen (MPS) zu spielen scheint. Einige Gruppen [6, 31, 32] identifizierten einen Ersatz von Valin durch Phenylalanin an der Aminosäureposition 617 bei JAK2 (JAK2^{V617F}) bei einem Großteil der Patienten mit Polycythaemia vera (PV), essentieller Thrombozythämie (ET) oder idiopathischer Myelofibrose (IM). Aus diesem Aminosäureaustausch ergibt sich ein Wechsel von G zu T in Exon 12 des JAK2, welches auf dem kurzen Arm des Chromosoms 9 lokalisiert ist [6]. Die Domäne, die von dieser Mutation beeinflusst wird, ist als sogenannte "Pseudokinase" bekannt. Wildtypen der Pseudokinase regulieren normalerweise die katalytische Aktivität der JAK2 und die Aktivierung der STAT5. Als Ergebnis dieser Mutation (JAK2^{V617F}) zeigen Zellen eine Hypersensitivität gegenüber Zytokinen, was auf einer konstitutiven Phosphorylierungaktivität der Kinase beruht und Zytokin-Hypersensibilität fördert [31]. In bis zu 97% der Patienten mit Polycythämia vera, 57% der Patienten mit Essentieller Thrombozythämie und 50% der Patienten mit idiopathischer Myelofibrose konnte die JAK2^{V617F} Mutation in mehreren Studien nachgewiesen werden, während sie in (gesunden) Kontrollgruppen nicht auftrat [6, 31, 32]. Dies deutet auf die entscheidende Rolle der Mutation in der Pathogenese der MPS hin. Die JAK2^{V617F} Mutation ist jedoch selten bei typischem MDS zu finden. Von 101 MDS-Patienten zeigten nur 5% eine JAK2^{V617F} Mutation [65]; weitere Untersuchungen von MDS-Kohorten bestätigten dieses Ergebnis [55, 66].

Einzig eine leichtgradig höhere Inzidenz der JAK2^{V617F}, in einem Bereich von 13% der Patienten, ist für chronische myelomonozytäre Leukämie (CMML) berichtet worden. Neueste Ergebnisse zeigen hingegen JAK2^{V617F} in einer bestimmten MDS-Subgruppe, nämlich der refraktären Anämie mit Ringsideroblasten und Thombozytose (RARS-T). Mehrere Gruppen konnten JAK2^{V617F} bei der Mehrheit (>60%) der Patienten RARS-T nachweisen [30, 66]. Außer einer deutlichen Thrombozytose präsentierten die Patienten keine weiteren klinischen Befunde eines MPS.

7.5 Veränderung von Transkriptionsfaktoren und Zellzykluskontrolle
a) AML 1 Gen
Das menschliche **AML 1 Gen** (auch unter CBFA2, PEBP2αB oder RUNX1 bekannt), lokalisiert auf 21q22, kodiert eine der zwei Untereinheiten eines heteodimeren Transkriptionsfaktors, den menschlichen Core-binding-factor (CBF). Das AML1 Protein enthält einen hochevolutionären konservierten Bereich aus 128 Aminosäuren, genannt "runt domain", der sowohl für die Heterodimerisierung mit der Beta-Untereinheit des CBF als auch Bindung an DNA verantwortlich ist. AML1 wird normalerweise in allen hämatopoetischen Linien exprimiert und dient der Regulation der Expression verschiedener, für die Hämatopoese spezifischer Gene, womit es eine entscheidene Rolle in der myeloischen Differenzierung spielt [29]. Mutationen des AML1 treten in circa 25% der AML-Fälle auf (hauptsächlich in AML-M0), bei MDS mit Blastenexzess werden sie häufig beobachtet [24]. AML1 Mutationen resultieren nicht nur in einem Funktionsverlust des Phänotypen sondern können auch dominierende negative Effekte auf die AML1 Funktion des normalen Wildtyps zeigen [26]

Interessanterweise bedingt die **AML-vermittelte transkriptionale Aktivierung** die direkte Bindung der transkriptionalen Co-Aktivatoren p300 und CBF an die t ranskriptionsaktivierenden Bereiche des AML1. Diese Koaktivatoren haben eine intrinsische **Histon-Acetyltransferase- (HAT)** Aktivität und binden direkt an ein anderes HAT, P/CAF. Diese HATs induzieren die Acetylierung von Lysinresten in chromatin-assoziierten Histonen, was zu einer Veränderung der Chromatinstruktur und damit zur gesteigerten Transkription führt [34]. Es ist gezeigt worden, dass alleiniger Funktionsverlust des AML1 durch AML1 Mutationen nicht ausreichend ist, um MDS/AML zu induzieren. Second-Hit Ereignisse wie epigenetische Veränderungen (Methylierung, Deacetylierung) können die Entstehung von AML1-Mutation-positiven MDS/AML förden.

b) EVI1 Gen
Ecotropic viral integration site 1 (EVI1) Gen ist auf Chromosom 3q26.2 lokalisiert und kodiert ein relativ großes Kernprotein, was 10 Zinkfinger-Strukturen enthält und, wie sich gezeigt hat, als ein aggressives Onkoprotein agiert. EVI1 wird kaum in hämatopoetischen Zellen exprimiert [50], erhöhte Expression von EVI1 in hämatopoetischen Zellen ist mit der Entwicklung und Progression von myeloischen Erkrankungen, sowohl AML als auch MDS, in Verbindung gebracht worden [35]. Mehrere Gruppen berichteten über häufige/regelmäßige EVI1-Expression beim MDS, teilweise ohne strukturelle Veränderungen von 3q26 [59, 68]. Die EVI1-Expression ergab keine Assoziation zu einem bestimmten Subtyp nach FAB. Bei MDS-Patienten ist die EVI1-Expression ein sehr schlechter prognostischer Marker und mit schwerer

Erythropoietin-Therapie-refraktärer Anämie assoziiert [54]. Zudem scheint es einen Zusammenhang zwischen EVI1-Expression und einer Deletion des Chromosoms 7 zu geben [47], wiederum ein Befund mit einer schlechten Prognose. EVI1 hemmt hinsichtlich der Hämatopoese die Expression des EPO-Rezeptors im Tiermodell [10], was das Nichtansprechen auf EPO bei diesen Patienten zum Teil erklären kann. Kürzliche Forschungsergebnisse von Laricchia-Robbio et al [41] zeigten zudem, dass EVI1 die erythroide Differenzierung durch Interaktion mit dem DNA-Bindungsprotein GATA1 hemmt. Die Autoren wiesen auch nach, dass Punktmutationen, die die Geometrie von 2 Zinkfingern des EVI1 zerstören, die Protein-Protein-Interaktion aufheben und zu einer normalen erythroiden Differentierung in vitro führen.

c) P53 Gen (p53 gene)

Veränderungen des p53 Gens treten bei ungefähr 10% der MDS-Patienten auf [40]. Die Veränderungen sind üblicherweise Missense-Mutationen eines Allels mit Verlust des zweiten Allels. Patienten, deren abnormaler Klon ein Isochromosom 17q trägt, weisen oftmals eine p53-Mutation in ihren Zellen auf. Diese Mutationen verhindern gewöhnlich die Bindung des Proteins an DNA. Auf diese Weise verliert es die Fähigkeit, Zielgene, wie z.B. der Cyclin-abhängige Kinaseinhibitor (CDKI) p21^{WAF2}, zu aktivieren. P53-Mutationen werden mit einer Progression der Erkrankung und einer schlechten Prognose assoziiert.

7.6 Epigenetische Veränderungen

a) DNA Methylierung

Der bekannte Mechanismus der DNA-Methylierung beeinflusst Chromatinstruktur und Transkriptionsaktivität und hat einen starken Einfluss sowohl auf die Entwicklung als auch auf die Pathogenese hämatopoetischer Stammzellen. Hypermethylierung von CpG-Inseln der Promotorgene, katalysiert durch DNA-Methyltransferase, führt zu geschlossener Chromatinstruktur und zum Abschalten der Transkription, was häufig im Abschalten von Tumorsuppressorgenen resultiert [25]. Einige fundamentale biologische Prozesse, wie DNA-Reparatur, Zellzykluskontrolle, Apoptose und Detoxifikation, können durch dieses epigenetische Ereignis bei Krebserkrankungen betroffen sein. Die Hypermethylierung von Genen der Zellzykluskontrolle und Apoptose ist ein üblicher Befund, vor allem bei Hochrisiko MDS. Wichtige Gene der Zellzyklusregulation sind die Cyclin-abhängigen Kinaseinhibitoren p15^{INK4b} und p16^{INK4a}. Diese Gene sind zwar selten mutiert oder deletiert [48], die Transkription des p15^{INK4b} Gens aber häufig aufgrund abnormer Methylierung seiner Promotorregion [53, 67] abgeschaltet. Wie mehrere Studien zeigen, weisen annähernd 50% der MDS-Patienten diese Veränderung des p15^{INK4b} auf [53, 67]. Andere, häufig durch Hypermethylierung betroffene Gene bei MDS sind cancer 1 (HIC1), e-cadherin (CDH1) und Östrogenrezeptoren (estrogen receptor ER). Zusätzlich wird die Hypermethylierung dieser Gene mit einer schlechten Prognose im frühen Stadium des MDS assoziiert [1]. Hopfer et al führten linienspezifische DNA-Methylierung mit Profilen an definierten Differenzierungsstadien der Erythro-, Thrombo- und Granulopoese von Patienten mit MDS und einer gesunden Kontrollgruppe durch [28]. Analysen der Promotormethylierung wurden für die "Schlüssel-Regulationsgene" in Bezug auf Zellzyklus, DNA-Reparatur, Apoptose und Differenzierung durchgeführt. Für p16, Survivin, CHK2 und WT1 wurde ein Zusammenhang zwischen

Methylierungsstatus und IPSS Risikotypen gefunden. Für spezifische hämatopoetische Linien und Differenzierungsstadien konnte außerdem eine methylierungs-assoziierte Downregulation der mRNA gezeigt werden. Das bedeutet, dass die linienspezifische Methylierung, gefolgt von Genabschaltung, an den MDS-spezifischen Phänotypen mitwirkt und möglicherweise zu den verschiedenen Verlaufsformen der MDS-Entitäten beiträgt. Im Gegensatz zu genetischen Aberrationen ist das Abschalten von Genen durch DNA-Methylierung ein reversibler Prozess. Die Einführung von demethylierenden Substanzen (wie z.B. 5-Azacytidin und 5-Aza-2'-Deoxycytidin) lieferte besonders in der Behandlung von high-risk MDS viel versprechende Ergebnisse [13, 63].

b) Histon-Deacetylierung (Histone deacetylation)
Acetylierung und Deacetylierung der Nukleosomenhistone spielen eine wichtige Rolle bei Transkriptionsprozessen. Die Acetylierung der Aminosäuren der Histone, katalysiert von Histon-Acetyltransferasen (HAT), führt zur Destabilisierung der Histone-DNA-Interaktion, was wiederum in einem Öffnen der Nukleosomstruktur und konsekutiv in einer Zulassung der Transkription resultiert. Die Gegenspieler der HATs sind Histon-Deacetylasen (HDAC); sie entfernen Acetylgruppen von Histonen, die die lokale Chromatinstruktur stabilisieren und beeinträchtigte Promotorsequenzen unschädlich machen, die unumgänglich zur Stummschaltung der Gene dieser Region führen [14]. Wie gezeigt wurde, induziert Valproinsäure, ein bekannter HDAC-Inhibitor, in vitro Differenzierung und Apoptose in leukämischen Zelllinien. Kündgen et al [38, 39] zeigten, dass Valproinsäure einige Effekte mit Ansprechraten von bis zu 30% bei MDS-Patienten hat. Bei Patienten mit normaler Blastenanzahl im Knochenmark waren die Ansprechraten höher (50%). Eine Korrelation zwischen Ansprechrate und IPSS zeigte, dass Patienten mit low risk MDS in bis zu 70% der Fälle ansprachen. Seit die enge Verbindung zwischen DNA-Methylierung und Histon-Acetylierung dargestellt werden konnte, deutet alles darauf hin, dass die Kombination von Valproinsäure und demethylierenden Substanzen zusätzliche Effekte bei fortgeschrittenen MDS- und AML-Stadien hat [9, 18].

c) Mutationen mitochondraler DNA
Durch verschiedene Wege sind Mitochondrien in die Homöostase hämatopoetischer Stammzellen, wie zum Beispiel der Produktion von Adenosintriphosphat durch oxidative Phosphorylierung, der Mitwirkung an Apoptose-Pathways und verschiedenen metabolischen Prozessen (inclusive Hämsynthese), involviert. Des weiteren ist die Aufrechterhaltung eines adäquaten mitochondrialen Membranpotentials entscheidend für die ATP-Synthese und das Überleben der Zellen.

Für einige Krankheiten sind **Mutationen von Genen**, die mitochondriale Enzyme kodieren, identifiziert worden. Die häufigste hereditäre sideroblastäre Anämie, die X-chromosomal gebundene sideroblastäre Anämie, wird durch Mutationen in der spezifischen δ-Aminolävulinsäuresynthese verursacht. Zudem sind Deletionen der mitochondrialen DNA (mtDNA) das Kennzeichen des Pearson-Syndroms, einer seltenen kongenitalen Störung mit sideroblastärer Anämie. Gattermann et al beschrieben Abnormalitäten der Cytochrom B-Gene bei Patienten mit erworbener, idiopathischer sideroblastärer Anämie (AISA) und refraktärer Anämie mit Blastenexzess (RAEB). Sie konnten auch Veränderungen bei Genen der mitochondrialen tRNA bei MDS-Patienten nachweisen. Dieselbe Gruppe fand große Mutationen der Cytochrom-C-

Oxidase (CO)-Gene bei Patienten mit AISA [19-21]. Reddy et al beschrieben zudem Mutationen der Cytochrom C Oxidase I in 13 von 20 MDS-Patienten, ungeachtet vom MDS-Subtyp [56]. Die Studie von Shin et al, ein Vergleich der mtDNA von 10 MDS-Patienten (4 RA, 3 RARS und 3 RAEB) und 8 gesunden Kontrollen, konnte diese Ergebnisse allerdings weder bestätigen noch mitochondriale Instabilität als eine bedeutende Rolle beim MDS unterstützen [61].

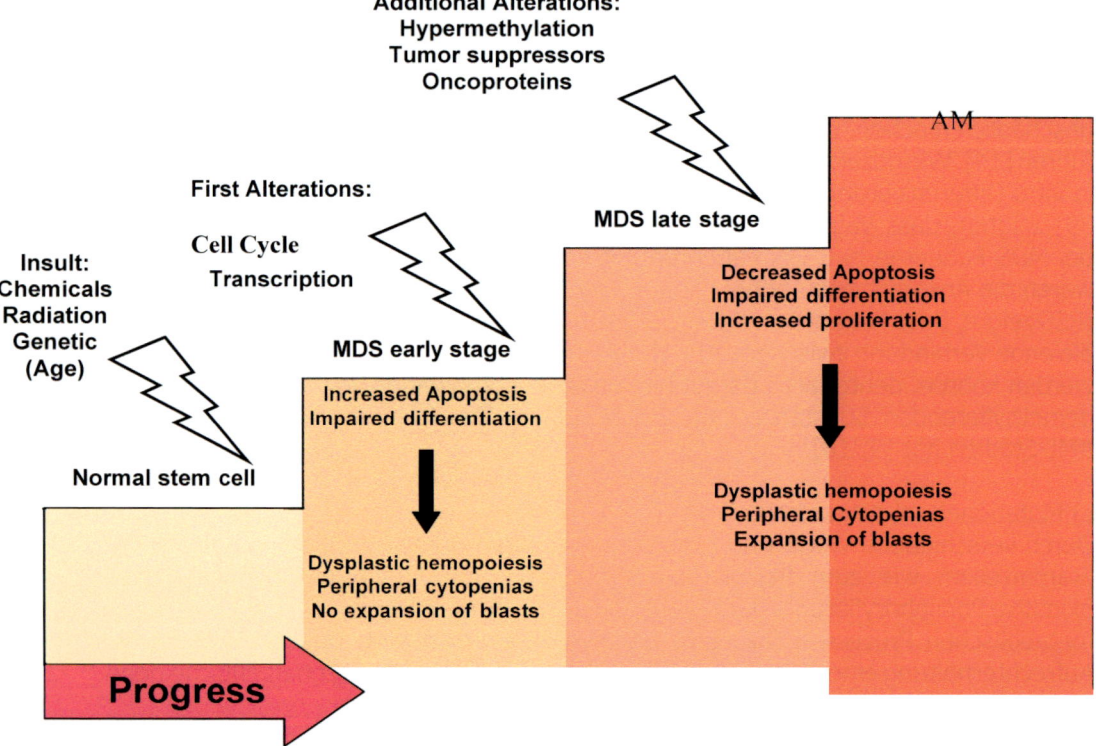

Abb. 1: Mehrschrittpathogenese bei MDS.
Der initiale genetische Schaden kann aus chemischer Noxe, Bestrahlung, Zytostatika oder zufälligen endogenen Mutationen beruhen. Die Akkumulation verschiedener Veränderungen kann Auswirkungen auf Zellzyklus und Transkription von Tumorsuppressoren haben und zur Expansion des MDS Klons führen. Die Progression zur Leukämie ist wahrscheinlich nicht abhängig von der Reihenfolge der genetischen Alterationen, aber abhängig von den beteiligten Genen. Der letzte Schritt, die leukämische Transformation könnte durch Veränderungen zusätzlicher Gene einschließlich Tumorsuppressorgene, Protoonkogene und Hypermethylierung wichtiger Strukturen ermöglicht werden.

d) Knochenmarkstromazellen beim MDS

Knochenmarkstromazellen (BMSCs) sind eine wichtige Komponente des hämatopoietischen Mirkomilieus. Über die Rolle der BMCSs bei myeloischen Erkrankungen wie MDS gibt es jedoch Kontroversen, ob sich BMSCs von malignen Klonen ableiten. Die allogene Stammzelltransplantation (allo STX) ließ erkennen, dass BMSCs weiterhin dem Empfänger entstammen, während hämatopoietische Stammzellen nach erfolgreicher Transplantation vom Spender stammen [4, 57]. Da MDS-Patienten durch allogene STX geheilt werden können, deutet dies auf intakte oder reversible veränderte BMSC hin. Zusätzlich bestätigen mehrere Berichte von in vitro und in vivo Studien diese Ergebnisse und bestärken die normale Funktionalität der BMSCs [3, 62, 64]. Im Gegensatz dazu charakterisierte Flores-Figueroa et al BMSCs phänotypisch und zytogenetisch von MDS-Patienten und konnte dabei zytogenetische Aberrationen der BMSCs in 55% der Fälle feststellen. Darüber hinaus zeigten sie veränderte Zytokinmuster synthetisiert von MDS abgeleiteten BMSCs im Vergleich zur gesunden Kontrolle [16, 17]. Kürzlich publizierten Blau et al Daten bezüglich zytogenetischer Veränderungen von MDS und AML abgeleiteten BMSCsn im Vergleich zur gesunden Kohorte. Die Zytogenetik identifizierte genetische Aberrationen in BMSCs in 7 von 16 MDS-Fällen (44%), während chromosomale Veränderungen bei der Kontrollgruppe nicht vorkamen. Neben anderen Translokationen umfassen die in BMSCs gefundenen Aberrationen t(1;7), t(4;7) und t(7;19) sowie Deletionen der Chromosomen 2 und 17. Sie waren allerdings nicht in der Lage, identische chromosomale Aberrationen in hämatopoietischen Zellen und MMSCs zu finden [8]. Die Frage, ob BMSCs vom malignen Klon bei MDS abgeleitet werden und zusätzlich, ob sie eine Rolle in der Pathogenese des MDS spielen, bleibt demzufolge offen. Neue wissenschaftliche Vorgehensweisen und Techniken können hoffentlich zu einer Klärung dieses Problems beitragen und die Pathogenese des MDS aufklären.

7.7 Analyse von single-Nucleotidpolymorphismen (SPN) bei MDS

Wie oben bereits angesprochen, liefert konventionelle **Zytogenetik** nur bei 50% der MDS-Patienten genetische Aberrationen. Zudem beschränkt sich die Metaphasen-Karyotypisierung auf sich teilende Zellen. Unumstritten verbesserte die Einführung der (Interphase) Fluoreszenz- in situ Hybridisierung (FISH) zytogenetische Analysen. Allerdings wertet FISH eine begrenzte Anzahl von Proben gezielt auf schon bekannte Läsionen aus; folglich können keine neuen Chromosomendefekte aufgedeckt werden.

Die Einführung von hochauflösenden **single-Nukleotidpolymorphismen (SNP)-Mikroarrays** bietet die Möglichkeit einer umfassenden Genomanalyse und somit auch die Möglichkeit, bis dahin verborgene Läsionen zu erkennen, da das gesamte Genom, unabhängig von der Zellteilung, erfasst wird und die Auflösung viel höher ist. Verschiedene Informationen können mittels einer Analyse der SNP-Array-Daten gewonnen werden. Neben der Beurteilung der Deletionen und Amplifikationen erlauben SNP-Arrays eine präzise Bestimmung von Verlust der Heterozygotie (LOH), sogar ohne Verlust der Ploidie (unipare Disomie UPD). Heute existieren nur wenige Daten bezüglich SNP-Analysen beim MDS durch Anwendung von DNA-Mikroarrays. Wir und andere haben klar gezeigt, dass die SNP-Analyse des gesamten Genoms ein leistungsfähiges Werkzeug ist, um bis dato verborgene genetische Veränderungen bei MDS-Patienten zu identifizieren. Nowak et al verglichen aufbereitete CD34+ Zellen von MDS-Patienten mit gesunden Kontrollen unter Verwendung von 500K SNP-Arrays. Dieser methodische Ansatz bestätigte bereits durch konventionelle Zytogenetik festgestellte Aberrationen in MDS Proben nicht nur zuverlässig, sondern identifizierte zahlreiche neue heterozygote Deletionen der Chromosomen 2, 9, 13, 16 und 17, mit einer Größe zwischen 0,1 Mb und 2,1 Mb.(unveröffentiche Daten). Zusätzlich wurden zahlreiche Regionen mit signifikanter uniparer Disomie (UPD) detektiert, was mit kürzlich publizierten Daten, die eine hohe Prävalenz von UPD in hämatopoietischen Stammzellen von MDS-Patienten zeigten [46], übereinstimmt. Die Vernetzung von genomischen Daten mit Genexpressionsanalysen zeigte, dass Gene, die bis zu 1,5 fach herunterreguliert wurden, in Regionen mit signifikanten Deletionen brechen. UPDs waren in den Proben, die Aberrationen zeigten, ausschließlich herunterreguliert.

7.8 Analyse der Genexpression durch Mikroarrays bei MDS

Unlängst haben wir und andere gezeigt, dass Mikroarray-Analysen suffiziente Daten zur Detektion von Genen oder Genstrukturen liefern können, welche mit Veränderungen von spezifischen zellulären Pathways oder Signalkaskaden in Tumorzellen inklusive myelodysplastischen Syndromen assoziiert sind [27, 42, 45]. Die Technik des Genexpressions-Profiling kann auch für Subklassifikation von Leukämien [60] und Lymphomen [2] genutzt werden.

7.9 Zusammenfassung und weitere Aspekte

Die Aufklärung des zugrunde liegenden Mechanismus, der primäre MDS bedingt, erfordert weitere Forschung. Verschiedene beschriebene molekulare Veränderungen deuten auf eine in vielen Schritten ablaufende Veränderung der hämatopoietischen Stammzellen hin. Diese beinhaltet an der Zellzykluskontrolle beteiligte Gene, mitotische Checkpoints sowie Rezeptoren von Wachstumsfaktoren. Sekundäre Signalproteine und Transkriptionsfaktoren, welche der Zelle einen Vorteil gegenüber der normalen Stammzelle verschafft, könnten auch betroffen sein. Die Akkumulation dieser Defekte könnte letztendlich die leukämische Transformation eines MDS verursachen. Die neuen Mikroarray-Techniken, wie SNP-Arrays und Genexpressionsarrays, bieten die Möglichkeit, die Pathogenese des MDS weiter zu verstehen; sie liefern mehr Einsicht in genetische Veränderungen und Änderungen der zellulären Pathways. Zahlreiche Aktivitäten sind entfaltet worden, um spezifische Genexpressionsstrukturen zu identifizieren, die mit verschiedenen MDS Risiko-Gruppen assoziiert sind, in der Absicht, die verschiedenen Subgruppen des MDS besser zu charakterisieren. Daher glauben wir, dass die Prognose dieser Erkrankung durch Genexpressionsanalysen oder SNP-assoziierte Untersuchungen vorhergesagt werden kann. Wir und andere haben gezeigt, dass Mikroarray-Analysen auch mit kleinen Mengen DNA/RNA genutzt werden können. Gewonnen werden können diese Zellen aus einer routinediagnostischen Knochenmarkspunktion. Diese Methoden könnten die therapeutische Entscheidungsfindung in Fällen, in denen Diagnose und/ oder Risiko-Einschätzung möglicherweise nicht auf morphologischen und klassischen zytogenetischen Daten basiert, erleichtern. Die Resultate einiger Studien, die sowohl CD34+ Zellen als auch andere Zelltypen (z.B. Granulozyten) von MDS-Patienten untersucht haben, stehen noch aus. Die Aufklärung der zugrunde liegenden Defekte, besonders was veränderte zelluläre Pathways anbelangt, sollte konsequent auf weitere Neuentdeckungen von zielgerichteten Pharmaka für die MDS-Therapie hinauslaufen.

7.10 Literatur

1. Aggerholm A, Holm MS, Guldberg P, Olesen LH, Hokland P. Promoter hypermethylation of p15INK4B, HIC1, CDH1, and ER is frequent in myelodysplastic syndrome and predicts poor prognosis in early-stage patients. Eur J Haematol. 2006;76:23-32.

2. Alizadeh AA, Eisen MB, Davis RE et al. Distinct types of diffuse large B-cell lymphoma identified by gene expression profiling. Nature. 2000;403:503-511.

3. Alvi S, Shaher A, Shetty V et al. Successful establishment of long-term bone marrow cultures in 103 patients with myelodysplastic syndromes. Leuk Res. 2001;25:941-954.

4. Awaya N, Rupert K, Bryant E, Torok-Storb B. Failure of adult marrow-derived stem cells to generate marrow stroma after successful hematopoietic stem cell transplantation. Exp Hematol. 2002;30:937-942.

5. Basu TN, Gutmann DH, Fletcher JA et al. Aberrant regulation of ras proteins in malignant tumour cells from type 1 neurofibromatosis patients. Nature. 1992;356:713-715.

6. Baxter EJ, Scott LM, Campbell PJ et al. Acquired mutation of the tyrosine kinase JAK2 in human myeloproliferative disorders. Lancet. 2005;365:1054-1061.

7. Beaupre DM, Kurzrock R. RAS and leukemia: from basic mechanisms to gene-directed therapy. J Clin Oncol. 1999;17:1071-1079.

8. Blau O, Hofmann WK, Baldus CD et al. Chromosomal aberrations in bone marrow mesenchymal stroma cells from patients with myelodysplastic syndrome and acute myeloblastic leukemia. Exp Hematol. 2007;35:221-229.

9. Blum W, Klisovic RB, Hackanson B et al. Phase I study of decitabine alone or in combination with valproic acid in acute myeloid leukemia. J Clin Oncol. 2007;25:3884-3891.

10. Buonamici S, Li D, Chi Y et al. EVI1 induces myelodysplastic syndrome in mice. J Clin Invest. 2004;114:713-719.

11. Chen Z, Sandberg AA. Molecular cytogenetic aspects of hematological malignancies: clinical implications. Am J Med Genet. 2002;115:130-141.

12. Cheson BD, Bennett JM, Kantarjian H et al. Report of an international working group to standardize response criteria for myelodysplastic syndromes. Blood. 2000;96:3671-3674.

13. Daskalakis M, Nguyen TT, Nguyen C et al. Demethylation of a hypermethylated P15/INK4B gene in patients with myelodysplastic syndrome by 5-Aza-2'-deoxycytidine (decitabine) treatment. Blood. 2002;100:2957-2964.

14. Fenrick R, Hiebert SW. Role of histone deacetylases in acute leukemia. J Cell Biochem Suppl. 1998;30-31:194-202.

15. Ferraro B, Bepler G, Sharma S, Cantor A, Haura EB. EGR1 predicts PTEN and survival in patients with non-small-cell lung cancer. J Clin Oncol. 2005;23:1921-1926.

16. Flores-Figueroa E, Gutierrez-Espindola G, Montesinos JJ, Arana-Trejo RM, Mayani H. In vitro characterization of hematopoietic microenvironment cells from patients with myelodysplastic syndrome. Leuk Res. 2002;26:677-686.

17. Flores-Figueroa E, Arana-Trejo RM, Gutierrez-Espindola G, Perez-Cabrera A, Mayani H. Mesenchymal stem cells in myelodysplastic syndromes: phenotypic and cytogenetic characterization. Leuk Res. 2005;29:215-224.

18.   Garcia-Manero G, Kantarjian HM, Sanchez-Gonzalez B et al. Phase 1/2 study of the combination of 5-aza-2'-deoxycytidine with valproic acid in patients with leukemia. Blood. 2006;108:3271-3279.

19.   Gattermann N, Retzlaff S, Wang YL et al. A heteroplasmic point mutation of mitochondrial tRNALeu(CUN) in non-lymphoid haemopoietic cell lineages from a patient with acquired idiopathic sideroblastic anaemia. Br J Haematol. 1996;93:845-855.

20.   Gattermann N, Retzlaff S, Wang YL et al. Heteroplasmic point mutations of mitochondrial DNA affecting subunit I of cytochrome c oxidase in two patients with acquired idiopathic sideroblastic anemia. Blood. 1997;90:4961-4972.

21.   Gattermann N, Wulfert M, Junge B et al. Ineffective hematopoiesis linked with a mitochondrial tRNA mutation (G3242A) in a patient with myelodysplastic syndrome. Blood. 2004;103:1499-1502.

22.   Germing U, Strupp C, Kundgen A et al. No increase in age-specific incidence of myelodysplastic syndromes. Haematologica. 2004;89:905-910.

23.   Haase D, Germing U, Schanz J et al. New insights into the prognostic impact of the karyotype in MDS and correlation with subtypes: evidence from a core dataset of 2124 patients. Blood. 2007.

24.   Harada H, Harada Y, Niimi H et al. High incidence of somatic mutations in the AML1/RUNX1 gene in myelodysplastic syndrome and low blast percentage myeloid leukemia with myelodysplasia. Blood. 2004;103:2316-2324.

25.   Herman JG, Baylin SB. Gene silencing in cancer in association with promoter hypermethylation. N Engl J Med. 2003;349:2042-2054.

26.   Hirai H. Molecular pathogenesis of MDS. Int J Hematol. 2002;76 Suppl 2:213-221.

27.   Hofmann WK, de Vos S, Komor M et al. Characterization of gene expression of CD34+ cells from normal and myelodysplastic bone marrow. Blood. 2002;100:3553-3560.

28.   Hopfer O, Komor M, Koehler IS et al. DNA methylation profiling of myelodysplastic syndrome hematopoietic progenitor cells during in vitro lineage-specific differentiation. Exp Hematol. 2007;35:712-723

29.   Ichikawa M, Asai T, Chiba S, Kurokawa M, Ogawa S. Runx1/AML-1 ranks as a master regulator of adult hematopoiesis. Cell Cycle. 2004;3:722-724.

30.   Ingram W, Lea NC, Cervera J et al. The JAK2 V617F mutation identifies a subgroup of MDS patients with isolated deletion 5q and a proliferative bone marrow. Leukemia. 2006;20:1319-1321.

31.   James C, Ugo V, Le Couedic JP et al. A unique clonal JAK2 mutation leading to constitutive signalling causes polycythaemia vera. Nature. 2005;434:1144-1148.

32.   Jones AV, Kreil S, Zoi K et al. Widespread occurrence of the JAK2 V617F mutation in chronic myeloproliferative disorders. Blood. 2005;106:2162-2168.

33.   Joslin JM, Fernald AA, Tennant TR et al. Haploinsufficiency of EGR1, a candidate gene in the del(5q), leads to the development of myeloid disorders. Blood. 2007;110:719-726.

34.   Kitabayashi I, Yokoyama A, Shimizu K, Ohki M. Interaction and functional cooperation of the leukemia-associated factors AML1 and p300 in myeloid cell differentiation. EMBO J. 1998;17:2994-3004.

35.   Knudson AG. Hereditary cancer: two hits revisited. J Cancer Res Clin Oncol. 1996;122:135-140.

36.   Krones-Herzig A, Mittal S, Yule K et al. Early growth response 1 acts as a tumor suppressor in vivo and in vitro via regulation of p53. Cancer Res. 2005;65:5133-5143.

37.   Krug U, Ganser A, Koeffler HP. Tumor suppressor genes in normal and malignant hematopoiesis. Oncogene. 2002;21:3475-3495

38. Kuendgen A, Strupp C, Aivado M et al. Treatment of myelodysplastic syndromes with valproic acid alone or in combination with all-trans retinoic acid. Blood. 2004;104:1266-1269.

39. Kuendgen A, Knipp S, Fox F et al. Results of a phase 2 study of valproic acid alone or in combination with all-trans retinoic acid in 75 patients with myelodysplastic syndrome and relapsed or refractory acute myeloid leukemia. Ann Hematol. 2005;84 Suppl 1:61-66.

40. Lai JL, Preudhomme C, Zandecki M et al. Myelodysplastic syndromes and acute myeloid leukemia with 17p deletion. An entity characterized by specific dysgranulopoiesis and a high incidence of P53 mutations. Leukemia. 1995;9:370-381.

41. Laricchia-Robbio L, Fazzina R, Li D et al. Point mutations in two EVI1 Zn fingers abolish EVI1-GATA1 interaction and allow erythroid differentiation of murine bone marrow cells. Mol Cell Biol. 2006;26:7658-7666.

42. Lee YT, Miller LD, Gubin AN et al. Transcription patterning of uncoupled proliferation and differentiation in myelodysplastic bone marrow with erythroid-focused arrays. Blood. 2001;98:1914-1921.

43. List A, Dewald G, Bennett J et al. Lenalidomide in the myelodysplastic syndrome with chromosome 5q deletion. N Engl J Med. 2006;355:1456-1465.

44. Liu TX, Becker MW, Jelinek J et al. Chromosome 5q deletion and epigenetic suppression of the gene encoding alpha-catenin (CTNNA1) in myeloid cell transformation. Nat Med. 2007;13:78-83.

45. Miyazato A, Ueno S, Ohmine K et al. Identification of myelodysplastic syndrome-specific genes by DNA microarray analysis with purified hematopoietic stem cell fraction. Blood. 2001;98:422-427.

46. Mohamedali A, Gaken J, Twine NA et al. Prevalence and prognostic significance of allelic imbalance by single nucleotide polymorphism analysis in low risk myelodysplastic syndromes. Blood. 2007.

47. Morishita K, Parganas E, William CL et al. Activation of EVI1 gene expression in human acute myelogenous leukemias by translocations spanning 300-400 kilobases on chromosome band 3q26. Proc Natl Acad Sci U S A. 1992;89:3937-3941.

48. Nakamaki T, Bartram C, Seriu T et al. Molecular analysis of the cyclin-dependent kinase inhibitor genes, p15, p16, p18 and p19 in the myelodysplastic syndromes. Leuk Res. 1997;21:235-240.

49. Nucifora G, Laricchia-Robbio L, Senyuk V. EVI1 and hematopoietic disorders: history and perspectives. Gene. 2006;368:1-11.

50. Ohashi H, Tsushita K, Utsumi M et al. Relationship between methylation of the p15 gene and ectopic expression of the EVI-1 gene in myelodysplastic syndromes (MDS). Leukemia. 2001;15:990-991.

51. Paquette RL, Landaw EM, Pierre RV et al. N-ras mutations are associated with poor prognosis and increased risk of leukemia in myelodysplastic syndrome. Blood. 1993;82:590-599.

52. Pellagatti A, Jadersten M, Forsblom AM et al. Lenalidomide inhibits the malignant clone and up-regulates the SPARC gene mapping to the commonly deleted region in 5q- syndrome patients. Proc Natl Acad Sci U S A. 2007;104:11406-11411.

53. Quesnel B, Guillerm G, Vereecque R et al. Methylation of the p15(INK4b) gene in myelodysplastic syndromes is frequent and acquired during disease progression. Blood. 1998;91:2985-2990.

54. Raza A, Buonamici S, Lisak L et al. Arsenic trioxide and thalidomide combination produces multi-lineage hematological responses in myelodysplastic syndromes patients, particularly in those with high pre-therapy EVI1 expression. Leuk Res. 2004;28:791-803.

55. Renneville A, Quesnel B, Charpentier A et al. High occurrence of JAK2 V617 mutation in refractory anemia with ringed sideroblasts associated with marked thrombocytosis. Leukemia. 2006;20:2067-2070.

56. Reddy PL, Shetty VT, Dutt D et al. Increased incidence of mitochondrial cytochrome c-oxidase gene mutations in patients with myelodysplastic syndromes. Br J Haematol. 2002;116:564-575.

57.   Rieger K, Marinets O, Fietz T et al. Mesenchymal stem cells remain of host origin even a long time after allogeneic peripheral blood stem cell or bone marrow transplantation. Exp Hematol. 2005;33:605-611.

58.   Ronski K, Sanders M, Burleson JA et al. Early growth response gene 1 (EGR1) is deleted in estrogen receptor-negative human breast carcinoma. Cancer. 2005;104:925-930.

59.   Russell M, List A, Greenberg P et al. Expression of EVI1 in myelodysplastic syndromes and other hematologic malignancies without 3q26 translocations. Blood. 1994;84:1243-1248.

60.   Schoch C, Kohlmann A, Schnittger S et al. Acute myeloid leukemias with reciprocal rearrangements can be distinguished by specific gene expression profiles. Proc Natl Acad Sci U S A. 2002;99:10008-10013.

61.   Shin MG, Kajigaya S, Levin BC, Young NS. Mitochondrial DNA mutations in patients with myelodysplastic syndromes. Blood. 2003;101:3118-3125.

62.   Simmons PJ, Przepiorka D, Thomas ED, Torok-Storb B. Host origin of marrow stromal cells following allogeneic bone marrow transplantation. Nature. 1987;328:429-432.

63.   Silverman LR, Demakos EP, Peterson BL et al. Randomized controlled trial of azacitidine in patients with the myelodysplastic syndrome: a study of the cancer and leukemia group B. J Clin Oncol. 2002;20:2429-2440.

64.   Soenen-Cornu V, Tourino C, Bonnet ML et al. Mesenchymal cells generated from patients with myelodysplastic syndromes are devoid of chromosomal clonal markers and support short- and long-term hematopoiesis in vitro. Oncogene. 2005;24:2441-2448.

65.   Steensma DP, DeWald GW, Lasho TL et al. The JAK2 V617F activating tyrosine kinase mutation is an infrequent event in both «atypical» myeloproliferative disorders and myelodysplastic syndromes. Blood. 2005;106:1207-1209.

66.   Szpurka H, Tiu R, Murugesan G et al. Refractory anemia with ringed sideroblasts associated with marked thrombocytosis (RARS-T), another myeloproliferative condition characterized by JAK2 V617F mutation. Blood. 2006;108:2173-2181.

67.   Uchida T, Kinoshita T, Nagai H et al. Hypermethylation of the p15INK4B gene in myelodysplastic syndromes. Blood. 1997;90:1403-1409.

68.   Zoccola D, Legros L, Cassuto P et al. A discriminating screening is necessary to ascertain EVI1 expression by RT-PCR in malignant cells from the myeloid lineage without 3q26 rearrangement. Leukemia. 2003;17:643-645.

Kapitel 8

Massenspektrometrische Identifikation potentieller pathophysiologisch und diagnostisch relevanter Proteine aus dem Serum von Patienten mit MDS

Akos Czibere, Stefan Lehr, Andrea Kündgen, Rainer Haas und Manuel Aivado

8.1 Einleitung

Die Myelodysplastischen Syndrome (MDS) zählen mit einer Inzidenz von 30,65 zu den häufigsten malignen hämatologischen Erkrankung bei den über 70jährigen [4, 9]. Die mediane Überlebenszeit beträgt 5 bis 50 Monate [9].Führende Charakteristika der MDS sind Zytopenien einer oder mehrerer Zellreihen und Dysplasiezeichen der hämatopoietischen Vorläuferzellen in einem hyperzellulären Knochenmark mit oder ohne Vermehrung von Blasten. Der klinische Phänotyp der MDS ist vielgestaltig und wird in den fünf bzw. acht Untergruppen der FAB - bzw. WHO - Klassifikation widergespiegelt [5, 13]. Zur Prognoseabschätzung wird ergänzend das „International Prognostic Scoring System" (IPSS) herangezogen [10]. Hier fließen die Zahl der Knochenmark - Blasten, Zytogenetik und die Zahl der Zytopenien im peripheren Blut in die Risikostratifizierung ein.

Hauptpfeiler der Diagnostik der MDS ist immer noch die Zytomorphologie. Aber gerade diese unterliegt untersucherabhängigen Schwankungen und erfordert viel zytologische Erfahrung [20]. Ein weiterer wichtiger diagnostischer Baustein ist die zytogenetische Untersuchung der Knochenmarkszellen. Bei ca. 50% aller MDS - Patienten treten, im Gegensatz zur akuten myeloischen Leukämie, zumeist unbalancierte chromosomale Aberrationen auf [12]. Die häufigste Aberationen ist eine Deletion des langen Armes von Chromosom 5 (del(5q)). Mittlerweile werden Patienten mit del(5q) von der WHO - Klassifikation als eigene Gruppe innerhalb der MDS geführt. Weiterhin sind Veränderungen an Chromosom 7 und komplexe Karyotypveränderungen mit einer ungünstigen Prognose verbunden [12]. Insgesamt wird die Diagnostik durch die Vielgestaltigkeit des zytologischen Knochenmarkbefundes sowie durch die Vielzahl der Differentialdiagnosen, die ein MDS - ähnliches Erkrankungsbild hervorrufen können, erschwert. Aber nicht nur die Diagnostik des MDS, auch die Behandlung ist schwierig und zumeist unbefriedigend [14, 23], da spezifische Therapien fehlen. Die Entwicklung solcher spezifischer Therapien ist aber aufgrund der unzureichend verstandenen Pathophysiologie nur eingeschränkt möglich [7 ,23].
Zwar sind die Myelodysplastischen Syndrome Erkrankungen der hämatopoietischen Stammzelle, eine Beteiligung durch das mesenchymale Stroma in der Pathogenese wird jedoch diskutiert [6, 15, 16]. Zu den bekannten molekularpathologischen Aspekten gehören Veränderungen der Serumexpression verschiedener Zytokine und Wachstumsfaktoren wie IL-1 oder Thrombopoietin [2]. Generell ist das Serum „Sammelbecken" für Peptide und Proteine verschiedensten Ursprungs [3].

Es finden sich **Peptide** und **Proteine**, die:
- physiologisch ins Serum sezerniert werden wie beispielsweise Erythropoietin,
- bei physiologischen Prozessen wie z.B. Apoptose freigesetzt werden,
- von malignen oder dysplastischen Zellen aberrant sezerniert oder abgeschilfert werden.

Daher eignen sich insbesondere hämatologische Erkrankungen wie die Myelodysplastischen Syndrome für Serumproteinanalysen. Insgesamt gewinnt die Massenspektrometrie-gestützte Serumanalytik bei der Suche nach Krankheits - assoziierten Proteinen auch bei hämatologischen Erkrankungen zunehmend an Bedeutung [8].

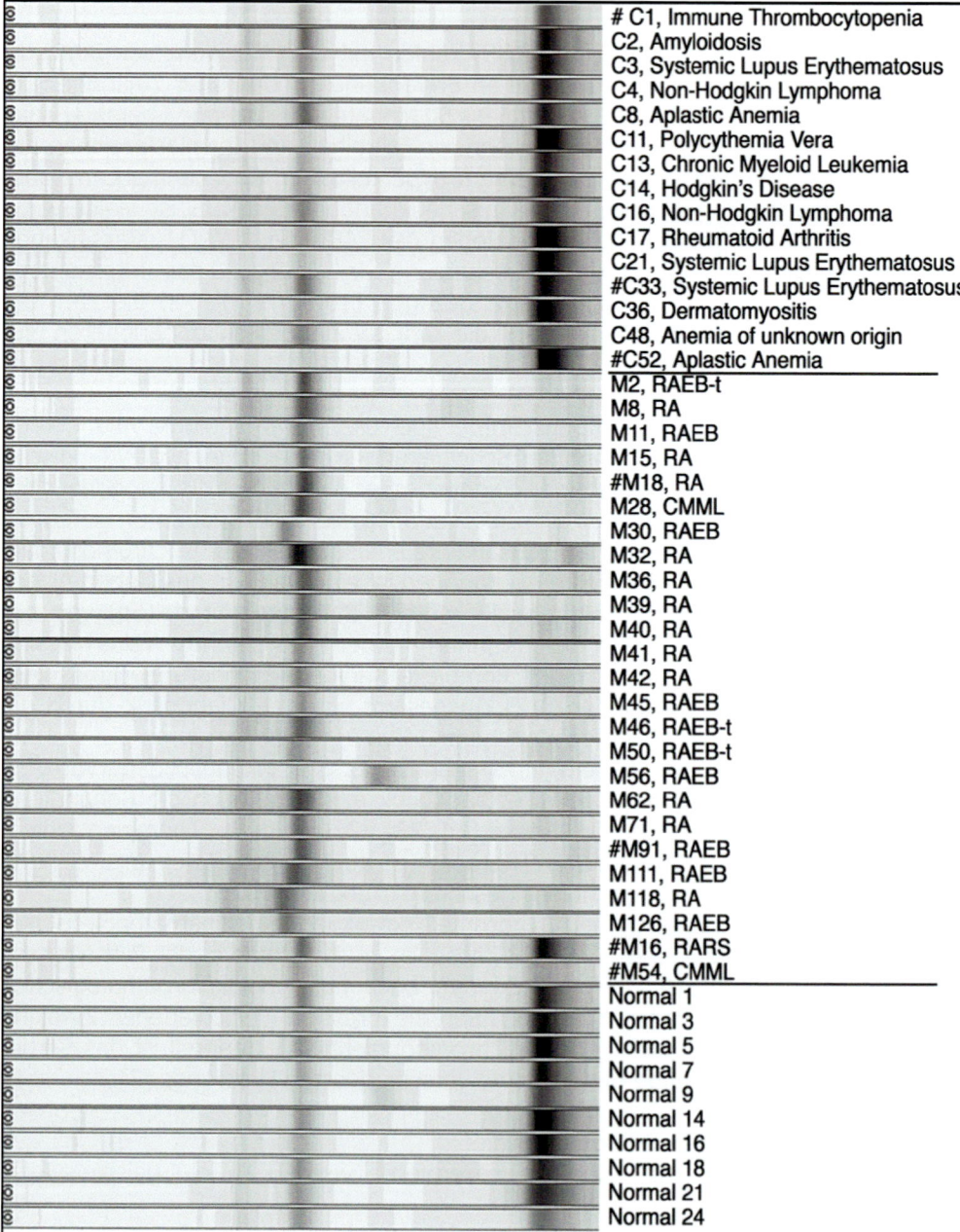

Abb. 1: Expressionsstärke des Proteinpeaks bei 7,786 Da in den drei Untersuchungsgruppen Non-MDS Zytopenien, MDS und Normal.

8.2 Erstellung eines diagnostischen Serumproteinprofils für MDS

Im Januar dieses Jahres wurde die erste Studie publiziert, in der ein **Serumproteinprofil** von MDS - Patienten erstellt wurde. In dieser multizentrischen Studie wurde Serum von 122 MDS - Patienten und 96 Patienten mit Zytopenien anderer Ursache als MDS untersucht [1]. Diese waren in zwei biologisch unabhängige Untersuchungsgruppen aufgeteilt. **Tabelle 1** zeigt eine Zusammenfassung der Krankheitsparameter der untersuchten Individuen der ersten Untersuchungsgruppe. Die Verteilung aller untersuchten MDS - Patienten auf die jeweiligen Subgruppen der FAB Klassifikation sind in **Tabelle 2** dargestellt. Die erste Untersuchungsgruppe wurde von den Autoren in eine Trainings- und eine Bestätigungsgruppe randomisiert.

Die einzelnen Serumproben wurden zunächst fraktioniert (pH 3, pH 5, pH 7, pH 9) und dann mittels eines „surface-enhanced laser desorption ionization (SELDI) time of flight (TOF)" Massenspektrometers (MS) untersucht. Aus den hieraus resultierenden Spektren der Trainingsgruppe, wurde ein 81-Proteinpeaks umfassendes Spektrum generiert, welches dann mit Serumproben der ersten Bestätigungsgruppe überprüft wurde. Um die diagnostische Genauigkeit dieses Tests zu bestätigen, wurde das 81-Peak - Spektrum an einer zweiten, unabhängigen Untersuchungsgruppe, welche als zweite Bestätigungsgruppe diente getestet. Sensitivität und Spezifität lagen bei 80.8% und 80.5% für die erste Bestätigungsgruppe und bei 91.6% und 60.6% für die zweite Bestätigungsgruppe [Tabelle 3].

8.3 Identifizierung von CXCL4 und CXCL7 als Biomarker bei MDS

Um einen möglichen Einblick in die **molekulare Pathologie** dieser komplexen Erkrankung zu erlangen, wurden aus den differentiell exprimierten Peaks zwei Peaks ausgewählt, welche im Serum von Patienten mit MDS vermindert exprimiert waren. Diese mussten in einer Vielzahl der Proben einen Expressionsunterschied zwischen MDS und Non - MDS aufweisen sowie einen ausreichenden Massenabstand zu benachbarten Proteinsignalen haben. Dies war einmal bei 7.786 Da (pH 5 Fraktion) (**Abb. 1**) und bei 9.319 Da (pH 9 Fraktion) der Fall. Durch aufwendige Fraktionierung konnten diese beiden Peaks mit Hilfe eines „quadrople time of flight" (QTOF) Tan demmassenspektrometers als CXCL4 und CXCL7 identifiziert werden. Beides sind Chemokine die in den α-Granula der Thrombozyten gespeichert werden. CXCL4 ist an der Steuerung der Granulozytenfunktion beteiligt [18] und eine Freisetzung von CXCL7 aus aktivierten Thrombozyten führt zur Aktivierung neutrophiler Granulozyten [25]. Beide Chemokine spielen also eine Rolle in der immunologischen Abwehr bakterieller Infektionen. Diese Abwehr ist bei MDS Patienten auch bei normaler Granulozytenzahl häufig eingeschränkt [11, 21] und einen Anteil hieran könnten die verminderten Serumspiegel von CXCL4 und CXCL7 haben. Der Mangel von CXCL4 und CXCL7 wurde im Serum zahlreicher Patienten mit MDS mittels ELISA - Test bestätigt. und es wurde gezeigt, dass dieser Unterschied nicht mit durch die Zahl der Thrombozyten in den beiden Gruppen bedingt war (**Abb. 2**). Des Weiteren konnte demonstriert werden, dass CXCL4 nicht nur im Serum von Patienten mit MDS vermindert exprimiert wird, sondern auch in den Thrombozyten der Patienten selbst (**Abb. 3**). Eine Subgruppen-Analyse zeigte, dass vor allem Patienten mit prognostisch ungünstigeren MDS Formen (RAEB & RAEB-t nach FAB sowie RAEB I und II nach WHO) verminderte Serumspiegel von CXCL4 und CXCL7 aufweisen, wohingegen diese beiden Proteine bei Patienten mit prognostisch günstigeren MDS Formen (RA &

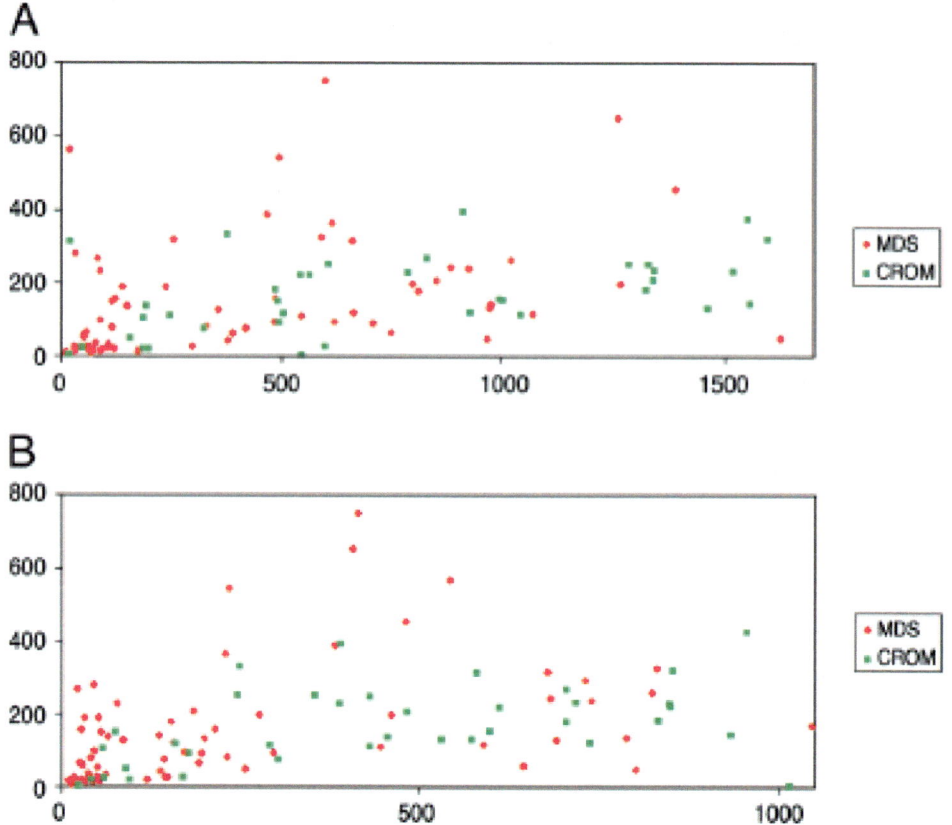

Abb. 2: Mittels ELISA gemessene Serumspiegel (X-Achse) von CXCL4 (A) und CXCL7 (B) aufgetragen gegen die Zahl der Thrombozyten (Y-Achse) von Patienten mit MDS und Patienten mit Zytopenien anderer Ursache als MDS (CROM). Sowohl CXCL4, als auch CXCL7 zeigen signifikante Unterschiede im Vergleich MDS versus CROM (p < 0.001), wohingegen der Unterschied in der Zahl der Thrombozyten, als eine mögliche Ursache der verminderten Serumspiegel, nicht statistisch signifikant unterschiedlich zwischen den beiden Gruppen ist.

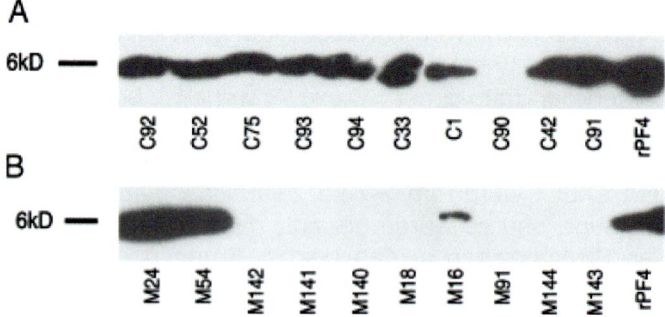

Abb. 3: Western Blot von Plättchenproteinlysaten gegen CXCL4. Es wurden 10 Patienten mit Zytopenien anderer Ursache als MDS (A) und 10 Patienten mit einem MDS (B) untersucht. Als Positivkontrolle wurde rekombinantes CXCL4 verwendet (rPF4). Es ist deutlich zu erkennen, dass MDS Patienten neben ihrer verminderten Serumexpression von CXCL4 auch eine verminderte Expression innerhalb der Thrombozyten selbst aufweisen.

RARS nach FAB, 5q-, RA, RARS, RCMD, RCMD-RS nach WHO) ähnliche Serumspiegel aufwiesen wie gesunde Probanden (**Abb. 4**).

8.4 Zusammenfassung

In der Arbeit von Aivado et al. konnte ein robustes, 81-Peaks umfassendes Massenspektrum aus dem Serum von Patienten mit MDS generiert werden. Dieses Spektrum konnte mit einer hohen Sensitivität und Spezifität die Diagnose MDS von Zytopenien anderer Ursache abgrenzen. Ferner konnte gezeigt werden, dass die beiden Chemokine, CXCL4 und CXCL7, im Serum und in den Thrombozyten von Patienten mit MDS vermindert exprimiert sind. Diese Expressionsverminderung weist darauf, dass es sich hierbei möglicherweise um einen spezifischen molekularpathologischen Defekt innerhalb des MDS - Klons handelt. Da es sich bei CXCL4 und CXCL7 um thrombozytäre Proteine handelt, lässt sich spekulieren, dass weitere differentielle Serumproteine thrombozytären Ursprungs existieren, welche die diagnostische Genauigkeit weiter verbessern könnten.

8.5 Ausblick Serumproteinanalytik

Allgemein besteht bei Serum - Untersuchungen das Problem der großen Protein-Diversität des Serums. Serumproteine erstrecken sich über einen Konzentrations-bereich von 10 Größenordnungen. 99% der Gesamtpoteinmenge verteilen sich auf 22 hochabundante Proteine, wobei Albumin allein für 50% der Gesamtproteinmenge verantwortlich ist. Darüber hinaus wird die enorme Komplexität durch genetische Polymorphismen, partielle Degradation sowie zahllose post - translationale Modifikationen erhöht [3, 19, 22]. Eine unumgängliche Voraussetzung für eine umfassende Analyse ist daher eine Vorfraktionierung zwecks Komplexitätsreduktion der Serumprobe [18]. Allerdings sind die gängigen Serum–Fraktionierungsmethoden, wie chromatographische (Ionenaustauscher, hydrophobe Interaktionen etc.) oder auf die Depletion hochabundanter Proteine (Antikörpersäulen, spezifische Farbstoffe etc.) basierende Systeme zeitaufwändig, nicht für große Probenkollektive geeignet oder schlicht unzureichend reproduzierbar.

Eine innovative Methode zur Analyse niedrig abundanter Proteine aus hochkomplexen Serum - Proben bietet die Fraktionierung mit Hilfe von kombinatorischen Hexapeptidliganden - Beads. (ProteoMiner - Beads™ , BioRad) [24]. Bei dieser Technologie werden lineare Hexapeptide mit Träger-Beads (60µm Durchmesser) konjugiert. Unter Verwendung der 20 Aminosäuren in einem kombinatorischen Syntheseansatz entstehen Millionen verschiedener Peptid-Liganden gekoppelter Träger-Beads [24]. Mittels Affinitätschromatographie werden hochabundante Proteine (z.B. Albumin 50 mg/ml) in ihrer Konzentration vermindert und es so ermöglicht auch diejenigen Proteine zu analysieren, deren Konzentrationen (z.B. Interleukine <1 ng/ml) sich normalerweise unterhalb des technischen Detektionslimits befinden (**Abbildung 5 und 6**) [22].

Die Leistungsfähigkeit dieser Methodik für die Serum - Analytik konnte kürzlich eindrucksvoll demonstriert werden [22]. Nach der Ein-Schritt Fraktionierung humaner Serumproben mittels ProteoMiner - Beads konnten 1559 verschiedene Proteine

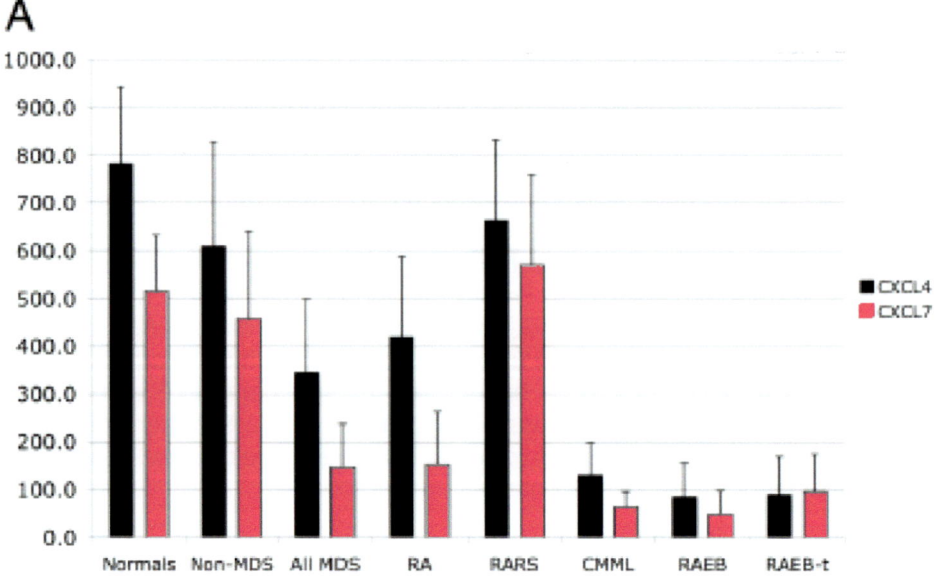

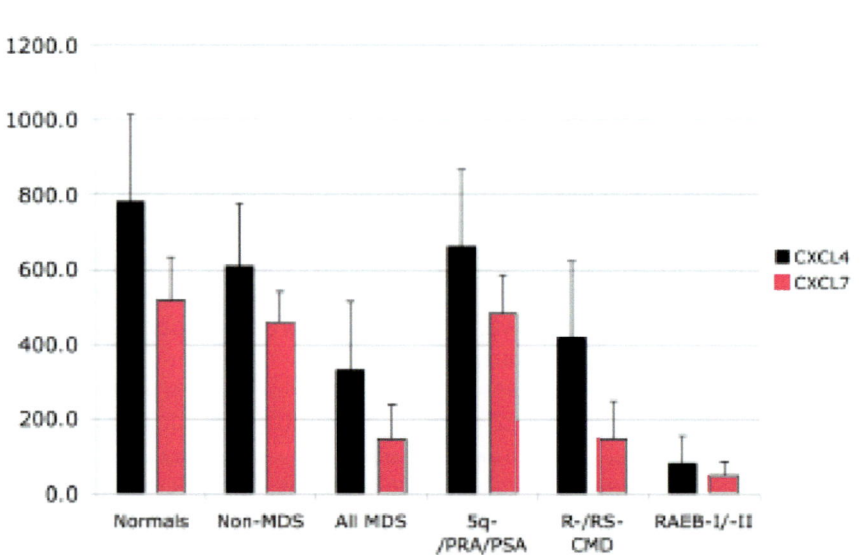

Abb. 4: Graphische Darstellung der Serumspiegel von gesunden Spendern („Normals"), Patienten mit Zytopenien anderer Ursache als MDS („Non-MDS") und von Patienten mit MDS entsprechend der FAB (A) und WHO (B) Klassifikation. Es besteht für beide Chemokine kein signifikanter Unterschied zwischen der „Non – MDS" und der Gruppe der gesunden Probanden. Wohingegen die CXCL4 Serumspiegel bei Patienten mit fortgeschrittenem MDS (FAB: RAEB & RAEB-t, WHO: RAEBI und II) im Vergleich zu „Non – MDS" signifikant vermindert exprimiert sind (p < 0.001). Ebenfalls signifikant (p < 0.001) ist die Verminderung der CXCL7 Expression in dieser Konstellation.

identifiziert werden, von denen 86% als neu identifizierte Proteine in die Datenbank des HUPO Plasma Protein Projektes (HPPP) aufgenommen wurden. Vorteile dieser Methode gegenüber konventionellen Fraktionierungen sind: ein standardisierbares Ein-Schritt-Verfahren, die Zahl der zu untersuchenden Proben nimmt nicht zu, da die Serumprobe nicht in mehrere Fraktionen (z.B. pH3, pH5, pH7, pH9, etc.) aufgeteilt wird, es gehen keine Proteine verloren (z.B. Depletions - Ansätze) und die Möglichkeit der Quantifizierung ist gegeben. Letztere ist nur eingeschränkt, wenn ein bestimmtes Protein sowohl in der zu untersuchenden Probe als auch deren Kontrolle in sehr hoher Konzentration vorliegt, so dass es in den Bereich der Sättigung auf den ProteoMiner - Beads kommt. Allerdings dürfte ein Protein, welches im Serum von MDS - Patienten und im Serum gesunder Kontrollen in gleichem Maße hoch exprimiert wird von nachgeordnetem Interesse sein.

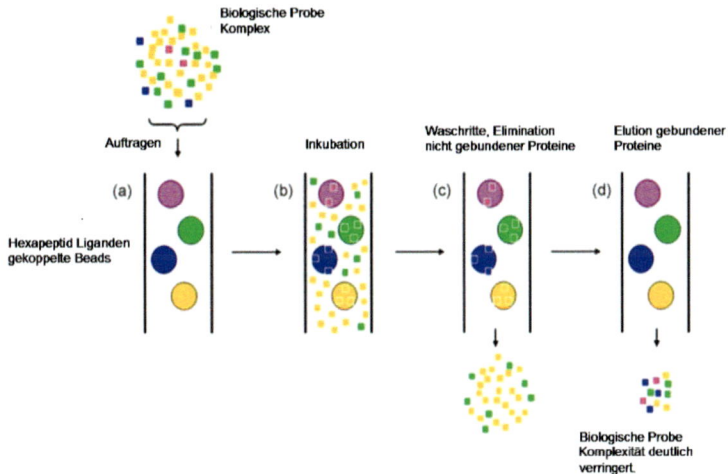

Abb. 5: **Fraktionierung einer Probe durch ProteoMiner - Beads**.
Zuerst wird die Probe mit der kombinatorischen Fest-Phasen-Ligandenbibliothek (ProteoMinerBeads) inkubiert (a). Nach Inkubation und Adsorption (b) der Proteine an die Peptid-Beads werden die nicht adsorbierten Proteine durch Waschen entfernt (c). Anschließend werden die adsorbierten Proteine eluiert (d) und stehen für weitere Untersuchungen, wie Chromatographien, 1- oder 2D-Gelelectrophoresen oder auch MS Analysen zur Verfügung. (Abbildung modifiziert nach: Boschetti E. et al., J Chromatogr A. 2007,1153(1-2):277-90)

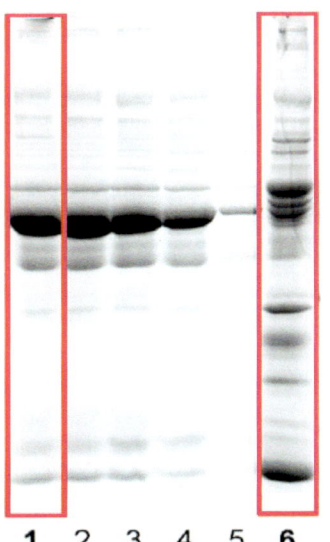

Abb. 6: **Fraktionierung einer Serumprobe mit dem ProteoMiner-System.**
Über ein 10%iges SDS-PAGE-Gel wurden die einzelnen Schritte der ProteoMiner Aufarbeitung einer humanen Serumprobe aufgetragen. Die Proteine wurden anschließend mit SyproRubyTM gefärbt. Und in folgender Reihenfolge aufgetragen: Ausgangsserum (Kontrolle) (Spur 1), Durchfluss (Spur 2), Waschschritte (Spur 3-5) und Eluat der ProteoMiner-Beads (Spur 6). Im gesamten Analysebereich von 5 bis >200 kDa nimmt die Anzahl der detektierbaren Proteinzonen deutlich zu, die prädominante Albuminbande wird reduziert.

Tabelle 1

Patienten Charakteristiken	MDS	Non-MDS Zytopenien	P
Anzahl	(n = 74)	(n 39)	
Alter in Jahren	67 (20-84)	57 (20-88)	0.001
Männer/Frauen	44/30	11 / 88	<0.001
Leukozyten, x 10E3 /µl	3.8 (0.9-22.3)	4.2 (0.6-133)	0.179
Haemoglobin, g/dl	9.1 (4.2-13.3)	12.2(6.0-15.6)	<0.001
Thrombozyten, x 10E3 /µl	113.5 (8-748)	157(5-426)	0.102
Periphere Blasten	0(0-29)	0(0-0)	0.004
Serum LDH, U/l	180 (122-666)	170 (113-519)	0.102

Die angegebenen Werte sind Mediane (Min.-Max.). Alle P Werte wurden mit dem Mann-Whitney Test ermittelt. Tabelle modifiziert nach Aivado et al., 2007

Tabelle 2

	Aivado et al.
	Anzahl der Patienten, %
FAB Klassifikation	(n=122)
RA	56 (46)
RARS	17 (14)
RAEB	36 (29)
RAEB-t	7 (6)
CMML	6 (5)

Verteilung der Patienten auf die FAB Typen in der Studie von Aivado et al., 2007

Tabelle 3

	Trainingsgruppe, %	Erste Bestätigungsgruppe, %	Zeite Bestätigungsgruppe, %
Sensitivität	83.3	80.8	91.6
Spezifität	79.2	80	60.6

8.6 Literatur

1.   Aivado, M., Spentzos, D., Germing, U., Alterovitz, G., Meng, X. Y., Grall, F., Giagounidis, A. A., Klement, G., Steidl, U., Otu, H. H., et al. (2007). Serum proteome profiling detects myelodysplastic syndromes and identifies CXC chemokine ligands 4 and 7 as markers for advanced disease. Proc Natl Acad Sci U S A 104, 1307-1312.

2.   Alexandrakis, M. G., Passam, F. H., Pappa, C. A., Sfiridaki, K., Tsirakis, G., Damilakis, J., Stathopoulos, E. N., and Kyriakou, D. S. (2005). Relation between bone marrow angiogenesis and serum levels of angiogenin in patients with myelodysplastic syndromes. Leuk Res 29, 41-46.

3.   Anderson, N. L., and Anderson, N. G. (2002). The human plasma proteome: history, character, and diagnostic prospects. Mol Cell Proteomics 1, 845-867.4.

4.   Aul, C., Gattermann, N., Germing, U., Runde, V., Heyll, A., and Schneider, W. (1994). Risk assessment in primary myelodysplastic syndromes: validation of the Dusseldorf score. Leukemia 8, 1906-1913.

5.   Bennett, J. M., Catovsky, D., Daniel, M. T., Flandrin, G., Galton, D. A., Gralnick, H. R., and Sultan, C. (1982). Proposals for the classification of the myelodysplastic syndromes. Br J Haematol 51, 189-199.

6.   Blau, O., Hofmann, W. K., Baldus, C. D., Thiel, G., Serbent, V., Schumann, E., Thiel, E., and Blau, I. W. (2007). Chromosomal aberrations in bone marrow mesenchymal stroma cells from patients with myelodysplastic syndrome and acute myeloblastic leukemia. Exp Hematol 35, 221-229.

7.   Corey, S. J., Minden, M. D., Barber, D. L., Kantarjian, H., Wang, J. C., and Schimmer, A. D. (2007). Myelodysplastic syndromes: the complexity of stem-cell diseases. Nat Rev Cancer 7, 118-129.

8.   Czibere, A., Grall, F., and Aivado, M. (2006). Perspectives of proteomics in acute myeloid leukemia. Expert Rev Anticancer Ther 6, 1663-1675.

9.   Germing, U., Gattermann, N., Strupp, C., Aivado, M., and Aul, C. (2000). Validation of the WHO proposals for a new classification of primary myelodysplastic syndromes: a retrospective analysis of 1600 patients. Leuk Res 24, 983-992.

10. Greenberg, P., Cox, C., LeBeau, M. M., Fenaux, P., Morel, P., Sanz, G., Sanz, M., Vallespi, T., Hamblin, T., Oscier, D., et al. (1997). International scoring system for evaluating prognosis in myelodysplastic syndromes. Blood 89, 2079-2088.

11. Greenberg, P. L. (1983). The smoldering myeloid leukemic states: clinical and biologic features. Blood 61, 1035-1044.

12. Haase, D., Germing, U., Schanz, J., Pfeilstocker, M., Nosslinger, T., Hildebrandt, B., Kundgen, A., Lubbert, M., Kunzmann, R., Giagounidis, A. A., et al. (2007). New insights into the prognostic impact of the karyotype in MDS and correlation with subtypes: evidence from a core dataset of 2124 patients. Blood.

13. Harris, N. L., Jaffe, E. S., Diebold, J., Flandrin, G., Muller-Hermelink, H. K., Vardiman, J., Lister, T. A., and Bloomfield, C. D. (1999). World Health Organization classification of neoplastic diseases of the hematopoietic and lymphoid tissues: report of the Clinical Advisory Committee meeting-Airlie House, Virginia, November 1997. J Clin Oncol 17, 3835-3849.

14. Heaney, M. L., and Golde, D. W. (1999). Myelodysplasia. N Engl J Med 340, 1649-1660.

15. Nilsson, L., Astrand-Grundstrom, I., Anderson, K., Arvidsson, I., Hokland, P., Bryder, D., Kjeldsen, L., Johansson, B., Hellstrom-Lindberg, E., Hast, R., and Jacobsen, S. E. (2002). Involvement and functional impairment of the CD34(+)CD38(-)Thy-1(+) hematopoietic stem cell pool in myelodysplastic syndromes with trisomy 8. Blood 100, 259-267.

16. Ogata, K., Satoh, C., Tachibana, M., Hyodo, H., Tamura, H., Dan, K., Kimura, T., Sonoda, Y., and Tsuji, T. (2005). Identification and hematopoietic potential of CD45- clonal cells with very immature phenotype (CD45-CD34-CD38-Lin-) in patients with myelodysplastic syndromes. Stem Cells 23, 619-630.

17.   Pedersen, S. K., Harry, J. L., Sebastian, L., Baker, J., Traini, M. D., McCarthy, J. T., Manoharan, A., Wilkins, M. R., Gooley, A. A., Righetti, P. G., et al. (2003). Unseen proteome: mining below the tip of the iceberg to find low abundance and membrane proteins. J Proteome Res 2, 303-311.

18.   Petersen, F., Ludwig, A., Flad, H. D., and Brandt, E. (1996). TNF-alpha renders human neutrophils responsive to platelet   factor 4. Comparison of PF-4 and IL-8 reveals different activity profiles of the two chemokines. J Immunol 156, 1954-1962.

19.   Pieper, R., Gatlin, C. L., Makusky, A. J., Russo, P. S., Schatz, C. R., Miller, S. S., Su, Q., McGrath, A. M., Estock, M. A., Parmar, P. P., et al. (2003). The human serum proteome: display of nearly 3700 chromatographically separated protein spots on two-dimensional electrophoresis gels and identification of 325 distinct proteins. Proteomics 3, 1345-1364.

20.   Ramos, F., Fernandez-Ferrero, S., Suarez, D., Barbon, M., Rodriguez, J. A., Gil, S., Megido, M., Ciudad, J., Lopez, N., del Canizo, C., and Orfao, A. (1999). Myelodysplastic syndrome: a search for minimal diagnostic criteria. Leuk Res 23, 283-290.

21.   Ruutu, P., Ruutu, T., Vuopie, P., Kosunen, T. U., and de la Chapelle, A. (1977). Defective chemotaxis in monosomy-7. Nature 265, 146-147.

22.   Sennels, L., Salek, M., Lomas, L., Boschetti, E., Righetti, P. G., and Rappsilber, J. (2007). Proteomic Analysis of Human Blood Serum Using Peptide Library Beads. J Proteome Res 6, 4055-4062.

23.   Steensma, D. P., and Tefferi, A. (2003). The myelodysplastic syndrome(s): a perspective and review highlighting current controversies. Leuk Res 27, 95-120.

24.   Thulasiraman, V., Lin, S., Gheorghiu, L., Lathrop, J., Lomas, L., Hammond, D., and Boschetti, E. (2005). Reduction of the concentration difference of proteins in biological liquids using a library of combinatorial ligands. Electrophoresis 26, 3561-3571.

25.   Walz, A., and Baggiolini, M. (1990). Generation of the neutrophil-activating peptide NAP-2 from platelet basic protein or connective tissue-activating peptide III through monocyte proteases. J Exp Med 171, 449-454.

Kapitel 9

Supportive Therapie und Einsatz von Zytokinen und ATG zur Behandlung der ineffektiven Hämatopoese bei Patienten mit MDS

Nona Shayegi, Michael Stadler, Norbert Gattermann

9.1 Einleitung

Myelodysplastische Syndrome (MDS) sind **typische Alterserkrankungen**, die nach dem 60. Lebensjahr stark an Häufigkeit zunehmen. Mehr als 60% der MDS Patienten sind bei der Diagnosestellung älter als 70 Jahre [5]. Leitbefund der MDS ist eine unterschiedlich ausgeprägte Anämie, Bi- oder Panzytopenie. Derzeit ist weder eine medikamentöse Heilung möglich, noch gibt es eine Standardtherapie für die Behandlung der MDS-Patienten. Die Therapieversuche orientieren sich an der individuellen Prognose des Patienten. Die allogene Transplantation verfolgt als einzige Therapieoption ein kuratives Konzept, kommt aber aufgrund des meist fortgeschrittenen Alters der MDS-Patienten nur selten in Frage. Des weiteren ist die Indikation zur allogenen Transplantation in Abhängigkeit vom IPSS Risikoprofil nicht für die Niedrig-Risiko-Subgruppen der MDS gegeben, weil die Transplantat–assoziierte Mortalität (TRM) in diesen Subgruppen im Vergleich zu supportiv behandelten Patienten statistisch zu einem Verlust an Gesamtlebenszeit führt [17]. Obwohl sich inzwischen spezifische Therapiemöglichkeiten etabliert haben, ist weiterhin ein wichtiger Schwerpunkt des therapeutischen Konzepts die symptomorientierte Therapie der peripheren Zytopenien mit Erythrozytenkonzentraten (EK) und Thrombozytenkonzentraten (TK). Polytransfundierte Patienten mit guter Langzeitprognose oder kurativem Therapiekonzept sollten einer Eisenchelattherapie (ECT) unterzogen werden, damit sie nicht von den Folgen der tranfusionsbedingten Hämochromatose bedroht sind. Hierzu zählen insbesondere kardiale und hepatische Funktionseinschränkungen. Eine Alternative zur Therapie mit EK stellt der Einsatz von Zytokinen dar, die sich bei einigen Niedrig-Risiko-Patienten bewährt hat. Mehrere Agonisten des Thrombopoetin-Rezeptors befinden sich in klinischer Erprobung, die möglicherweise zu einer signifikanten Steigerung der Thrombozytenzahlen führen.

Im Falle einer ausgeprägten **Neutropenie** sollten Antibiotika sowie G-CSF vorbeugend zur Senkung des Infektionsrisikos eingesetzt. Weiterhin ist eine Impfung gegen Pneumokokken oder Grippeviren insbesondere bei älteren Patienten empfehlenswert.

9.2 Substitution von Blutkomponenten

Als wesentliches Merkmal der MDS gilt eine **Verminderung der peripheren Blutzellen** bei in der Regel zellreichem, dysplastisch verändertem Knochenmark. Die klinischen Symptome sind gewöhnlich durch die Folgen der Zytopenien bedingt. Dabei bestimmen Anämiesymptome wie Müdigkeit, Schwäche, Tachykardie und Belastungsdyspnoe in den meisten Fällen das klinische Bild. Über 95% der Patienten mit MDS sind anämisch und ca. 80% aller MDS-Patienten haben bei der Erstdiagnose einen Hämoglobin (Hb)-Wert, der kleiner ist als 10g/dl [61]. Die Indikation zur Durchführung einer Erythrozytentransfusion ist individuell zu stellen. Die Substitution von Erythrozyten sollte nicht nach festgelegtem Hb-Wert, sondern nach klinischem Bedarf, insbesondere im Hinblick auf die Anämiesymptomatik, erfolgen. Bei Begleiterkrankungen, insbesondere kardialer Erkrankungen, die eine verminderte myokardiale Sauerstoffversorgung nach sich ziehen, sollte die Indikation großzügig gestellt werden (z. B. Beibehaltung eines Hb-Wertes > 10mg/ dl). EK werden üblicherweise ab Hb-Werten von unter 8g/ dl verabreicht, da tiefere Werte schlecht toleriert werden. Durch ein Erythrozytenkonzentrat wird der Hb-Wert um ca. 1-1,5mg/ dl erhöht. Bei leukozytendepletierten EK ist die Gefahr der transfusionsbedingten Hypersensitivitätsreaktion und der Alloimmunisierung reduziert. Bei Patienten, die eventuell allogen transplantiert werden sollen, sind ggf. CMV-negative Blutprodukte anzuwenden. Eine gesicherte Indikation für bestrahlte Blutkomponenten ist bei MDS nicht gegeben. Bestrahlte Blutprodukte sind erst ab Konditionierung für allogene Transplantation und sechs Monate nach dieser Maßnahme indiziert.

Nur ca. 20% der Patienten bieten bei der Erstdiagnose Zeichen einer hämorrhagischen Diathese, obwohl bei mehr als der Hälfte von ihnen eine Thrombozytopenie vorliegt. Dies liegt daran, dass Blutungszeichen in Form von Petechien, Epistaxis, Hämatome oder Mundschleimhaut- und Zahnfleischblutungen bei gleichzeitig intakter plasmatischer Gerinnung in der Regel erst bei Thrombozytenzahlen von unter 30.000 manifest werden. Eine hohe Blutungsgefährdung kann ab Werten unter 10.000/µl angenommen werden [78]. Im Allgemeinen sollten Thrombozytenkonzentrate (TK) erst beim Vorliegen von Blutungszeichen oder prophylaktisch bei Thrombozytenzahlen von unter 10.000/µl verabreicht werden. Prophylaktische Transfusionen ohne Blutungsneigung sollten unterlassen werden, um die Gefahr einer Alloimmunisierung gering zu halten. Thrombozytentransfusionen sollten so selten wie möglich, aber so häufig wie nötig durchgeführt werden. HLA-angepasste TK sollten übertragen werden, wenn kein adäquates Inkrement der Thrombozytenzahlen feststellbar ist. Blutungszeichen, die nicht ausreichend auf Substitution allein ansprechen, können zusätzlich unter Zugabe von Tranexamsäure oder ε-Aminokapronsäure reduziert werden.

Große Hoffnungen werden zur Zeit auf den Einsatz von thrombopoetischen Wachstumsfaktoren gesetzt, deren Stellenwert in der MDS-Behandlung aber noch nicht bekannt ist. Die Substanzen Eltrombopag und Romiplastin befinden sich noch in klinischer Erprobung und sind noch nicht zugelassen.

9.3 Einsatz von Zytokinen zur Behandlung der Anämie

Das apoptotische Knochenmark ist ein weiteres kennzeichnendes Merkmal der MDS. **Erythropoetin (EPO)** ist ein in der Niere gebildetes **Zytokin**, das im Knochenmark eine antiapoptotische Wirkung auf die Proerythroblasten ausübt und somit den Reifungsprozess zu Erythrozyten begünstigt. Es hat sich gezeigt, dass EPO die Fähigkeit besitzt, die Apoptoserate der roten Zellreihe zu reduzieren und Patienten zu Transfusionsfreiheit zu verhelfen. Dabei sprechen die Niedrig-Risiko-Patienten generell besser an. Die Zugabe von G-CSF kann zu höheren Ansprechraten führen. Dieses synergistisches Prinzip ist auf molekularem Niveau noch nicht geklärt. Die Antwort hierzu ist wahrscheinlich in den pleiotropen Wirkmechanismen von G-CSF zu suchen, für den auch antiapoptotische Effekte beschrieben wurden.

Zur Abschätzung der Ansprechwahrscheinlichkeit von MDS-Patienten auf EPO in Kombination mit G-CSF hat sich der „Nordic Score" etabliert [34]. Er berücksichtigt den prätherapeutischen EPO-Spiegel und die Transfusionsfrequenz, gemessen in transfundierten EK pro Monat. Anhand der beiden Kriterien wird eine Gesamtpunktzahl berechnet, wobei jeweils 0 bis 1 Punkte vergeben werden, so dass ein Score von 0 bis 2 erstellt werden kann. Ein Serum EPO-Spiegel < 500U/ l wird mit 0 und >500U/ l mit 1 , ein Transfusionsbedarf < 2 EK/ Monat mit 0 und ≥ 2 EK/ Monat mit 1 bewertet (siehe **Abb. 1**). Die Summe der vergebenen Punkte prognostiziert drei Scores, ein gutes Ansprechen (Score 2; Wahrscheinlichkeit von 74%), ein intermediäres Ansprechen (Score1; Wahrscheinlichkeit von 23%) oder ein schlechtes Ansprechen (Wahrscheinlichkeit 7%). Patienten, die den Score 2 erzielen sind leider auch jene, die am wenigsten Therapie benötigen. Eingesetzt werden rekombinant hergestellte EPO-Varianten (r-EPO), die sich im Glykosylierungsmuster vom endogegen EPO unterscheiden. r-EPO und G-CSF können beide subkutan vom Patienten selbst injiziert werden. Bei Behandlungsbeginn sollten über 12 Wochen relativ hohe Dosierungen z. B. 30.000 IE Epoetin α oder β / 1 x pro Woche und G-CSF in einer Dosierung von 75-300µg/ 3x pro Woche gegeben werden. Bei guten Ansprechen kann die Erhaltungsdosis mit der niedrigsten effektiven Dosis angestrebt werden [37]. Alternativ kann Darbepoetin gewählt werden. Darbepoetin ist das pegylierte EPO-Präparat, dessen Vorteil in der deutliche längeren Halbwertszeit liegt, was die Applikation auf alle drei Wochen (6,75µg/ kg KG) reduziert [11].

In einer retrospektiven Analyse von 284 zytokinbehandelten Niedrig-Risiko-MDS-Patienten konnte ein statistisch signifikanter Überlebensvorteil der EPO-Respondern (Epoetin α oder β mit oder ohne G-CSF) im Vergleich zu einer historisch supportiv behandelten MDS-Gruppe gezeigt werden, während der Vergleich kein Überlebensvorteil für die Non-Respondern finden konnte [53]. Die Gründe für das verlängerte Überleben sind noch nicht klar. Ein Faktor, der möglicherweise mitentscheidend sein könnte, ist die Tatsache, dass EPO-Responder weniger EK benötigen und somit von den Folgen einer transfusionsbedingten Eisenüberladung verschont bleiben. In diesem Zusammenhang zeigte eine erste prospektive Studie mit MDS-Patienten, dass eine konsequente ECT das mediane Überleben von Niedrig-Risiko-MDS-Patienten verlängern kann [59].

a) ECT bei MDS
Die medizinische Bedeutung von Eisen hat zwei Aspekte. So ist Eisen auf der einen Seite ein essentielles Spurenelement und auf der anderen Seite ein potentiell toxisches Metall. So ist Eisen im Hämoglobin am Sauerstofftransport beteiligt. Als wichtigen Bestandteil enthalten die Cytochrome der oxidativen Phosphorylierung Eisen. Die Ribonukleotidreduktase, das Schlüsselenzym der DNS-Synthese ist ein eisenabhängiges Enzym. In allen wichtigen Stoffwechselzyklen kommen eisenabhängige Enzyme vor. Hinweise auf eine eiseninduzierte Zellschädigung ergeben sich u.a. aus Studien in Patienten mit genereller Eisenüberladung. Der genaue Pathomechanismus der toxischen Wirkung von Eisen ist noch nicht im Detail bekannt. In vitro und wahrscheinlich auch in vivo katalysiert Eisen in der Fenton-Reaktion die Generation der hochreaktiven Hydroxylradikalen, die zur Entstehung vom oxidativem Stress führen. Auf molekularer Ebene führt der oxidativer Stress möglicherweise zur Schädigung der DNS und Lipidperoxidation. Klinisch führt eine progressive Eiseneinlagerung in den Organen zu Leberzirrhose,

Herzrhythmusstörungen, Herzinsuffizienz, Diabetes, Arthropathie, Impotenz und Hautkolorierung. Bei MDS-Patienten zieht nicht nur die regelmäßige EK-Substitution eine Eisenüberladung nach sich. Die Patienten haben vielmehr infolge der ineffektiven Erythropoese und der dadurch gesteigerten intestinalen Eisenabsorption bereits zum Zeitpunkt der Diagnosestellung eine Eisenüberladung. Der Grad der Eisenüberladung sollte bereits bei der Diagnosestellung und weiterhin in regelmäßigen Abständen in Abhängigkeit von der Transfusionsfrequenz untersucht werden. Als diagnostischer Parameter dient in erster Linie das Serum-Ferritin. Der tägliche physiologische Eisenverlust in Form von abgeschilferten Epithelzellen, sowie durch Schweiß und Urin oder Menstruation ist nicht regulierbar. Dieser Verlust beträgt täglich 1-2mg und wird durch die Nahrungsaufnahme normalerweise genau ausgeglichen. Mit jeder EK-Transfusion werden dem Patienten etwa 200-250 mg Eisen zugeführt. Dies entspricht der zweihundertfachen Menge des tgl. Eisenbedarfs. Und da der menschliche Körper keine aktiven Ausscheidungsmechanismen für Eisen besitzt, führt dies auf längere Sicht nach Erschöpfung des retikuloendothelialen Systems (RES) zu einer Eisenüberladung. Die Indikation zur Eisenchelation ist trotz der sekundären Hämochromatose nicht bei allen MDS-Patienten gegeben. Die Entscheidung sollte in Abhängigkeit von der individuellen Prognose und dem Grad der individuell vorliegenden Eisenüberladung getroffen werden [23]. Von einer ECT werden vor allem Patienten mit hohem Transfusionsbedarf und vorhandener Eisenüberladung profitieren. Aufgrund der Prognose scheint die ECT lediglich bei Patienten mit niedrigem Risiko (IPSS low or intermediate oder WHO-Typen RA, RARS und 5q) sinnvoll zu sein. Nach einer konsequenten Eisenchelation kann unter Umständen auch eine Verbesserung der Hämatopoese bzw. Erythropoese beobachtet werden [39, 80]. Der **klinische Nutzen** einer ECT ist für die Hoch-Risiko-Patienten aufgrund der schlechten Prognose zweifelhaft. Statistisch gesehen versterben diese Patienten wegen der ausgeprägten hämatopoetischen Insuffizienz schneller an Infektionen oder Blutungen bevor sie die klinischen Manifestationen der sekundären Hämochromatose überleben. Unabhängig vom IPSS sollten alle Kandidaten für eine allogene Transplantation chelatiert werden, weil eine Chelattherapie die Bildung von eiseninduzierten Organschäden verhindert und eine optimale Organfunktion mitentscheidend für den Erfolg einer Transplantation ist. Momentan sind noch viele Fragen über den Einsatz von Eisenchelatoren bei MDS offen und die empfohlenen Kriterien für eine Eisenchelation gehen auf Konsensusbestimmungen von Experten zurück [22]. Nach deren Meinung sollte eine Eisenchelation durchgeführt werden, wenn absehbar ist, dass der Patient langfristig transfusionsbedürftig bleibt, dem Patienten > 20 EK übertragen wurden oder Ferritinwerte von > 1000 ng/ml erhoben wurden. Durch die ECT sollte der Ferritin-Wert unter 1000ng/ml abgesenkt werden. Zur Eisenchelation bei MDS stehen aktuell zwei zugelassene Medikamente zur Verfügung: Deferoxamin und Deferasirox. Als Standardbehandlung war seit langem Desferoxamin etabliert. Das Medikament hat den Nachteil von täglichen 8- bis 12-stündigen, kontinuierlichen i. v. oder subkutanen Infusionen. Alternativ kann 2-mal täglich eine subkutane Bolusinjektion erfolgen. Die Dosierung beträgt mindestens 2 g (30–40 mg/kg KG). Limitierender Faktor bei der Therapie mit Deferoxamin ist die Compliance der Patienten. Deferasirox ist ein neuer, wirksamer, oraler Eisenchelator, der aufgrund seiner langen Halbwertszeit (8-16 Std vgl. Deferoxamin 0,3 Std) eine kontinuierliche Chelation gewährleistet und somit nur eine Einmal-Dosis (20-30 mg/

Kg KG) erforderlich macht. Eine potenzielle Nephrotoxizität ist für das Deferasirox bekannt, so dass regelmäßige Kreatininkontrollen erfolgen sollten. Die häufigsten Nebenwirkungen sind jedoch gastrointestinaler Natur. Die Normalisierung eines stark erhöhten Serumferritin-Wertes dauert allerdings sehr lange, teilweise viele Monate. In solchen Fällen kann eine initiale i. v. Therapie mit Deferoxamin eingeleitet werden und später auf Deferasirox umgestellt werden.

b) Immunmodulatorische Therapie mit ATG

In der **Pathogenese der MDS** gibt es Hinweise für eine immunologische Komponente [66, 71]. In vitro Daten führen zu der Hypothese, dass in gewissen MDS-Subgruppen monoklonale CD8+ T-Zellen, ähnlich wie bei der aplastischen Anämie, über proapoptotische Zytokine wie TNFα, TGFβ, IL-1β und IFNγ zur Apoptose von hämatopoetischen Vorläuferzellen führen [76, 18, 54]. Demnach ergibt sich bei MDS ein möglicher Therapieansatz mit Immunsuppressiva. In diesem Zusammenhang haben sich bei einigen Niedrig-Risiko-MDS Patienten lymphotoxische Substanzen wie ATG und CsA in Dosierungen wie bei der AA bewährt. Die ATG-Ära der Behandlung von MDS begann 1988 zunächst mit kleineren Fallzahlen [75, 72, 46, 47, 9], inzwischen jedoch gibt es in der Literatur Daten von mehr als 250 Niedrig-Risiko-MDS Patienten, die prospektiv mit ATG allein oder in Kombination mit CsA behandelt wurden [Tabelle 1]. Etwa jeder 3. mit ATG behandelte Patient zeigt dabei ein hämatologisches Ansprechen. Eine CsA Monotherapie stellt auch eine wirksame Therapieoption dar [38, 65], jedoch ist die CsA-Dauerbehandlung mit erheblichen Nebenwirkungen assoziert.

In einer retrospektiven **Match-Paar-Analyse** des Düsseldorfer MDS-Registers konnte gezeigt werden, dass abgesehen von der allogenen Transplantation die ATG-Behandlung im Vergleich zu den anderen Therapieoptionen als einzige in der ganzen Kohorte, aber insbesondere für die RCMD Subgruppe, einen signifikanten Überlebensvorteil bringt [50]. Eine kürzlich durchgeführte randomisierte Phase III Studie verglich ATG+CsA Behandelte mit Patienten, die lediglich supportiv behandelt wurden. Es zeigte sich ein signifikant erhöhtes Ansprechen der ATG+CsA-Gruppe ohne ein erhöhtes Risiko zur sAML-Transformation [56].

Die **Follow-up Zeit** ist noch zu kurz um Aussagen bezüglich des Gesamtüberlebens zu treffen. Somit hat derzeit die immunmodulatorische Therapie mit ATG in Kombination mit oder ohne CsA bei Niedrig-Risiko-Patienten einen festen Stellenwert (**Tabelle 1**). Insbesondere weil eine Einmal-Gabe ein lang anhaltendes hämatologisches Ansprechen hevorrufen kann, ohne dabei das Transformationsrisiko zur sAML zu erhöhen. Unter der **ATG Therapie** können erhebliche Nebenwirkungen auftreten und die Verabreichung erfolgt über einen ZVK, deswegen muss hierzu eine Hospitalisierung der Patienten erfolgen. Da des weiteren auch nicht alle Patienten von einer immunsuppressiven Therapie profitieren, sind prädiktive Parameter für einen Therapieerfolg wichtig. Anhand von retrospektiven Daten konnten eine Reihe von prädiktiven Faktoren identifiziert werden: das Alter < 60, IPSS low or intermed. I, HLA-DR15+ , Dauer der Transfusionsabhängigkeit, hypozelluläres Knochenmark, MDS mit PNH+ Klonen, nicht klonales Knochenmark usw. Die Berücksichtigung all dieser Faktoren ist jedoch kompliziert, deswegen wird das einfache prädiktive Scoring-System von Saunthararajah et al. 2003 im klinischen Alltag angewandt (**Tabelle 3**).

Tabelle 1:   Major prospective studies of ATG ± CsA in MDS

Authors	Design	n	Immunosuppressive Therapy		Response
Molldrem et al., 2002	phase II	71	rabbit ATG	(40 mg/kg d1-4)	30%
Killick et al., 2003	phase II	30	horse ATG	(15 mg/kg d1-5)	33%
Yazij et al., 2003	phase II	32	rabbit ATG	(40 mg/kg d1-4) + CsA	16%
Stadler et al., 2004	phase II	38	horse ATG vs. rabbit ATG	(15 mg/kg d1-5) (3.75 mg/kg d1-5)	32%
Broliden at al., 2006	phase II	20	rabbit ATG	(10 mg/kg d1-4) + CsA	30%
Passweg et al., 2007	phase III	88	rabbit ATG vs. supportive care	(15 mg/kg d1-5) + CsA	29% 12 % (p <0.05)

Tabelle 2:   Predictive score for response of low-risk MDS to ATG ± CsA [129]

Patient age (in years) +	Duration of red blood cell transfusion dependency (in months)	Probably of response
HLA-DRB*15 negative	HLA-DRB1*15 positive	
> 58	> 72	low (0 – 40%)
≤ 58	≤ 72	high (41–100%)

Abb. 1:   Nordic-Score: Prädiktives Modell zur Vorhersage der Wirksamkeit einer r-EPOtherapie und G-CSF-Gabe

Kriterium	Wert	Punktzahl
Transfusionsbedarf	< 2 EK/ Monat	0
	≥ 2 EK/Monat	1
Serum EPO-Spiegel	<500U/l	0
	≥ 500U/l	1

Score	Ansprechwahrscheinlichkeit
0	74,00%
1	23,00%
2	7,00%

9.4 Literatur

1. Aivado, M.; Rong, A.; Stadler, M.; Germing, U.; Giagounidis, A.; Strupp, C. et al. (2002): Favourable response to antithymocyte or antilymphocyte globulin in low-risk myelodysplastic syndrome patients with a 'non-clonal' pattern of X-chromosome inactivation in bone marrow cells. In: European journal of haematology, Jg. 68, H. 4, S. 210–216.

2. Aivado, M.; Rong, A.; Stadler, M.; Germing, U.; Giagounidis, A.; Strupp, C. et al. (2002): Favourable response to antithymocyte or antilymphocyte globulin in low-risk myelodysplastic syndrome patients with a 'non-clonal' pattern of X-chromosome inactivation in bone marrow cells. In: European journal of haematology, Jg. 68, H. 4, S. 210–216.

3. Andemariam, Biree; Psaila, Bethan; Bussel, James B. (2007): Novel thrombopoietic agents. In: Hematology / the Education Program of the American Society of Hematology. American Society of Hematology. Education Program, Jg. 2007, S. 106–113.

4. Atoyebi, W.; Bywater, L.; Rawlings, L.; Brunskill, S.; Littlewood, T. J. (2002): Treatment of myelodysplasia with oral cyclosporin. In: Clinical and laboratory haematology, Jg. 24, H. 4, S. 211–214.

5. Aul, C.; Gattermann, N.; Schneider, W. (1992): Age-related incidence and other epidemiological aspects of myelodysplastic syndromes. In: British journal of haematology, Jg. 82, H. 2, S. 358–367.

6. Balleari, Enrico; Rossi, Edoardo; Clavio, Marino; Congiu, Angela; Gobbi, Marco; Grosso, Marco et al. (2006): Erythropoietin plus granulocyte colony-stimulating factor is better than erythropoietin alone to treat anemia in low-risk myelodysplastic syndromes: results from a randomized single-centre study. In: Annals of hematology, Jg. 85, H. 3, S. 174–180.

7. Barrett, J.; Saunthararajah, Y.; Molldrem, J. (2000): Myelodysplastic syndrome and aplastic anemia: distinct entities or diseases linked by a common pathophysiology. In: Seminars in hematology, Jg. 37, H. 1, S. 15–29.

8. Bennett, John M. (2008): Consensus statement on iron overload in myelodysplastic syndromes. In: American journal of hematology, Jg. 83, H. 11, S. 858–861.

9. Biesma, D. H.; van den Tweel, J. G.; Verdonck, L. F. (1997): Immunosuppressive therapy for hypoplastic myelodysplastic syndrome. In: Cancer, Jg. 79, H. 8, S. 1548–1551.

10. Broliden, Per Anders; Dahl, Inger-Marie; Hast, Robert; Johansson, Bertil; Juvonen, Eeva; Kjeldsen, Lars et al. (2006): Antithymocyte globulin and cyclosporine A as combination therapy for low-risk non-sideroblastic myelodysplastic syndromes. In: Haematologica, Jg. 91, H. 5, S. 667–670.

11. Canon, Jean-Luc; Vansteenkiste, Johan; Bodoky, György; Mateos, M. Victoria; Bastit, Laurent; Ferreira, Irene et al. (2006): Randomized, double-blind, active-controlled trial of every-3-week darbepoetin alfa for the treatment of chemotherapy-induced anemia. In: Journal of the National Cancer Institute, Jg. 98, H. 4, S. 273–284.

12. Catalano, L.; Selleri, C.; Califano, C.; Luciano, L.; Volpicelli, M.; Rocco, S. et al. (2000): Prolonged response to cyclosporin-A in hypoplastic refractory anemia and correlation with in vitro studies. In: Haematologica, Jg. 85, H. 2, S. 133–138.

13. Cazzola, M. (2000): Alternatives to conventional or myeloablative chemotherapy in myelodysplastic syndrome. In: International journal of hematology, Jg. 72, H. 2, S. 134–138.

14. Cazzola, Mario; Beguin, Yves; Kloczko, Janusz; Spicka, Ivan; Coiffier, Bertrand (2003): Once-weekly epoetin beta is highly effective in treating anaemic patients with lymphoproliferative malignancy and defective endogenous erythropoietin production. In: British journal of haematology, Jg. 122, H. 3, S. 386–393.

15. Cazzola, Mario; Malcovati, Luca (2005): Myelodysplastic syndromes--coping with ineffective hematopoiesis. In: The New England journal of medicine, Jg. 352, H. 6, S. 536–538.

16. Cheson, Bruce D.; Greenberg, Peter L.; Bennett, John M.; Lowenberg, Bob; Wijermans, Pierre W.; Nimer, Stephen D. et al. (2006): Clinical application and proposal for modification of the International Working Group (IWG) response criteria in myelodysplasia. In: Blood, Jg. 108, H. 2, S. 419–425.

17. Cutler, Corey S.; Lee, Stephanie J.; Greenberg, Peter; Deeg, H. Joachim; Pérez, Waleska S.; Anasetti, Claudio et al. (2004): A decision analysis of allogeneic bone marrow transplantation for the myelodysplastic syndromes: delayed transplantation for low-risk myelodysplasia is associated with improved outcome. In: Blood, Jg. 104, H. 2, S. 579–585.

18. Deeg, H. J.; Beckham, C.; Loken, M. R.; Bryant, E.; Lesnikova, M.; Shulman, H. M.; Gooley, T. (2000): Negative regulators of hemopoiesis and stroma function in patients with myelodysplastic syndrome. In: Leukemia & lymphoma, Jg. 37, H. 3-4, S. 405–414.

19. Frickhofen, N.; Heit, W.; Raghavachar, A.; Porzsolt, F.; Heimpel, H. (1987): Treatment of aplastic anemia with cyclosporin A, methylprednisolone, and antithymocyte globulin. In: Klinische Wochenschrift, Jg. 64, H. 22, S. 1165–1170.

20. Frickhofen, N.; Kaltwasser, J. P.; Schrezenmeier, H.; Raghavachar, A.; Vogt, H. G.; Herrmann, F. et al. (1991): Treatment of aplastic anemia with antilymphocyte globulin and methylprednisolone with or without cyclosporine. The German Aplastic Anemia Study Group. In: The New England journal of medicine, Jg. 324, H. 19, S. 1297–1304.

21. Frickhofen, Norbert; Heimpel, Hermann; Kaltwasser, Joachim P.; Schrezenmeier, Hubert (2003): Antithymocyte globulin with or without cyclosporin A: 11-year follow-up of a randomized trial comparing treatments of aplastic anemia. In: Blood, Jg. 101, H. 4, S. 1236–1242.

22. Gattermann, Norbert (2007): Guidelines on iron chelation therapy in patients with myelodysplastic syndromes and transfusional iron overload. In: Leukemia research, Jg. 31 Suppl 3, S. S10-5.

23. Gattermann, Norbert (2008): Overview of guidelines on iron chelation therapy in patients with myelodysplastic syndromes and transfusional iron overload. In: International journal of hematology, Jg. 88, H. 1, S. 24–29.

24. Glaspy, J.; Bukowski, R.; Steinberg, D.; Taylor, C.; Tchekmedyian, S.; Vadhan-Raj, S. (1997): Impact of therapy with epoetin alfa on clinical outcomes in patients with nonmyeloid malignancies during cancer chemotherapy in community oncology practice. Procrit Study Group. In: Journal of clinical oncology : official journal of the American Society of Clinical Oncology, Jg. 15, H. 3, S. 1218–1234.

25. Gologan, R.; Ostroveanu, Daniela; Dobrea, Camelia; Gioadă, Liliana (2004): Hypoplastic myelodysplastic syndrome transformed in acute myeloid leukemia after androgens and cyclosporin. A treatment. In: Romanian journal of internal medicine = Revue roumaine de médecine interne, Jg. 41, H. 4, S. 447–455.

26. Gordon, M. S. (1999): Advances in supportive care of myelodysplastic syndromes. In: Seminars in hematology, Jg. 36, H. 4 Suppl 6, S. 21–24.

27. Greenberg, P.; Cox, C.; LeBeau, M. M.; Fenaux, P.; Morel, P.; Sanz, G. et al. (1997): International scoring system for evaluating prognosis in myelodysplastic syndromes. In: Blood, Jg. 89, H. 6, S. 2079–2088.

28. Greenberg, Peter L. (2006): Myelodysplastic syndromes: iron overload consequences and current chelating therapies. In: Journal of the National Comprehensive Cancer Network : JNCCN, Jg. 4, H. 1, S. 91–96.

29. Greenberg, Peter L.; Baer, Maria R.; Bennett, John M.; Bloomfield, Clara D.; Castro, Carlos M. de; Deeg, H. Joachim et al. (2006): Myelodysplastic syndromes clinical practice guidelines in oncology. In: Journal of the National Comprehensive Cancer Network : JNCCN, Jg. 4, H. 1, S. 58–77.

30. Greenberg, Peter L.; Cosler, Leon E.; Ferro, Salvatore A.; Lyman, Gary H. (2008): The costs of drugs used to treat myelodysplastic syndromes following National Comprehensive Cancer Network Guidelines. In: Journal of the National Comprehensive Cancer Network : JNCCN, Jg. 6, H. 9, S. 942–953.

31. Gritsaev, S. V.; Rozanova, O. E.; Abdulkadyrov, K. M.; Bubnova, L. N.; Tiranova, S. A. (2006): [Clinical significance of lymphocyte subpopulations and cytokine-producing activity of blood cells in patients with primary myelodysplastic syndrome]. In: Voprosy onkologii, Jg. 51, H. 5, S. 563–566.

32. Hellström-Lindberg, E. (1995): Efficacy of erythropoietin in the myelodysplastic syndromes: a meta-analysis of 205 patients from 17 studies. In: British journal of haematology, Jg. 89, H. 1, S. 67–71.

33. Hellström-Lindberg, E.; Ahlgren, T.; Beguin, Y.; Carlsson, M.; Carneskog, J.; Dahl, I. M. et al. (1998): Treatment of anemia in myelodysplastic syndromes with granulocyte colony-stimulating factor plus erythropoietin: results from a randomized phase II study and long-term follow-up of 71 patients. In: Blood, Jg. 92, H. 1, S. 68–75.

34. Hellström-Lindberg, Eva; Gulbrandsen, Nina; Lindberg, Greger; Ahlgren, Tomas; Dahl, Inger Marie S.; Dybedal, Ingunn et al. (2003): A validated decision model for treating the anaemia of myelodysplastic syndromes with erythropoietin + granulocyte colony-stimulating factor: significant effects on quality of life. In: British journal of haematology, Jg. 120, H. 6, S. 1037–1046.

35. Hellström-Lindberg, Eva; Malcovati, Luca (2008): Supportive care, growth factors, and new therapies in myelodysplastic syndromes. In: Blood reviews, Jg. 22, H. 2, S. 75–91.

36. Jädersten, Martin; Malcovati, Luca; Dybedal, Ingunn; Della Porta, Matteo Giovanni; Invernizzi, Rosangela; Montgomery, Scott M. et al. (2008): Erythropoietin and granulocyte-colony stimulating factor treatment associated with improved survival in myelodysplastic syndrome. In: Journal of clinical oncology : official journal of the American Society of Clinical Oncology, Jg. 26, H. 21, S. 3607–3613.

37. Jädersten, Martin; Montgomery, Scott M.; Dybedal, Ingunn; Porwit-MacDonald, Anna; Hellström-Lindberg, Eva (2005): Long-term outcome of treatment of anemia in MDS with erythropoietin and G-CSF. In: Blood, Jg. 106, H. 3, S. 803–811.

38. Jonásova A, Neuwirtová R, Cermák J, Vozobulová V, Mociková K, Sisková M, Hochová I. :Cyclosporin A therapy in hypoplastic MDS patients and certain refractory anaemias without hypoplastic bone marrow, Br J Haematol. 1998 Feb;100(2):304-9.

39. Jensen, P. D.; Heickendorff, L.; Pedersen, B.; Bendix-Hansen, K.; Jensen, F. T.; Christensen, T. et al. (1996): The effect of iron chelation on haemopoiesis in MDS patients with transfusional iron overload. In: British journal of haematology, Jg. 94, H. 2, S. 288–299.

40. Jensen, P. D.; Jensen, I. M.; Ellegaard, J. (1992): Desferrioxamine treatment reduces blood transfusion requirements in patients with myelodysplastic syndrome. In: British journal of haematology, Jg. 80, H. 1, S. 121–124.

41. Killick, Sally B.; Mufti, Ghulam; Cavenagh, Jamie D.; Mijovic, Alex; Peacock, Janet L.; Gordon-Smith, Edward C. et al. (2003): A pilot study of antithymocyte globulin (ATG) in the treatment of patients with ‚low-risk' myelodysplasia. In: British journal of haematology, Jg. 120, H. 4, S. 679–684.

42. Levy, Benjamin; Arnason, Jon E.; Bussel, James B. (2008): The use of second-generation thrombopoietic agents for chemotherapy-induced thrombocytopenia. In: Current opinion in oncology, Jg. 20, H. 6, S. 690–696.

43. Lim, Z. Y.; Killick, S.; Germing, U.; Cavenagh, J.; Culligan, D.; Bacigalupo, A. et al. (2007): Low IPSS score and bone marrow hypocellularity in MDS patients predict hematological responses to antithymocyte globulin. In: Leukemia : official journal of the Leukemia Society of America, Leukemia Research Fund, U.K, Jg. 21, H. 7, S. 1436–1441.

60. Saba, H. I. (1996): Myelodysplastic syndromes in the elderly: the role of growth factors in management. In: Leukemia research, Jg. 20, H. 3, S. 203–219.

61. Sanz, G. F.; Sanz, M. A.; Vallespí, T.; Cañizo, M. C.; Torrabadella, M.; García, S. et al. (1989): Two regression models and a scoring system for predicting survival and planning treatment in myelodysplastic syndromes: a multivariate analysis of prognostic factors in 370 patients. In: Blood, Jg. 74, H. 1, S. 395–408.

62. Saunthararajah, Yogen; Nakamura, Ryotaro; Wesley, Robert; Wang, Qiong J.; Barrett, A. John (2003): A simple method to predict response to immunosuppressive therapy in patients with myelodysplastic syndrome. In: Blood, Jg. 102, H. 8, S. 3025–3027.

63. Schafer, A. I.; Cheron, R. G.; Dluhy, R.; Cooper, B.; Gleason, R. E.; Soeldner, J. S.; Bunn, H. F. (1981): Clinical consequences of acquired transfusional iron overload in adults. In: The New England journal of medicine, Jg. 304, H. 6, S. 319–324.

64. Selleri, Carmine; Maciejewski, Jaroslaw P.; Catalano, Lucio; Ricci, Patrizia; Andretta, Claudia; Luciano, Luigiana; Rotoli, Bruno (2002): Effects of cyclosporine on hematopoietic and immune functions in patients with hypoplastic myelodysplasia: in vitro and in vivo studies. In: Cancer, Jg. 95, H. 9, S. 1911–1922.

65. Shimamoto, Takashi; Tohyama, Kaoru; Okamoto, Takahiro; Uchiyama, Takashi; Mori, Hiroyuki; Tomonaga, Masao et al. (2003): Cyclosporin A therapy for patients with myelodysplastic syndrome: multicenter pilot studies in Japan. In: Leukemia research, Jg. 27, H. 9, S. 783–788.

66. Smith, M. A.; Smith, J. G. (1991): The occurrence subtype and significance of haemopoietic inhibitory T cells (HIT cells) in myelodysplasia: an in vitro study. In: Leukemia research, Jg. 15, H. 7, S. 597–601.

67. Stadler, M.; Germing, U.; Kliche, K-O; Josten, K. M.; Kuse, R.; Hofmann, W-K et al. (2004): A prospective, randomised, phase II study of horse antithymocyte globulin vs rabbit antithymocyte globulin as immune-modulating therapy in patients with low-risk myelodysplastic syndromes. In: Leukemia : official journal of the Leukemia Society of America, Leukemia Research Fund, U.K, Jg. 18, H. 3, S. 460–465.

68. Stasi, Roberto; Amadori, Sergio (2002): Infliximab chimaeric anti-tumour necrosis factor alpha monoclonal antibody treatment for patients with myelodysplastic syndromes. In: British journal of haematology, Jg. 116, H. 2, S. 334–337.

69. Stein, Richard S. (2003): The role of erythropoietin in the anemia of myelodysplastic syndrome. In: Clinical lymphoma, Jg. 4 Suppl 1, S. S36-40.

70. Straus, David J. (2003): Epoetin alfa therapy for patients with hematologic malignancies and mild anemia. In: Clinical lymphoma, Jg. 4 Suppl 1, S. S13-7.

71. Sugawara, T.; Endo, K.; Shishido, T.; Sato, A.; Kameoka, J.; Fukuhara, O. et al. (1993): T cell-mediated inhibition of erythropoiesis in myelodysplastic syndromes. In: American journal of hematology, Jg. 41, H. 4, S. 304–305.

72. Sulecki M, Shadduck RK Zeigler Z. (1988): Anti-thymocyte globulin for hypoplastic myelodysplastic syndrome. In: Blood, Jg. 72, H. 11, S. 229a.

73. Tamayose, K.; Sugimoto, K.; Ando, M.; Oshimi, K. (2001): Disappearance of chromosomal abnormalities and recovery of hematopoiesis after immunosuppressive therapy for hypoplastic refractory anemia with excess of blasts. In: Blood, Jg. 97, H. 8, S. 2524.

74. Tehranchi, Ramin; Fadeel, Bengt; Schmidt-Mende, Jan; Forsblom, Ann-Mari; Emanuelsson, Emma; Jadersten, Martin et al. (2005): Antiapoptotic role of growth factors in the myelodysplastic syndromes: concordance between in vitro and in vivo observations. In: Clinical cancer research : an official journal of the American Association for Cancer Research, Jg. 11, H. 17, S. 6291–6299.

75. Tichelli, A.; Gratwohl, A.; Wuersch, A.; Nissen, C.; Speck, B. (1988): Antilymphocyte globulin for myelodysplastic syndrome. In: British journal of haematology, Jg. 68, H. 1, S. 139–140.

44. Mannone, L.; Gardin, C.; Quarre, M. C.; Bernard, J. F.; Vassilieff, D.; Ades, L. et al. (2006): High-dose darbepoetin alpha in the treatment of anaemia of lower risk myelodysplastic syndrome results of a phase II study. In: British journal of haematology, Jg. 133, H. 5, S. 513–519.

45. Marsh, J. C.; Hows, J. M.; Bryett, K. A.; Al-Hashimi, S.; Fairhead, S. M.; Gordon-Smith, E. C. (1987): Survival after antilymphocyte globulin therapy for aplastic anemia depends on disease severity. In: Blood, Jg. 70, H. 4, S. 1046–1052.

46. Miescher, P. A.; Favre, H.; Beris, P. (1992): Autoimmune myelodysplasias. In: Seminars in hematology, Jg. 28, H. 4, S. 322–330.

47. Mineishi S, Filippa D. Childs B. Castro-Melaspina H. (1994): Hypoplastic myelodysplastic syndrome (MDS): clinical, hematologic, and pathologic observations in 36 cases. In: Blood, H. 84, S. 1245.

48. Molldrem, Jeffrey J.; Leifer, Eric; Bahceci, Erkut; Saunthararajah, Yogen; Rivera, Mary; Dunbar, Cynthia et al. (2002): Antithymocyte globulin for treatment of the bone marrow failure associated with myelodysplastic syndromes. In: Annals of internal medicine, Jg. 137, H. 3, S. 156–163.

49. Murphy, M. F.; Wallington, T. B.; Kelsey, P.; Boulton, F.; Bruce, M.; Cohen, H. et al. (2001): Guidelines for the clinical use of red cell transfusions. In: British journal of haematology, Jg. 113, H. 1, S. 24–31.

50. Nachtkamp K, Kündgen A. Strupp C. Gattermann N. Giagounidis A. Haas R. Germing U. (2009): Influence of different treatment strategies on the prognosis of patients with myelodysolastic syndromes (MDS). In: Leukemia research, H. in press.

51. Nimer, S. D. (1997): Platelet stimulating agents--off the launching pad. In: Nature medicine, Jg. 3, H. 2, S. 154–155.

52. Ogata, Masao; Ohtsuka, Eiichi; Imamura, Tomoyuki; Ikewaki, Junji; Ogata, Yuko; Kohno, Kazuhiro et al. (2004): Response to cyclosporine therapy in patients with myelodysplastic syndrome: a clinical study of 12 cases and literature review. In: International journal of hematology, Jg. 80, H. 1, S. 35–42.

53. Park, Sophie; Grabar, Sophie; Kelaidi, Charikleia; Beyne-Rauzy, Odile; Picard, Françoise; Bardet, Valérie et al. (2008): Predictive factors of response and survival in myelodysplastic syndrome treated with erythropoietin and G-CSF: the GFM experience. In: Blood, Jg. 111, H. 2, S. 574–582.

54. Parker, J. E.; Mufti, G. J. (2001): Excessive apoptosis in low risk myelodysplastic syndromes (MDS). In: Leukemia & lymphoma, Jg. 40, H. 1-2, S. 1–24.

55. Pasqualetti, P.; Collacciani, A.; Casale, R. (2001): Circadian rhythm of serum erythropoietin in myelodysplastic syndromes. In: European review for medical and pharmacological sciences, Jg. 4, H. 5-6, S. 111–115.

56. Passweg JR, Giagounidis A, Simcock M, Biaggi C, Aul C, Stadler M, Brauchli P, Ossenkoppele G, Hofmann W-K, Tichelli A, Ganser A (2007) Immunosuppression for patients with low and intermediate risk myelodysplastic syndromes: a prospective randomized multicenter study comparing antithymocyte globulin and cyclosporine with best supportive care. Blood 110:(ASH-abstract)

57. Porter, John; Galanello, Renzo; Saglio, Giuseppe; Neufeld, Ellis J.; Vichinsky, Elliott; Cappellini, Maria Domenica et al. (2008): Relative response of patients with myelodysplastic syndromes and other transfusion-dependent anaemias to deferasirox (ICL670): a 1-yr prospective study. In: European journal of haematology, Jg. 80, H. 2, S. 168–176.

58. Positive Impact of Iron Chelation Therapy (CT) on Survival in Regularly Transfused MDS Patients. A Prospective Analysis by the GFM. .

59. Rose, Christian: Positive Impact of Iron Chelation Therapy (CT) on Survival in Regularly Transfused MDS Patients. A Prospective Analysis by the GFM. In: ASH Annual Meeting Abstracts, Jg. 110, H. 11, S. 249.

76.   Verhoef, G. E.; Schouwer, P. de; Ceuppens, J. L.; van Damme, J.; Goossens, W.; Boogaerts, M. A.
        (1993): Measurement of serum cytokine levels in patients with myelodysplastic syndromes. In:
        Leukemia : official journal of the Leukemia Society of America, Leukemia Research Fund, U.K, Jg.
        6, H. 12, S. 1268–1272.

77.   Vichinsky, Elliott (2008): Clinical application of deferasirox: practical patient management. In:
        American journal of hematology, Jg. 83, H. 5, S. 398–402.

78.   Wandt, H.; Frank, M.; Ehninger, G.; Schneider, C.; Brack, N.; Daoud, A. et al. (1998): Safety and
        cost effectiveness of a 10 x 10(9)/L trigger for prophylactic platelet transfusions compared with
        the traditional 20 x 10(9)/L trigger: a prospective comparative trial in 105 patients with acute
        myeloid leukemia. In: Blood, Jg. 91, H. 10, S. 3601–3606.

79.   Wei, Andrew; Jackson, Shaun P. (2008): Boosting platelet production. In: Nature medicine, Jg.
        14, H. 9, S. 917–918.

80.   Wells, Richard A.; Leber, Brian; Buckstein, Rena; Lipton, Jeffrey H.; Hasegawa, Wanda; Grewal,
        Kuljit et al. (2008): Iron overload in myelodysplastic syndromes: a Canadian consensus guideline.
        In: Leukemia research, Jg. 32, H. 9, S. 1338–1353.

81.   Yazji, S.; Giles, F. J.; Tsimberidou, A-M; Estey, E. H.; Kantarjian, H. M.; O'Brien, S. A.; Kurzrock, R.
        (2003): Antithymocyte globulin (ATG)-based therapy in patients with myelodysplastic syndromes.
        In: Leukemia : official journal of the Leukemia Society of America, Leukemia Research Fund, U.K,
        Jg. 17, H. 11, S. 2101–2106.

Kapitel 10

Neue Therapieansätze in der Behandlung von Patienten mit MDS: Immunmodulatorisch oder antiangiogenetisch?

Corinna Strupp, Aristoteles Giagounidis, Rainer Haas und Norbert Gattermann

Durch die Erkenntnis einer vermehrten **angiogenetischen Aktivität** als ein pathophysiologischer Mechanismus für hämatologische Neoplasien, u.a. bei Patienten mit MDS, wurde ein völlig neuer **Therapieansatz** für die Behandlung von Patienten mit MDS entwickelt. Die Hypothese, dass Angiogenese eine wichtige Rolle in der Tumorbiologie spielt, galt lange nur für solide Tumoren. Im Dezember 1999 erschien die erste größere Arbeit von Pruneri et al. zur Bedeutung der Angiogenese bei MDS-Patienten [15]. Bei 82 Patienten konnte eine erhöhte MVD mit durchschnittlich 21 Mikrogefäßen im Vergleich zu gesunden Probanden mit sechs pro Gesichtsfeld gezeigt werden. Es folgten weitere Publikationen, die sowohl eine erhöhte Gefäßdichte im Knochenmark als auch erhöhte pro-angiogenetische Faktoren bei Patienten mit MDS zeigten [1, 9, 3, 8, 12, 20].
Zur Untersuchung der Wirksamkeit von Thalidomid in Hinblick auf die Verbesserung von Zytopenien und Transfusionsbedarf führten wir eine Phase II-Studie bei 34 Patienten mit MDS (RAEB-T 5, RAEB 4, CMML 3, RARS 6 und RA 16) durch [18]. Die Charakteristika der Patienten zum Zeitpunkt der Studie sind in Tabelle 1 zusammengefasst.

Thalidomid wurde einmal täglich abends in einer 100 mg Dosis eingenommen und wöchentlich um 100 mg gesteigert bis maximal 500 mg/d bzw. bis zur individuell tolerablen Dosis oder bis zur hämatologischen Wirksamkeit, die an der Verbesserung des Blutbildes oder einer Reduktion des Transfusionsbedarfs erkennbar war. Bei Auftreten unerwünschter Effekte wie z.B. einer peripheren Polyneuropathie oder allergischer Hautreaktionen wurde das Thalidomid sofort abgesetzt. Zur Vermeidung von unerwünschten Nebenwirkungen wurde die tägliche Thalidomid-Dosis bei Ansprechen langsam wieder reduziert. 29 von 34 Patienten konnten für ein hämatologisches Ansprechen ausgewertet werden. Insgesamt 19 Patienten profitierten von der Thalidomidtherapie: Sie nahmen das Thalidomid mit einer medianen Dosis von 400 mg/d (200-500 mg/d) durchschnittlich über einen Zeitraum von zehn Monaten (Spanne 5-17). Der früheste therapeutische Effekt war nach sechs Wochen erkennbar. Zumeist trat eine Verbesserung der Blutwerte nach 8-10 Wochen auf. Neun Patienten (3 RA, 1 RARS, 2 RAEB und 3 RAEB-T) erreichten eine partielle Remission nach den IWG-Kriterien für MDS mit normalen peripheren Blutwerten und teils sogar einer Reduktion des Blastenanteils im Knochenmark (**Abb. 1**). Zu betonen ist, dass weiterhin Dysplasiezeichen, wie z.B. Ringsideroblasten oder Mikromegakaryozyten, im Knochenmark zu finden waren, so dass keine komplette Remission diagnostiziert werden konnte. Die Zellularität im Knochenmark sowie die Dysplasiezeichen blieben während der Thalidomidtherapie nahezu unverändert, lediglich die Reduktion der Blasten war bei den Patienten, die klinisch ansprachen, signifikant von durchschnittlich 22% auf 8%. Die durchschnittliche Dauer der Remission betrug zehn Monate (6-18 Monate).

Tabelle 1: Patientencharakteristika

Patient Nr. (Geschlecht)	Alter	FAB-Subtyp (Diagnose)	Zytogenetischer Subtyp (IPSS)	Vorbehandlung	Risiko-gruppe (IPSS)	Transfusions-bedarf in den 3 Monaten vor Thalidomid
1 (w)	54	RA ('93)	Niedrigrisiko	-	INT-1	12 EK
2 (m)	57	RARS ('98)	Hochrisiko	Erythropoietin Vit. B6	INT-1	12 EK
3 (m)	59	RAEB ('93)	Hochrisiko	-	HOCH	12 EK
4 (w)	59	RAEB ('98)	Niedrigrisiko	Idarubicin + Etoposid +Cytarabin	INT-2	-
5 (w)	59	CMML ('00)	Hochrisiko	-	INT-2	-
6 (w)	61	RA ('90)	Niedrigrisiko	ALG, CSA, Danazol	INT-1	12 EK, 24 TK
7 (m)	62	RA ('99)	Hochrisiko	ALG,Danazol	INT-2	12 EK, 24 TK
8 (w)	62	RA ('92)	Niedrigrisiko	Erythropoietin	INT-1	12 EK
9 (m)	63	RAEB-T ('00)	Niedrigrisiko	-	HOCH	-
10 (m)	63	RAEB ('97)	Niedrigrisiko	Idarubicin + Etoposid + Cytarabin	INT-2	6 EK, 12 TK
11 (m)	64	RAEB-T ('00)	Hochrisiko	Erythropoietin Vit. B 6	HOCH	6 EK, 24 TK
12 (m)	64	RA ('00)	Hochrisiko	-	INT-2	12 EK, 24 TK
13 (w)	65	RA ('88)	Hochrisiko	ALG	INT-1	8 EK
14 (w)	65	RA ('00)	Niedrigrisiko	-	INT-1	12 EK
15 (m)	66	RA ('00)	Niedrigrisiko	Erythropoietin	INT-1	8 EK
16 (w)	68	RA ('99)	Niedrigrisiko	-	NIEDRIG	6 EK
17 (m)	69	CMML('99)	Niedrigrisiko	Hydroxyurea	INT-1	-
18 (m)	70	RA ('00)	Niedrigrisiko	-	NIEDRIG	8 EK
19 (w)	71	RAEB-T ('99)	Niedrigrisiko	-	HOCH	4 EK
20 (m)	71	RA ('99)	Hochrisiko	-	INT-1	12 EK
21 (m)	72	RAEB-T ('00)	Hochrisiko	-	HOCH	12 EK
22 (w)	72	RA ('01)	Niedrigrisiko	-	INT-1	12 EK
23 (w)	72	RA ('01)	Intermediärrisiko	-	INT-1	12 EK, 6 TK
24 (w)	72	RARS ('95)	Niedrigrisiko	-	NIEDRIG	4 EK
25 (m)	73	CMML ('99)	Niedrigrisiko	-	NIEDRIG	-
26 (m)	75	RARS ('99)	Hochrisiko	-	INT-2	8 EK
27 (w)	75	RA ('00)	Intermediärrisiko	Erythropoietin	INT-1	8 EK
28 (w)	75	RAEB ('00)	Hochrisiko	-	HOCH	6 EK
29 (m)	77	RAEB-T ('99)	Niedrigrisiko	-	HOCH	-
30 (w)	77	RARS ('99)	Hochrisiko	-	INT-2	6 EK, 22 TK
31 (m)	78	RARS ('99)	Hochrisiko	-	INT-2	16 TK
32 (w)	80	RARS ('97)	Hochrisiko	-	INT-2	6 EK
33 (m)	81	RA ('00)	Intermediärrisiko	-	INT-1	8 EK
34 (m)	83	RA ('00)	Hochrisiko	-	INT-2	12 EK, 24 TK

Abb. 1: Klinischer Verlauf der neun Patienten mit partieller Remission

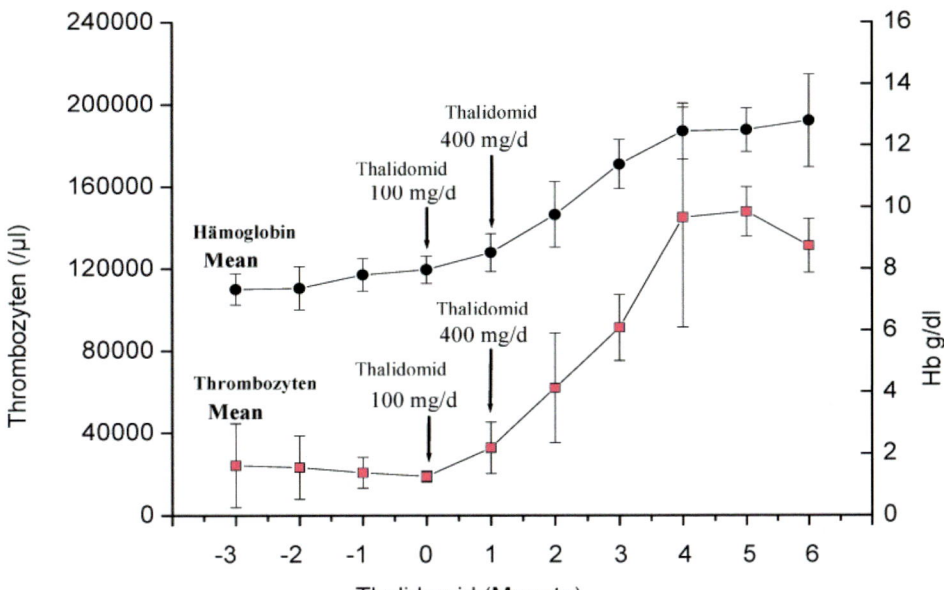

Zwei Patienten mit RAEB-T erlitten ein Rezidiv ihrer Erkrankung nach 8 bzw. 16 Monaten. Vier Patienten (RARS, RAEB, RAEB-T, CMML), erreichten ein komplette **Transfusionsfreiheit (**„major response"**),** während sechs Patienten (5 RA, 1 RARS) lediglich eine Reduktion ihres Transfusionsbedarfes erreichten (**„minor response"**).

Das hämatologische Ansprechen wurde gemäß den IWG-Kriterien für MDS bewertet und auf Korrelation mit FAB-Typ, Chromosomenveränderungen und IPSS-Subtyp hin analysiert. Zu betonen ist, dass ein hämatologisches Ansprechen auf Thalidomid weder mit einem bestimmten FAB-Subtyp noch mit einem speziellen Karyotyp oder IPSS-Subtyp korrelierte. So erreichten drei Patienten mit einer RAEB-T eine partielle Remission ebenso wie drei Patienten mit einer RA. Von den 14 Patienten mit Hochrisiko-Karyotyp erreichten vier Patienten eine PR, drei Patienten erreichten eine Transfusionsfreiheit.

Im Gegensatz zu anderen Arbeiten [6, 13, 16, 17, 21] konnten wir zeigen, dass auch Patienten mit Hochrisikoprofil von einer Thalidomidtherapie einen Nutzen hatten.

Müdigkeit (35%) und Obstipation (32%) waren die häufigsten Nebenwirkungen (**Tabelle 2**). Bei zwei Patienten trat eine tiefe Beinvenenthrombose während des Anstiegs der Thrombozyten auf, drei Patienten zeigten Zeichen einer beginnenden peripheren Polyneuropathie, die jedoch nach Absetzen des Thalidomids vollständig reversibel war.

Tabelle 2: Nebenwirkungen des Thalidomids

Nebenwirkungen	200 mg/d n= 4	300 mg/d n= 2	400 mg/d n= 25	500 mg/d n= 3
Müdigkeit	2	2	8	1
Obstipation	1	1	8	2
Periphere Neuropathie	1	0	1	1
Thrombose	0	0	2	
Ausschlag	1	0	0	
Ödeme	0	0	3	

Wenngleich es uns nicht möglich war, prädiktive Parameter für ein Ansprechen auf eine Thalidomidtherapie zu identifizieren, konnten wir als erste Gruppe ein signifikantes zytogenetisches Ansprechen von Patienten auf ein immunmodulatorisches Medikament zeigen [19]. Sowohl Patienten mit einem Niedrig-Risiko Karyotyp nach IPSS wie die 5q-minus-Anomalie als auch Patienten mit komplex verändertem Karyotyp zeigten ein anhaltendes Ansprechen bis hin zur „Major Response". Da bei etwa 50% der MDS-Patienten Chromosomenaberrationen auftreten, ist dies klinisch relevant. Anhand einer retrospektiven Analyse konnten wir als eines der ersten Zentren Daten zum zytogenetischen Ansprechen auf Thalidomid in einer größeren Patientengruppe zeigen. Von 57 MDS-Patienten (13 RAEB-T, 8 RAEB, 3 CMML, 13 RARS, und 20 RA), die eine Thalidomidtherapie erhielten mit einer medianen Dosis von 250 mg/d (100-400 mg/d), waren 45 Patienten bezüglich des hämatologischen Ansprechens (13 PR, 5 MaR, 6 MiR, 12 NR, 6 SD, 3 PD) auswertbar. Zwölf Patienten brachen die Thalidomidtherapie innerhalb eines Monats wegen Nebenwirkungen (Müdigkeit, Obstipation) ab. Bei knapp der Hälfte dieser Patienten lagen auch wiederholte zytogenetische Analysen vor, so dass 22 Patienten hinsichtlich des zytogenetischen Ansprechens auswertbar waren. Insgesamt haben nur vier Patienten von 21 Patienten mit einem auffälligen Karyotyp eine zytogenetische Remission erreicht. Beide Hoch-Risiko Patienten (RAEB-T, 46,XY,t(2;17),del(5)(q 13q33),-20 und RARS, 45, XX,-7,del(12)(p12)), erzielten eine sogenannte „Major Response", bei der keine chromosomalen Veränderungen mehr nachweisbar waren; die beiden anderen Patienten (5q—Syndrom) erreichten eine „Minor Response" mit mehr als 50%iger Reduktion der betroffenen Metaphasen. Drei Patienten zeigten im Verlauf eine Zunahme der chromosomalen Veränderungen einhergehend mit einem klinischen Progress, 15 Patienten zeigten keine Veränderungen ihres Karyotyps im Verlauf unabhängig von ihrem hämatologischen Ansprechen (7 PR, 2 MaR, 1 MiR, 2 SD, 3 NR). Ein zytogenetisches Ansprechen war immer mit einem hämatologischen Ansprechen assoziiert. Diese Patienten zeigten zudem ein längeres hämatologisches Ansprechen auf Thalidomid. Das zytogenetische Ansprechen hielt median 20 Monate an (7-33).

Trotz der Wirksamkeit des Thalidomids liegt die Abbruchquote einer dauerhaften Thalidomidtherapie, wie sie bei Patienten mit Myelodysplastischem Syndrom klinisch am effektivsten erscheint, bei bis zu 50%. Besonders Müdigkeit, Obstipation und periphere Polyneuropathie werden von den Patienten als Grund angegeben, oftmals die Therapie trotz klinischer Wirksamkeit abzubrechen. Wichtig sind in diesem

Zusammenhang eine genaue Aufklärung der Patienten über das Medikament und seine Nebenwirkungen sowie eine engmaschige Kontrolle, um irreversible Schäden zu vermeiden.

Trotz intensiver Forschung gelang es bisher nicht, den genauen Wirkmechanismus des Thalidomids aufzuklären, und die Hypothese der anti-angiogenetischen Wirkung konnte bislang nicht eindeutig bewiesen werden. Desweiteren ist unklar, warum Patienten, die initial klinisch angesprochen haben, ein Rezidiv trotz Thalidomiddauertherapie erleiden, während andere Patienten nach Abbruch der Therapie weiterhin in Remission bleiben. Eine Resistenzentwicklung der angiogenen Strukturen erschien initial unmöglich aufgrund ihrer genetischen Stabilität [2] und wurde als Vorteil gegenüber der Chemotherapie dargestellt, wo es aufgrund der genetischen Instabilität der Tumorzelle oftmals zu einer Resistenzentwicklung kommt [5, 14].

Die Klinischen Studien zu Thalidomid, seiner Wirksamkeit und seinen Nebenwirkungen, die seinen Einsatz klar limitieren, waren Vorreiter und Grundlage für die Weiterentwicklung immunomodulatorischer Substanzen, den sog. **IMiDs®,** die durch systematische chemische Veränderungen am Thalidomid, dem Ursprungsmolekül, entstanden sind. Der Wirkungsmechanismus von **Lenalidomid** beinhaltet, wie Thalidomid, antineoplastische, antiangiogene, erythropoesestimulierende und immunmodulierende Eigenschaften. Im Speziellen hemmt Lenalidomid die Proliferation bestimmter hämatopoetischer Tumorzellen (einschließlich Myelomzellen und Zellen mit Chromosom-5-Deletionen); es fördert die T-Zell-vermittelte und NK-Zell-vermittelte Immunität und erhöht die Anzahl von NKT-Zellen; es hemmt die Angiogenese durch Blockade der Migration und Adhäsion von Endothelzellen sowie die Bildung von Mikrogefäßen; es steigert die fetale Hämoglobinproduktion durch CD34+ hämatopoetische Stammzellen und es hemmt die Produktion von proinflammatorischen Zytokinen (z.B. TNF-α und IL-6) durch Monozyten (**Abb. 2**).

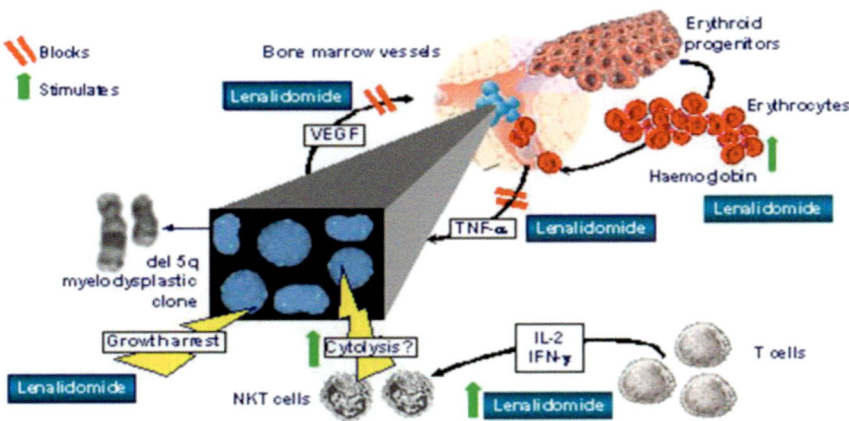

Abb. 2:

Lenalidomid ist der erste Vertreter der IMiDs®, der in den USA für die Behandlung von transfusionsabhängigen Patienten mit einem Niedrig-Risiko oder Intermediär I-Risiko MDS mit Nachweis einer 5q-Deletion mit oder ohne weitere chromosomale Veränderungen zugelassen ist. Zunächst wurde Lenalidomid bei **allen MDS-Subtypen** getestet mit Erreichen einer Transfusionsfreiheit in 27%. Bei MDS Patienten mit isolierter 5q-Anomalie wurden neben einer Transfusionsfreiheit in 65%, eine zytogenetische Remission in 45% erzielt [10]. Bei Patienten mit zusätzlichen Aberrationen werden zytogenetische Remissionen in etwa 25% der Fälle erreicht. Die mediane Dauer des Ansprechens liegt im Größenbereich von 75 Wochen. Bei Patienten mit normalem Karyotyp sind erythroide Ansprechraten von knapp 60 Prozent beobachtet worden, allerdings liegt in dieser Patientengruppe das mediane Ansprechen unter 1 Jahr (43 Wochen). Patienten mit anderen Karyotypanomalien sprechen nur gelegentlich auf die Lenalidomidbehandlung an. Die häufigsten Nebenwirkungen sind Neutropenie und Thrombozytopenie (**Tabelle 3**), die engmaschige Blutbildkontrollen innerhalb der ersten 8 Wochen der Behandlung erforderlich machen und oftmals eine Reduktion der Tagesdosis von 10 mg/d auf 5 mg/d oder sogar eine vorübergehende Therapiepause notwendig machen.

Tabelle 3:   Vergleich klinischer, biologischer und molekularer Eigenschaften von Thalidomid und Lenalidomid (modifiziert nach Giagounidis et al. [7])

	Thalidomide	**Lenalidomide**
Teratogene Effekte (Tiermodell)	+	+
Suppression von TNF-α, IL-6	+	+++
Stimulation von IL-10, IL-2, IFN-γ	+	+++
Antiangiogenetische Effekte	+	++
Neutropenie	+	+++
Thrombozytoepnie	-	+++
Obstipation	++	−
Polyneuropathie	++	−
Sedation	+++	−
Venenthrombose	+	(+)*
T-Zell stimulierende Effekte	+	++
Verstärkung der Zytotoxizität der NK-Zellen	+	+
Reduktion von Tumorwachstum in Vivo (SCID-Maus)	+	++

*VT stellt für MDS-Patienten kein klinisches Problem dar, eher für Myelom-Patienten

Lenalidomid stellt mittlerweile die Standardbehandlung für Patienten mit einer 5q-minus-Anomalie dar. Anders als erhofft ist der Wirkstoff Lenalidomid nicht frei von teratogenen Wirkungen: In tierexperimentellen Untersuchungen wurden dieselben Extremitäten- und Gliedmaßenfehlbildungen wie durch Thalidomid ausgelöst [4], so dass eine strikte Antikontrazeption bei Patientinnen im gebärfähigen Alter unabdingbar ist. Eine weitere Beobachtung in den Zulassungsstudien von Lenalidomid war, dass bei 7,7% der Patienten das MDS in eine AML übergegangen ist. Daher wurde die europaweite Zulassung des Lenalidomids für MDS-Patienten zunächst gestoppt.

Auf der Jahrestagung der europäischen Gesellschaft für Hämatologie (European Hematology Association, EHA) 2008 in Kopenhagen konnte mithilfe von Daten aus dem Düsseldorfer MDS-Register eine Auswertung vorgestellt werden, in der Patienten aus der MDS-003-Studie, die Lenalidomid erhielten, vergleichbaren Patienten aus dem Düsseldorfer MDS Register, die kein Lenalidomid erhielten, gegenübergestellt wurden [11]. Dabei zeigt sich kein erhöhtes Risiko unter einer Lenalidomid-Therapie eine AML zu entwickeln oder zu versterben.

Literatur

1. Alexandrakis MG, Passam FH, Pappa CA, Damilakis J, Tsirakis G, Kandidaki E, Passam AM, Stathopoulos EN, Kyriakou DS. Serum evaluation of angiogenic cytokine basic fibroblast growth factor, hepatocyte growth factor and TNF-alpha in patients with myelodysplastic syndromes: correlation with bone marrow microvascular density. Int J Immunopathol Pharmacol 2005, 18: 287-295

2. Boehm T, Folkman J, Browder T, O'Reilly MS. Antiangiogenic therapy of experimental cancer does not induce acquired drug resistance. Nature 1997, 390: 404-407

3. Brunner B, Gunsilius E, Schumacher P, Zwierzina H, Gastl G, Stauder R. Blood levels of angiogenin and vascular endothelial growth factor are elevated in myelodysplastic syndromes and in acute myeloid leukemia. J Hematother Stem Cell Res 2002, 11: 119-125

4. Celgene, Juni 2008

5. Dalton WS. Mechanisms of drug resistance in hematologic malignancies. Semin Hematol 1997, 34: 3-8

6. Dourado CMC, Seixas-Silva JA, Besa EC: Response to Thalidomide in 9 patients with myelodysplastic syndromes: a promising treatment for early or post-chemotherapy in late forms of MDS. Blood 2000, 96: 260 b

7. Giagounidis AA, Germing U, Haase S, Aul C. Lenalidomide: a brief review of its therapeutic potential in myelodysplastic syndromes. Ther Clin Risk Manag. 2007; 3: 553–562

8. Hu Q, Dey AL, Yang Y, Shen Y, Jilani IB, Estey EH, Kantarjian HM, Giles FJ, Albitar M. Soluble vascular endothelial growth factor receptor 1, and not receptor 2, is an independent prognostic factor in acute myeloid leukemia and myelodysplastic syndromes. Cancer 2004, 100: 1884-1891

9. Korkolopoulou P, Apostolidou E, Pavlopoulos PM, Kavantzas N, Vyniou N, Thymara I, Terpos E, Patsouris E, Yataganas X, Davaris P. Prognostic evaluation of the microvascular network in myelodysplastic syndromes. Leukemia 2001, 15: 1369-1376

10. List A, Dewald G, Bennett J, Giagounidis A, Raza A, Feldman E, Powell B, Greenberg P, Thomas D, Stone R, Reeder C, Wride K, Patin J, Schmidt M, Zeldis J, Knight R; Myelodysplastic Syndrome-003 Study Investigators. Lenalidomide in the myelodysplastic syndrome with chromosome 5q deletion. N Engl J Med 2006, 355: 1456-1465

11. List A.F ,Giagounidis, A., N. Brandenburg, K. Wride, A. Glasmacher, U. Germing. Risk factors for AML transformation and mortality in transfusion-dependent deletion 5q MDS. EHA 2008, Abstr. 0714

12. Lundberg LG, Hellström-Lindberg E, Kanter-Lewensohn L, Lerner R, Palmblad J. Angiogenesis in relation to clinical stage, apoptosis and prognostic score in myelodysplastic syndromes. Leuk Res 2006, 30: 247-253

13. Mundle S, Zorat F, Shetty V, Allampallam K, Alvi S, Lisak L, Little L, Dean L, Nascimben F, Ekbal M, DuRandt M, Broderick E, Venugopal P, Raza A: Biologic determinents of clinical response to thalidomide in myelodysplasia. Blood 2000, 96: 146 a

14.   Pommier Y, Sordet O, Antony S, Hayward RL, Kohn KW. Apoptosis defects and chemotherapy resistance: molecular interaction maps and networks. Oncogene 2004, 23: 2934–2949

15.   Pruneri G, Bertolini F, Soglio D, Carboni N, Cortelezzi A, Ferrucci PF, Buffa R, Lambertenghi-Deliliers G, Pezzella F: Angiogenesis in myelodysplastic syndromes. Br J Cancer 1999, 81: 1398-1401

16.   Raza A: Anti-TNF Therapies in Rheumatoid Arthritis, Crohn´s Disease, Sepsis, and Myelodysplastic Syndromes. Microsc Res Tech 2000, 50: 229-235

17.   Raza A, Lisak L, Little L, Ekbal M, duRandt M, Ali E, Nascimben F, Tareen M, Venugopal P: Thalidomide as single agent or in combination with topotecan, pentoxifylline and/or enbrel in myelodysplastic syndromes (MDS). Blood 2000, 96: 146 a

18.   Strupp C, Germing U, Aivado M, Misgeld E, Haas R, Gattermann N. Thalidomide for the treatment of patients with myelodysplastic syndromes. Leukemia 2002, 16: 1-6

19.   Strupp C, Hildebrandt B, Germing U, Haas R, Gattermann N. Cytogenetic response to thalidomide treatment in three patients with myelodysplastic syndrome. Leukemia 2003, 17: 1200-1202

20.   Wimazal F, Krauth MT, Vales A, Böhm A, Agis H, Sonneck K, Aichberger KJ, Mayerhofer M, Simonitsch-Klupp I, Müllauer L, Sperr WR, Valent P. Immunohistochemical detection of vascular endothelial growth factor (VEGF) in the bone marrow in patients with myelodysplastic syndromes: correlation between VEGF expression and the FAB category. Leuk Lymphoma 2006, 47: 451-460

21.   Zorat F, Shetty V, Dutt D, Lisak L, Nascimben F, Allampallam K, Dar S, York A, Gezer S, Venugopal P, Raza A. The clinical and biological effects of thalidomide in patients with myelodysplastic syndromes. Br J Haematol 2001, 115: 881-894

Epigenetische Therapieansätze in der Behandlung von Patienten mit Myelodysplastischem Syndrom- eine neue Generation von Medikamenten

Andrea Kündgen, Michael Lübbert, Norbert Gattermann

11.1 Zusammenfassung

Epigenetische Dysregulation spielt eine wichtige Rolle in der Entwicklung von Krebs. Das große Interesse der Hämatologie und Onkologie an der Epigenetik ergibt sich aus der Tatsache, dass epigenetische Veränderungen, im Gegensatz zu genetischen, im Prinzip pharmakologisch umkehrbar sind. Zu den derzeit in klinischen Studien verwendeten epigenetisch wirksamen Arzneimitteln zählen die Histon-Deacetylase Inhibitoren (HDACi) und die DNA-Methyltransferase(DNMT)-Inhibitoren. Die erste für die Behandlung des Myelodysplastischen Syndroms (MDS) zugelassene Therapie war der DNMT-Inhibitor 5-Azacytidine. Gegenwärtig sind zwei von drei der von der FDA zugelassenen Arzneimittel für die MDS-Therapie, 5-Azacytidine und 5-Aza-2´-Deoxycytidine, epigenetisch wirksame Pharmaka. Jüngste klinische Studien untersuchen neue Dosierungsschemata, Verabreichungsformen und Kombinationsmöglichkeiten. Es sind mehrere strukturell unterschiedliche HDACi entwickelt worden. Die bisher verfügbaren Daten beschränken sich leider größtenteils auf Phase-I und einige wenige Phase-II Studien. Die meisten Erfahrungen in der Behandlung von Patienten mit MDS und Akuter Myeloischer Leukämie (AML) wurden mit dem Antikonvulsivum Valproinsäure gesammelt. Dieser Übersichtsartikel fasst die existierenden klinischen Erfahrungen mit HDAC- und DNMT-Inhibitoren zusammen.

1.2 Einführung

Epigenetische Veränderungen sind sehr wichtig für die Entwicklung und Progression maligner Erkrankungen. Epigenetische Deregulation ist definiert als Veränderung in der Genexpression, welche durch andere Mechanismen, als durch die Abwandlungen in der DNA-Sequenz selbst, vermittelt wird. Diese Mechanismen beinhalten Modifizierungen von Core-Histon-Proteinen, Änderungen im Methylierungsstatus der DNA und Beeinflussung durch die RNA [2]. Die große Bedeutung der zytogenetischen Veränderungen für die Entwicklung und Prognose des Myelodysplastischen Syndroms ist erwiesen und in der klinischen Routine etabliert. Die Rolle der epigenetischen Veränderungen ist derzeit eines der spannendsten Felder in der klinischen und präklinischen Erforschung der myeloischen Erkrankungen. Dies ergibt sich vor allem aus der Tatsache, dass es bei epigenetischen, im Gegensatz zu genetischen Veränderungen, möglich ist, diese pharmakologisch aufzuheben und hierdurch die Funktion inaktivierter Gene wiederherzustellen. Zurzeit werden zwei verschiedene Gruppen epigenetisch wirksamer Arzneistoffe erforscht: Die Histon-Deacetylase-Inhibitoren (HDACi) und die DNA-Methyltransferase-Inhibitoren (DNMT). Zwei der drei gegenwärtig von der FDA für die Behandlung des Myelodysplastischen Syndroms zugelassenen Arzneistoffe gehören zu der Gruppe der DNMT-Inhibitoren.

11.3 HDAC- Inhibitoren

Die **Histondeacetylasen (HDACs)** sind, zusammen mit den Histonacetyltransferasen (HATs), beteiligt an der Chromatinmodifikation, welche eine entscheidende Rolle in der Regulation von Gen-Transkription spielt. Histondeacetylierung bewirkt eine positive Ladung von Lysinreste der Core-Histonproteine, woraus eine starke Interaktion der DNA mit den Histonen sowie ein transkriptionell inaktiver Status des Chromatins resultiert. Im Gegensatz dazu neutralisiert die Histonacetylierung diese positive Ladung, wodurch DNA-Histon-Interaktionen auseinanderbrechen und eine „offenen" Konformation entsteht. Diese ermöglicht erst die Anlagerung von Transkriptionsfaktoren. Es wird angenommen, dass eine Behandlung mit HDACi auf diese Weise zu einer Derepression von inaktivierten Tumorsuppressorgenen führt [24]. Dieses Modell mag stark vereinfacht sein, da sich nur eine kleine Anzahl an Genen nach der Behandlung mit HDACis verändert und ein annähernd gleicher Anteil vermehrt exprimiert wie reprimiert wird. Dennoch veranschaulicht das Modell den grundlegenden Mechanismus [46].

Für die AML ist eine abnorme Aktivität verschiedener **HATs** und **HDACs** nachgewiesen worden. Die HATs p300 und das CRE-bindende Protein (CREB), die als Tumorsuppressorgene gelten, sind häufig inaktiviert und Fusionsproteine wie AML1-ETO und PML-RARα rekrutieren HDAC Co-Repressor Komplexe, um Zielgene zu unterdrücken [2]. HDACi haben die Fähigkeit Differenzierung, Zellzyklusarrest und Apoptose, sowohl durch die extrinsische, als auch durch die intrinsische Signalkaskade, zu induzieren. Es existieren etliche strukturell verschiedene, natürlich vorkommende und synthetische HDACis. Von diesen haben die kurzkettigen Fettsäuren (SCFAs) wie Butyrat, Phenylbutyrat (PB) und Valproinsäure (VPA) die einfachste Struktur. Die **wirksamsten HDACi** wie Trichostatin A und SAHA (**suberoylanilide hydroxamic acid, Vorinostat**) gehören zu den **Hydroxamsäurederivaten**. Die synthetischen Benzamidderivate MS-275 und CI-944 sowie das zyklische Tetrapeptid Depsipeptide (FK228) und Apicidin werden zurzeit in klinischen Studien untersucht [2]. MDS ist gekennzeichnet durch Reifungsstörungen klonaler hämatopoetischer Vorläuferzellen. Das Hoch-Risiko MDS stellt ein präleukämisches Stadium dar. Das MDS stellt damit eine geeignete Erkrankung dar, um die Wirksamkeit von HDAC-Inhibitoren in vivo zu untersuchen.

11.4 Inhibition von DNA-Methylierung

CpG-Dinukleotide sind infolge der spontanen Desaminierung der relativ instabilen Base 5-Methylcytosin zu Uracil im Genom der Säugetiere stark unterrepräsentiert. Im Gegensatz zum Rest des Genoms zeigen bestimmte Regionen eine hohe Dichte an CpG Dinukleotiden. Diese Regionen werden CpG-islands genannt wenn sie folgende Kriterien erfüllen: eine Größe von 200 bis 5000 Basenpaaren (bps), CG-Reichtum (60-70%), keine Unterdrückung der CpG-Frequenz. CpG-islands befinden sich am häufigsten in regulatorischen Regionen des Genoms, hauptsächlich in Promotor- und in 5`kodierenden-Regionen [25]. Dagegen sind nonpromotor- CpG Dinukleotide im Wesentlichen in den repetitiven DNA-Regionen, wie zum Beispiel in der repetitiven Alu-Sequenz, lokalisiert. Die Methylierung des Promotors in nicht-neoplastischen Geweben kann bei selektiv inaktivierten Allelen von imprinteten Genen und bei Genen, welche auf dem inaktivierten X-Chromosom bei Frauen lokalisiert sind, gefunden werden.

Die **Methylierung der CpG-islands** ist mit inaktivem Chromatin sowie mit einer Repression der Gentranskription assoziiert [1]. Die Mechanismen der transkriptionellen Repression beinhalten direkte Interaktionen der methylierten DNA mit regulatorischen Proteinen, die Bindung von methylierte DNA-bindenden Proteinen und die Rekrutierung inaktivierender Komplexe. Methylierte DNA- bindende Proteine wie zum Beispiel das Methyl-CpG-bindende Protein 2 bilden Komplexe mit Co-Repressoren, welche Histondeacetylasen enthalten. Die Interaktionen von DNA-Methyltransferasen mit methylierte DNA-bindenden Proteinen und Histondeacetylasen verknüpfen die DNA-Methylierung und die Histondeacetylierung funktionell mit der transkriptionellen Repression [51].

Eine neue Studie von Weber et al. bezieht, die Verteilung und das **Silencing-Potential** der Promotor-DNA-Methylierung auf das gesamte humane Genom [48]. In dieser Arbeit wurde die DNA-Methylierung, die Besetzung der RNA durch Polymerasen und die Histonmodifikation an 16000 Promotoren in verschiedenen primären humanen Zellen gemessen. CpG-arme Promotoren waren in somatischen Zellen hypermethyliert, was ihre Transkriptionsaktivität jedoch nicht verminderte. CpG-reiche Promotoren dagegen waren, auch wenn sie transkriptionell inaktiv waren, größtenteils nicht methyliert. Promotoren mit nur wenigen CpG-Inseln stellten eindeutig bevorzugte Angriffsziele für die de novo Methylierung in somatischen Zellen dar. Interessanterweise waren die meisten gewebespezifischen Gene in somatischen Zellen methyliert, was eine zusätzliche funktionelle Selektion impliziert. Beachtenswert in dieser Studie ist, dass inaktive Promotoren mit unmethylierten CpG-islands höhere Level einer Dimethylierung von Lysin 4 und Histon H3 aufwiesen. Dies könnte darauf hindeuten, dass diese spezielle Chromatinmodifikation Promotoren vor der DNA-Methylierung schützt.

In den letzten Jahren sind bei einer großen und wachsenden Anzahl von Genen **Methylierungsänderungen** in hämatopoetischen Neoplasien entdeckt worden. Die Untersuchungen haben sich auf Gene, welche in die Zellzyklusregulation involviert sind, auf Tumorsuppressorgene und auf andere Gene des Wachstums, der Differenzierung und der Zelladhäsion konzentriert. Die auffallende Spezität einiger durch Methylierung inaktivierter Gene fordert weitere Forschungsarbeit. So sind zum Beispiel die Gene p15 oder INK4B, aber nicht die eng verbundenen Gene p16 oder INK4A, in myeloischen Neoplasien und bei der akuten lymphatischen Leukämie häufig hypermethyliert. Dagegen ist p16 oft in soliden Tumoren und Non-Hodgkin-Lymphomen methyliert [8].

Promotormethylierung wurde zum Beispiel bei der Promyelozytenleukämie mit Expression des chimären Transkriptionsfaktors PML-RARα nachgewiesen. Dieser Transkriptionsfaktor vermittelt die Inaktivierung von RARα-Zielgenen über DNA-Methylierung, indem er die DNA-Methyltransferase 3a rekrutiert. Die in vitro-Behandlung mit Retinsäure bewirkte die Demethylierung des Promotors, woraus die Reexpression von Genen und eine zelluläre Differenzierung resultierte [10]. Auf diese Weise wurde die Verbindung zwischen genetischen Veränderungen (Bildung von Fusionsproteinen) und epigenetischen Modifikationen (Hypermethylierung) erstmals nachgewiesen. Interessanterweise konnte kürzlich gezeigt werden, dass das AML-spezifische Fusionsprotein AML1-ETO, hervorgehend aus einer Translokation

(8;21), als epigenetischer Modifikator agiert. Vor allem wirkt das AML1-ETO-Protein der Retinsäure entgegen, indem es an einem Proteinkomplex mit RARα an RA regulatorischen Regionen des RARbeta 2 –Promotors beteiligt ist. Es wurde gezeigt, dass AML1-ETO HDAC, DNMT und DNA-methyl-CpG bindende Proteine rekrutiert und so eine geschlossene Chromatinkonformation begünstigt. Interessanterweise kehrten sowohl das demethylierende Agens 5-Azacytidine als auch AML1-ETO knock down durch siRNA diese epigenetischen Veränderungen um und es kam zu einer Differenzierung myeloischer Blasten. Vor kurzem konnte dieselbe Arbeitsgruppe auch eine direkte funktionelle Interaktion zwischen AML1-ETO und miR-223 feststellen, die ebenfalls durch demethylierende Substanzen umgekehrt werden konnte [13].

11.4 Klinische Studien

a) HDAC-Inhibitoren

2001 konnten zwei verschiedene Forschungsarbeiten zeigen, dass das Antikonvulsivum VPA als Inhibitor von HDAC agiert und in der Lage ist, eine Differenzierung in malignen Knochenmarkszellen auszulösen [23]. Diese Wirkung wird durch all-trans Retinsäure (ATRA) gesteigert. Aufgrund dieser Studien beschlossen wir, VPA in der Behandlung von Patienten mit MDS und AML zu untersuchen. VPA wurde in einer Serumkonzentration von 50-100µg/ml eingesetzt. Initial wurden 23 AML und MDS-Patienten untersucht. Es wurde entweder VPA alleine oder in Kombination mit all-trans Retinsäure ATRA (80mg/m2/Tag, jede zweite Woche) verabreicht. In dieser Pilotstudie betrug die Gesamt-Ansprechrate 35%. Interessanterweise betrug sie für Patienten mit VPA-Monotherapie 44%, während keiner von fünf Patienten, welche von Anfang an die Kombinationsbehandlung erhielten, ansprach. Es ergab sich zudem eine Tendenz zu höheren Ansprechraten bei Patienten mit Niedrig-Risiko MDS. Dennoch zeigten drei von neun Patienten mit einem erhöhten Blastenanteil eine Blastenreduktion [29].

Mittlerweile existieren Follow-up Daten von 122 Patienten [28]. Neunzig Patienten erhielten die VPA-Monotherapie, zweiundreißig Patienten erhielten von Beginn an die Kombination mit ATRA. Zweiundsechzig Patienten hatten eine AML und die Restlichen verschiedene Subtypen eines MDS. Die Ansprechrate aller Patienten betrug, nach den Kriterien der International Working Group (IWG) für MDS, 20%. Dies beinhaltete eine komplette Remission (CR), eine partielle Remission (PR) und zweiundzwanzig Patienten mit Blutbildverbesserungen (hematologic improvement, HI). Wie bereits zuvor beobachteten wir bei Patienten, welche eine VPA-Monotherapie erhielten, eine höhere Response-Rate (22% vs.13%). Von neunundzwanzig Patienten ohne Ansprechen auf VPA, die im Nachhinein zusätzlich ATRA erhielten, zeigte keiner einen Therapieerfolg, während von elf Patienten, die einen Rückfall nach erfolgreicher Monotherapie erlitten und dann zusätzlich zu VPA ATRA erhielten, vier ein 2. mal ansprachen. Interessanterweise war dieses 2. Ansprechen bedeutend länger als das erste, nämlich im Median 22 vs. 5 Monate.

Betrachtet man die **Nebenwirkungen**, so bekamen einige Patienten eine vorrübergehende Thrombozytopenie, während zwölf Patienten eine ZNS Nebenwirkungen erlitten (z.B. Schwindel, Tremor,etc.). Hierdurch mussten sechs von ihnen die Behandlung abbrechen. Die Response-Raten unterschieden sich je nach morphologischem Subtyp. Während 36% der Patienten mit einer RA und 39% der Patienten mit einer RARS ansprachen, zogen lediglich 5% mit einer refraktären Anämie mit Blastenexzess (RAEB), 11% mit einer RAEB in Transformation (RAEB-T), 0% mit einer chronisch myelo-monozytären Leukämie (CMML) und 15% mit einer AML einen Nutzen aus der Behandlung. Der Unterschied zwischen dem Ansprechen von Patienten mit einer normalen Blastenanzahl und allen Patienten mit einer erhöhten Blastenanzahl im Knochenmark war hoch signifikant. Der Prognose Score International Prognostic Scoring System (IPSS) eignet sich gut um die Ansprechrate auf eine VPA Therapie einzuschätzen. Wir fanden ein Ansprechen von 50% für die low-risk, 22% für die intermediate-I, 11% für die intermediate-II und nur 8% für die high-risk Gruppe. Obwohl der Unterschied im Ansprechen, bezogen auf den Karyotyp (IPSS), statistisch nicht signifikant war, kamen CR, PR und die meisten der hämatologisch bedeutsamen Responses in der Gruppe der low-risk Karyotypen vor.

Mehrere andere Forschungsgruppen haben bereits die klinischen Effekte von **VPA** auf maligne myeloische Erkrankungen untersucht (**siehe Tabelle 1**). Alle diese Studien waren kleine Phase-II-Studien. Bis auf Siitonen et al. setzten alle VPA und ATRA ein, einige in Kombination mit Theophilline, um das intrazelluläre cAMP zu erhöhen. Siitonen et al. dagegen untersuchten die Kombination mit 13-cis Retinsäure und 1,25-Dihydroxyvitamin D3 [40]. Bug et al. behandelten sechsundzwanzig Patienten mit der Diagnose einer AML und ungünstigem Risikoprofil mit VPA und ATRA ($45mg/m^2$, kontinuierlich) [4]. Aufgrund einer schnellen Progression der Erkrankung oder von Toxizität beendeten mehrere Patienten die Behandlung vorzeitig, so dass lediglich 19 eine Therapiedauer von mindestens vier Wochen aufwiesen. Bei 58% der Patienten war eine zytoreduktive Behandlung mit niedrig dosiertem Ara-C oder Hydoxyurea erforderlich, um die Leukozyose zu kontrollieren. Während keine CR beobachtet wurde, zeigte ein AML-Patient nach den IWG-Kriterien geringe Blutbildverbesserungen (HI) und zwei Patienten mit einer sekundären AML, hervorgegangen aus einem myeloproliferativen Syndrom, erreichten eine PR. Um die biologische Wirksamkeit der erreichten VPA-Spiegel sicher zu stellen, wurde die HDAC-Protein Konzentration untersucht. VPA führte in verstärktem Maße zu einer Reduktion von HDAC2. Eine weitere Studie untersuchte VPA plus ATRA ($45\ mg/m^2$) nach einem sequentiellen Dosierungsschema [34]. Von zwanzig älteren Patienten mit einer rezidivierten oder refraktären AML oder einem MDS erreichten sechs nach den IWG-Kriterien für MDS Blutbildverbesserungen, was bei den meisten eine Unabhängigkeit von Thrombozytentransfusionen einschloss. Es wurde in keinem Fall eine Reduktion der Blastenzahl beobachtet. In vier Fällen kam es zu einer Neurotoxizität dritten Grades. Eine weitere Arbeitsgruppe berichtete von Ergebnissen einer Pilotstudie mit acht Patienten mit refraktärer oder Hoch-Risiko AML [6]. Auch hier wurde eine sequentielle Behandlung mit VPA plus ATRA eingesetzt. Während nach den AML-Kriterien kein Ansprechen beobachtet wurde, kam es nach o.g. IWG Kriterien für MDS bei zwei Patienten zu einer Blutbildverbesserung (HI). Auch in dieser Studie trat bei einigen Patienten im Laufe der VPA-Behandlung eine Hyperleukozytose auf. Es handelte sich um drei Patienten, davon zwei mit sAML bzw. MDS, die später auf die Therapie ansprachen. Die erhöhte Leukozytenzahl war hier mit einer Abnahme der Prozentzahl unreifer Zellen verbunden. Die Differenzierung des leukämischen Klons konnte durch Fluoreszenz-in-situ-Hybridisierung gezeigt werden, wobei die zytogenetische Läsion +8 oder 7q- in differenzierenden Zellen darzustellen war. Die Autoren zeigten ausserdem, durch Nachweis einer Hyperacetylierung von H3- und H4-Histonproteinen, dass eine HDAC-inhibitorische Aktivität von VPA bereits bei konventionellen Serumspiegeln (>50µg/mL) vorhanden ist. Diese Hyperacetylierung war in mononukleären Blutzellen von allen sieben Patienten, die einen ausreichenden VPA- Serumspiegel erreichten, detektierbar und ging mit einer Differenzierung leukämischer Zellen einher, welche morphologisch, zytochemisch, immunophänotypisch und durch Genexpressionsanalyse nachgewiesen wurde. In einer kleinen Studie mit VPA, ATRA und Theophyllin [37], fanden die Autoren eine relativ hohe Rate an Remissionen (3/11 Patienten), einschließlich einer CR und zwei HI nach den MDS-Kriterien. Interessanterweise hatten vier von fünf Patienten, bei denen die Therapie ansprach, einen normalen Karyotyp. Siitonen et al. verabreichten VPA in Kombination mit 13-cis Retinsäure plus 1,25-Dihydroxyvitamin D3 in einer kürzlich publizierten Studie mit neunzehn vorher unbehandelten MDS und CMML Patienten. Außer unserer eigenen Studie ist dies die einzige andere Studie, die Niedrig-Risiko MDS-Patienten untersucht hat. Leider mussten ganze acht Patienten die Behandlung aufgrund von Toxizität abbrechen. Nach den IWG-Kriterien sprachen drei Patienten (16%) an. Zwei von ihnen hatten Niedrig-Risiko Subtypen. Craddock et al. behandelten 20 AML Patienten. Von diesen sprachen vier an, von denen einer eine CR und zwei eine PR erreichten. Die kombinierte Behandlung mit VPA und ATRA resultierte sowohl in vermehrter Histonacetylierung und –methylierung als in vermehrter Expression von p15, p16 und p21 in den Blasten behandelter Patienten. Zudem kam es zu ständigen Veränderungen in HDAC-Expressionsmustern [9].

In all diesen Studien wurde **VPA oral**, nach einem kontinuierlichen Schema und in der, auch in der Neurologie, üblichen Dosierung verabreicht [6]. Es konnte nicht nur die klinische Wirksamkeit und die Induktion einer Histonacetylierung, sondern auch die Verminderung von HDAC2 und die in vivo-Differenzierung gezeigt werden [4]. Trotz des Nachweises einer HDAC- inhibierenden Wirkung und der Tatsache, dass eine klinische Wirkung bei einem Teil der Patienten mit herkömmlichen Dosen gezeigt werden konnte, bleibt das optimale Behandlungsschema aktuell unklar. In Kombinationsstudien mit demethylierenden Agenzien und zytotoxischen Substanzen sind wesentlich höhere Dosen VPA, über einen kurzen Zeitraum intermittierend verabreicht worden, mit insgesamt akzeptabler Toxizität [16]. In anderen Studien wurden mit dieser Kombination dagegen bereits ab einer Dosierung von 25 mg/kg Enzephalopathien beobachtet [3]. Zukünftige Studien sollten die Ansprechrate und -dauer einer kontinuierlichen Therapie mit niedrigen Dosierungen und einer intermittierend hochdosierten Behandlung vergleichen.

Diverse strukturell unterschiedliche **HDACi** werden zurzeit in klinischen Studien erprobt. Diejenigen, die bereits publiziert wurden, sind fast ausschließlich Phase-I-Studien, wodurch eine angemessene Bewertung der Wirkung dieser Arzneimittel momentan nicht möglich ist (siehe **Tabelle 2**). In einer Studie, in welcher Patienten mit einer AML oder einem MDS mit PB, dem ersten klinisch untersuchten HDACi, behandelt wurden, konnte bei vier von sechzehn Patienten eine Reduktion der peripheren Blastenzahl erreicht werden. Die Reduktion der Knochenmarksblasten war lediglich marginal [20]. Außerdem führte Phenylbutyrat in Kombination mit ATRA bei einem von fünf Patienten, die unter einer gegen ATRA alleine resistenten, rezidivierten Promyelozytenleukämie litten, zu einem länger anhaltenden Ansprechen [52]. MS-275, ein Benzamidderivat, zeigte in einer Phase-I-Studie an achtunddreißig Patienten mit einer fortgeschrittenen Leukämie eine positive Wirkung. Kein Patient erreichte nach den Standardkriterien eine CR oder eine PR, aber es erzielten sieben Patienten eine Verminderung ihrer Transfusionsbedürftigkeit oder eine Vermehrung ihrer absoluten Neutrophilenzahl [19]. Vorinostat oder SAHA ist ein Hydroxamsäure HDACi, der in vitro eine ausgeprägte antileukämische Wirkung besitzt. Dieses Medikament ist der einzige HDACi, der zurzeit zur Behandlung einer hämatologischen Erkrankung zugelassen ist (USA, Indikation: kutane T-Zell-Lymphome). Vorläufige Ergebnisse einer Phase-I-Studie wurden auf dem ASH 2005 vorgestellt. Von einunddreißig AML-Patienten erreichte einer eine CR, zwei eine CRp (CR mit inkompletter Thrombozytenregenerati on), einer eine PR und bei fünf zusätzlichen Patienten kam es zu einer Blastenclearance im Knochenmark [15]. Mit LBH-589 ist ein weiteres Hydroxamsäurederivat in einer Phase-I-Studie untersucht worden. Dosislimitierende Toxizität war eine QT-Verlängerung. Bei acht von elf Patienten mit peripheren Blasten kam es, während der 7-tägigen Infusionszeit, zu einer vorübergehenden Blastenreduktion. Lediglich ein Patient zeigte allerdings eine Reduktion der Knochenmarkblasten [18]. In einer Phase-I-Studie mit Depsipeptid verhinderten Allgemeinsymptome wie Müdigkeit und Übelkeit die wiederholte Medikamentengabe. Es konnte weder eine komplette, noch eine partielle Response beobachtet werden. Vorübergehende Reduktionen der Blasten in Blut- und/oder Knochenmark erzielten nur wenige Patienten. Ein Patient entwickelte ein Tumorlysesyndrom [5]. In einer weiteren kleinen Studie mit Depsipeptid sprachen vor allem Patienten mit Translokationen, von denen bekannt ist, dass sie HDAC rekrutieren, auf die Behandlung an [33]. Im Einklang mit unseren Ergebnissen zeigen diese Daten für die Behandlung von Patienten mit AML oder MDS eine Reduktion peripherer Blasten bei einem Teil der Patienten. Reduktionen der Blasten im Knochenmark scheinen dagegen seltener aufzutreten. Dennoch ist es wichtig zu beachten, dass die meisten dieser Studien Phase-I-Studien zur Dosisermittlung waren und dadurch für eine Beurteilung und einen Vergleich von Ansprechraten nicht anwendbar sind. Ein weiteres Problem stellt die Vielzahl unterschiedlicher Response-Kriterien dar. Leider ist bisher keiner der anderen HDACi an Niedrig-Risiko MDS-Patienten untersucht worden. Es wird interessant sein, zu ermitteln, ob die hohen Ansprechraten in dieser MDS Untergruppe für VPA typisch sind oder ein Merkmal der gesamten Gruppe der HDAC Inhibitoren darstellen. Wir glauben, dass für Patienten mit einem Niedrig-Risiko MDS, die für klinische Studien nicht geeignet sind und die auf Erythropoetin nicht ansprechen, eine dreimonatige Testphase mit VPA angemessen ist. Bei Patienten mit Hoch-Risiko MDS könnten Kombinationstherapien mit demethylierenden oder zytotoxischen Medikamenten oder mit Small-Molecule-Tyrosinkinaseinhibitoren die ansonsten enttäuschenden Ergebnisse verbessern.

b) DNMT-Inhibitoren

5-Azacytidine und **5´-Aza-2´-Deoxycytidine** (Decitabine) sind beide 1964 synthetisiert und parallel als anitleukämische Agenzien entwickelt worden. Decitabine zeigte eine interessante Wirkung im Mausmodel der akuten Leukämie. Beide Substanzen wirken in höheren Dosierungen zytostatisch und wurden klinisch zur AML Behandlung eingesetzt. Da in diesen Dosierungen aber in hohem Maße hämatologische und nicht-hämatologische Toxizitäten auftraten, wurde die weitere klinische Entwicklung später jedoch abgebrochen [30].

1989 publizierten Pinto und seine Mitarbeiter als Erste Ergebnisse aus einer Phase-I-/II-Studie, in welcher ältere AML- oder MDS-Patienten (Durchschnittsalter 74 Jahre) mit niedrigen Dosen Decitabine behandelt wurden [35]. Sowohl diese Forschungsgruppe, als auch andere Gruppen, hatten zuvor gezeigt, dass Decitabine in vitro eine Differenzierung in AML-Zelllinien und primären Blasten hervorruft. Siebenundzwanzig Patienten wurden mit einer Dosis von 15 bis 30mg/m² (MDS) oder 30 -90 mg/m² (AML) behandelt. Das Medikament wurde drei Tage lang dreimal täglich als 4-stündige intravenöse (IV) Infusion verabreicht. Nach durchschnittlich zwei Behandlungszyklen, erreichten drei von 20 Patienten (15%) eine CR und sechs Patienten (30%) eine PR, woraus sich eine Gesamtansprechrate von 45% ergab (**Tabelle 3).** Die durchschnittliche Ansprechdauer betrug zwölf Wochen (2-58 Wochen). Die mittlere Überlebensdauer der auf die Therapie ansprechenden Patienten, betrug neunzehn Wochen (7-64 Wochen). Es wurde sowohl eine Reduktion der peripheren Blasten („antileukämischer Effekt"), als auch eine allmähliche Zunahme der absoluten Zahlen reifer Zellen im peripheren Blut und im Knochenmark, vereinbar mit einer Differenzierung, beobachtet.

Seit den frühen 90er Jahren leiteten Wijermans et.al. mehrere große Studien über niedrig dosiertes Decitabine bei älteren Patienten mit Hoch-Risiko MDS. In einer bahnbrechenden Phase-II-Studie sind neunundzwanzig Patienten mit einer kontinuierlichen Infusion (72 Stunden) bis zu einer Gesamtdosis von 125-225 mg/m² behandelt worden [49]. Insgesamt wurde eine Ansprechrate von 54% erzielt mit 28% CR und 26% PR und einer medianen Ansprechdauer von 7,2 Monaten. Darauf folgte eine multizentrische Phase II-Studie (n=66) mit vergleichbaren Ergebnissen. Während der darin enthaltenen drei Tage dauernden Behandlung wurde das Medikament dreimal täglich in einer vierstündigen Infusion und bis zu einer Gesamtdosis von 135 mg/m² verabreicht [50].

Kürzlich wurden von Kantarjian et al. Ergebnisse einer Phase-III Studie veröffentlicht [26]. Von hundertsiebzig randomisierten Patienten erhielten neunundachtzig alle sechs Wochen über 72 Stunden verteilt dreimal täglich Decitabine in einer Konzentration von 15mg/m². Einundachtzig Patienten erhielten eine supportive Behandlung (best supportive care (BSC)). Die Gesamtansprechrate im Therapiearm betrug 30% (9% CR, 8% PR, 13% HI) mit einer medianen Dauer des Ansprechens von 10,3 Monaten. Im Vergleich dazu gab es in der BSC-Gruppe nur Blutbildverbesserungen in 7% der Fälle (HI). Die mit Decitabine behandelten Patienten hatten, verglichen mit den Patienten, die BSC erhielten, eine durchschnittlich verlängerte Zeit bis zur AML-Transformation oder bis zum Tod. Diese Ergebnisse waren jedoch nur bei IPSS int-II oder high-risk Patienten statistisch signifikant (alle Patienten, mediane Überlebenszeit 12,1 Monate vs. 7,8 Monate [p=0,16]; Patienten mit IPSS int-2 oder high-risk Erkrankung, 12,0 Monate durchschnittliche Überlebenszeit vs. 7,8 Monate [p=0,03]). Ein Vorteil wurde auch für Decitabine behandelte Patienten beobachtet, die behandlungsnaiv waren oder unter einem de novo MDS litten. Der beträchtlichste Benefit wurde in der Subgruppe mit IPSS high-risk beobachtet (mediane Zeit bis zur AML oder Tod 9,3 Monaten vs. 2,8 Monate, p=0,01). Schließlich wurden auch Untersuchungen zur Lebensqualität durchgeführt, die eine signifikante Verbesserung in der Decitabine Gruppe feststellten. Kurzzeitige Dosisreduktionen oder Behandlungsverzögerungen wurden bei 35% der Patienten notwendig. Sogenannte severe adverse events wurden bei 69% der Decitabine-Patienten und 56% der Patienten, die eine supportive Behandlung erhielten, beobachtet. Von den mit Decitabine behandelten Patienten erlitten 87% eine Grad 3/4 Neutropenie bzw 85% eine Thrombozytopenie verglichen mit 50% und 43% auf der Seite der BSC behandelten. Die Inzidenz einer Zytopenie schien über die ersten vier Behandlungszyklen abzunehmen, blieb aber trotzdem häufig. Diese wird sicher auch durch die anhaltende Knochenmarksdepression durch die zugrunde liegenden Knochenmarkerkrankung begünstigt. Gastrointestinale Toxizitäten waren gewöhnlich leicht und selten (**Tabelle 3**).

Eine große europäische Phase-III-Studie (EORTC/ Deutsche MDS Forschungsgruppe), in der Hochrisiko MDS Patienten randomisiert wurden, ist Mitte 2007, nach dem Erreichen der angestrebten Teilnehmerzahl (238 Patienten), geschlossen worden. Randomisiert wurde gegen BSC. Erste Ergebnisse wurden beim ASH 2008 publiziert. Patienten im Behandlungsarm erhielten 15 mg/m^2 ^{Decitabine} i.v. über 4 Stunden alle 8 Stunden Tag 1-3. Alle 6 Wochen erfolgte eine Wiederholung. Maximal waren 8 Zyklen erlaubt. Nach jeweils 2 Zyklen wurde das Ansprechen beurteilt. Nach Erreichen einer kompletten Remission durften noch maximal 2 weitere Zyklen appliziert werden. Die mediane Anzahl applizierter Zyklen betrug damit nur 4 und war deutlich geringer als in der Zulassungsstudie für 5-Aza. 233 Patienten waren auswertbar. Die Verteilung des Ansprechens in den beiden Armen (Decitabine vs. BSC) war: CR (13% vs 0%), PR (6% vs 0%), HI (15% vs 2%), SD (14% vs 22%), PD (29% vs 68%), hypoplastisch (14% vs 0%), nicht auswertbar (8% vs 8%). Das progressionsfreie Überleben war im Decitabine Arm signifikant länger im Vergleich zum BSC Arm (p=0,004), während es keinen sigifikanten Vorteil im Gesamtüberleben gab. Dieses enttäuschende Ergebnis wird wahrscheinlich auf die zu geringe Anzahl der Zyklen zurückzuführen sein. Insbesondere Patienten die ansprechen profitieren von einer Langzeitbehandlung. Beendet man die Behandlung kommt es dagegen meist zu einem raschen Rezidiv. Zudem wurde eine nicht unerhebliche Anzahl von Patienten später intensiv chemotherapiert oder allogen transplantiert, obwohl eigentlich nur Patienten eingeschlossen werden sollten, für die diese Option nicht zur Verfügung steht. Diese Therapien mögen zusätzlich das Überleben im BSC Arm verlängert haben.

Für Medikamente wie **Decitabine**, die spezifisch für die **S-Phase** sind, stützte sich die Entwicklung von wirkungsvollen Dosierungsschemata (schedules) auf die feste Annahme, dass verlängerte Expositionzeiten mit einer besseren Wirksamkeit assoziiert sind. Ein kontinuierliches 72h-Infusions-Schema erwies sich, wegen der Notwendigkeit die Pumpen in festgelegten Intervallen zu wechseln, als mühsam. Daher wurden vierstündige Infusionen, gefolgt von einer vierstündigen Ruheperiode, eingeführt. Im Endeffekt resultierte daraus das von der FDA zugelassene Verabreichungsschema, bei dem der Patient an drei aufeinanderfolgenden Tagen dreimal täglich drei Stunden andauernde Infusionen erhält.

Das erwähnte Konzept, welches bei ambulanten Patienten nicht durchführbar ist, herausfordernd, wurde am **MD Anderson Cancer Center** mit einer einstündigen Infusion Pionierarbeit geleistet. Die Patienten wurden dabei zwischen fünf und zwanzig Tage lang täglich mit einer einstündigen Infusion ambulant behandelt. Aufbauend auf ermutigenden Ergebnissen begannen Kantarijan et al. (2007) eine randomisierte Studie mit Hoch-Risiko MDS und CMML-Patienten in der drei Verabreichungsschemata miteinander verglichen werden [27]. Die Behandlung beinhaltete eine Gesamtdosis von 100 mg/m², alle vier Wochen, entweder als einstündige Infusion über fünf Tage, über 10 Tage oder subcutan einmal täglich über 5 Tage. Die Studie verwendete ein sogenenanntes Bayesian adaptive design, welches in den überlegenen Therapiearm mehr Patienten randomisiert. Dadurch bleiben allerdings die unterlegenen Therapiearme sehr klein. In dieser Studie wurde die 5 Tage Infusion als überlegen identifiziert. In den beiden als schlechter bewerteten Therapiearmen wurden allerdings lediglich vierzehn und siebzehn Patienten behandelt. Diese Studie ist kritisch diskutiert worden. Zum einen wegen des gesamten statistischen Designs, welches das Risiko haben könnte, die Wirksamkeit der zwei als schlechter erachteten Schemata zu unterschätzen [17]. Zum anderen weil kein Vergleich mit dem etablierten Standartschema erfolgte. Angesichts dieser Diskussionen scheint eine randomisierte Studie, die das Verabreichungsschema der kurzen Infusionen mit dem etablierten Schema der verlängerten Exposition vergleicht, erforderlich. Klinische Studien mit Decitabine werden in **Tabelle 3** aufgeführt.

Das erste von der FDA zugelassene Medikament für die Behandlung des **Myelodysplastischen Syndroms** war 2004 **5-Azacytidine (5-Aza).** Diese Entscheidung basierte auf zwei Phase-II-Studien (Protokolle 8421 und 8921) und einer Phase-III-Studie (Protokoll 9221). Alle drei wurden von der Cancer and Leukemia Group B (CALGB) durchgeführt. In diesen Studien wurde dieselbe Dosierung von 5-Aza (75mg/m²/ Tag für 7 Tage alle 28 Tage) verwendet und durch eine kontinuierliche Infusion (CALGB 8421) oder subkutan verabreicht (CALGB 8921 und 9221) [41,42]. Die genannten Phase-II-Studien zeigten vielversprechende Ergebnisse. Die CR-, PR- und HI-Raten lagen in der CALGB 8421 bei 15%, 2%, 27% und in der CALGB 8921 bei 17%, 0% und 23%. Dies führte zur Durchführung der ebenfalls o.g. Phase-III, welche hunderteinundneunzig Patienten mit einem MDS nach FAB-Klassifikation umfasste. RA und RARS-Patienten mussten zusätzliche Zeichen einer signifikanten Knochenmarkdysfunktion aufweisen. Die Randomisierung erfolgte zwischen 5-Aza in der genannten Dosierung und BSC. Patienten mit einer Krankheitsprogression in der Supportive Care-Gruppe durften in die 5-Aza-Gruppe wechseln. Ein Ansprechen trat bei 60% der mit 5-Aza behandelten Patienten auf (7% komplette Remission, 16% partielle Remission, 37% Blutbildverbesserung), verglichen mit 5% (Blutbildverbesserung) bei denjenigen, die BSC erhielten (p<001). Die durchschnittliche Zeit bis zur leukämischen Transformation oder bis zum Tod war bei 5-Aza signifikant bis auf einundzwanzig Monate verlängert. Bei der Supportive Care dagegen betrug sie dreizehn Monate (p=.007). Als nach sechs Monaten eine Landmark-Analyse durchgeführt wurde, um den störenden Effekt der frühen Wechsel in die 5-Aza-Gruppe zu eliminieren, konnte ein grenzwertiger Unterschied in der medianen Überlebenszeit von 18 Monaten in der 5-Aza und 11 Monaten in der Supportive-Care gezeigt werden. Eine zusätzlich durchgeführte Lebensqualitätsbeurteilung stellte eine signifikante Verbesserung in den physischen Fähigkeiten, den Symptomen und im psychologischen Zustand der ursprünglich der 5-Aza-Gruppe zugeteilten Patienten fest. Eine kürzlich publizierte Reanalyse der drei CALGB-Studien, welche die Klassifikation nach WHO [47] und die IWG-Kriterien für die Beurteilung des Ansprechens [6] anwendet, zeigte eine CR-Rate von 10% bis 17% bei den 5-Aza behandelten Patienten; partielle Remissionen waren selten; 23% bis 36% der Patienten wiesen eine hämatologische Verbesserung (HI) auf.

Nach im Median drei Zyklen zeigte sich ein erstes Ansprechen; nach sechs Zyklen hatten 90% der Patienten angesprochen [43]. Die Daten aus dem französischen **Compassionate use-Programm** bestätigten die Ergebnisse dieser **CALGB-Studien**. Von 61 auswertbaren Patienten mit einem Hoch-Risiko MDS oder einer AML, erreichten zehn (16%) eine CR (IWG-Kriterien), 15 (25%) eine PR und 13 (21%) eine Blutbildverbesserung (HI), was einer Gesamtansprechrate von 62% entspricht [11].

Da 5-Aza aufgrund der oben beschriebenen Ergebnisse in Europa, im Gegensatz zu den USA, nicht sofort zugelassen wurde, wurde eine erneute Phase-III Studie weltweit durchgeführt, welche die CALGB Daten bestätigen sollte [14] und zur Zulassung auch in Europa führte. Im Gegensatz zu der früheren Phase-III Studie sollte ein cross-over in den 5-Aza Arm verboten sein. Im Vergleichsarm standen drei verschiedenen konventionelle Therapieregime zur Verfügung: BSC, niedrig dosiertes Ara-C und intensive Chemotherapie. Bereits vor der Randomisierung mussten Patient und Arzt den individuellen Vergleichsarm festlegen. Die Ergebnisse dieser Studie sind auf dem ASH 2007 vorgestellt worden: 358 Patienten wurden erfasst, 179 erhielten 5-Aza und ebenfalls 179 erhielten eine konventionelle Behandlung, davon 105 BSC, 49 niedrig dosiertes Ara-C und 25 eine Standardchemotherapie. 5-Aza wurde in im Median neun Zyklen verabreicht. Einundfünfzig (28,5%) der Patienten erreichten eine CR oder PR. Die mediane Überlebenszeit betrug in der 5-Aza-Gruppe 24,4 Monate im Vergleich zu 15 Monaten in der konventionellen Behandlungsgruppe (p=0,0001). Die 2-Jahres-Überlebensrate der 5-Aza-Patienten war annähernd verdoppelt (50,8% vs. 26%, p<0,0001). Die Unterschiede in der Gesamtüberlebenszeit zwischen der 5-Aza-Gruppe und den drei verschiedenen konventionellen Behandlungsarten, 9,6 Monate für BSC, 9,2 für niedrigdosiertem Ara-C und 9,3 Monate für die Standardchemotherapie, waren fasst identisch. Dennoch erzielte diese Differenz nur in den beiden größten Untergruppen eine statistische Signifikanz, da die Anzahl der Patienten im Chemotherapiearm zu gering war (p=0,002, 0,075 und 0,75). Die Vorzüge von 5-Aza konnten in allen untersuchten Subgruppen (Alter, Geschlecht, FAB und WHO-Subtypen, LDH und Karyotyp) gezeigt werden. Interessanterweise scheinen besonders Patienten mit Chromosom 7 Anomalien zu profitieren. Dies bestätigt frühere Daten von Raj et al [38]. Ähnliche Beobachtungen wurden auch mit Decitabine gemacht [39].

Die **Induktionsmortalität** bei 5-Aza ist gering und die **Nebenwirkungen** beinhalten, besonders während des ersten Zyklus, vor allem eine Knochenmarksdepression und damit assoziierte Effekte. Andere Nebenwirkungen wie zum Beispiel Übelkeit und Erbrechen sind selten. Hautreaktionen sind eine Nebenwirkung, die bei Patienten, welche 5-Aza subkutan appliziert bekommen, lokal auftritt. 5-Aza wurde von der FDA für die SC-Applikation auf der Grundlage der CALGB 9221-Studie zugelassen. Phase-II-Studien mit IV-Azacytidine deuten auf eine vergleichbare Wirkung hin, weshalb die FDA kürzlich die Zulassung um die IV-Applikation erweitert hat. Zusätzlich ist eine orale Rezeptur des Arzneimittels entwickelt worden und befindet sich gegenwärtig in Phase-I-Studien. Ein weiterer noch zu klärender Punkt ist das optimale Verabreichungsschema von 5-Aza. Die meisten Studien verwendeten das anfangs gewählte 7 Tage-Schema, doch dieses erwies sich für Patienten und Ärzte als umständlich, da die Verabreichung an Wochenenden notwendig ist.

Auf dem ASH 2007 wurden vorläufige **Ergebnisse einer US-Studie**, die drei verschiedene Dosierungsschemata, darunter 5,7 und 10 Tage mit 5-Aza, ohne Injektionen am Wochenende, bewertet, präsentiert [31]. In dieser Studie wurden 151 Patienten erfasst. Unabhängig von den alternativen Dosierungsansätzen zeigten die Ergebnisse der initialen sechs-Zyklus-Therapiephase eine beständige Response für HI, für die Unabhängigkeit von Erythrozytentransfusionen und für die Sicherheitsprofile aller MDS-Patienten mit den verschiedensten Subtypen, auch der low-risk Patienten. Leider setzte diese Studie keine zytogenetische Vorbehandlung voraus, untersuchte das Ansprechen des Knochenmarks nicht und beinhaltete auch nicht das konventionelle 7-Tage-Schema als Kontrollgruppe. Folglich ist sowohl die optimale Applikationsform als auch der optimale Verabreichungsplan für 5-Aza zur Zeit noch nicht klar. Unabhängig von der optimalen Dosierung unterstreichen die guten Ergebnisse der bestätigenden Studie die Wichtigkeit der verlängerten Behandlung. Eine Übersicht der klinischen Studien mit 5-Aza zeigt **Tabelle 4**.

11.5 Kombinationsbehandlung

DNA-Methylierung und **Modifikationen der Histonproteine** spielen eine wichtige Rolle bei der Kontrolle der Genexpression. Mehrere präklinische Studien unterstützen die Auffassung, dass durch pharmakologische Beeinflussung der Schlüsselenzyme DNMT und HDAC eine synergistische antineoplastische Wirkung resultiert [2]. In letzter Zeit berichteten mehrere Phase-I- und II-Studien viel versprechende Ergebnisse (siehe **Tabelle 5**). Garcia-Manero et al. [16] behandelten 54 Patienten (AML oder Hochrisiko MDS) mit einer festen Dosis Decitabine (15 mg/m², IV, täglich für zehn Tage), die begleitend mit einer steigenden Dosis VPA verabreicht wurde (oral, zehn Tage). Eine Dosierung von 50 mg/kg/Tag wurde als sicher für den Phase-II-Teil der Studie erachtet. Die Gesamtansprechrate (CR und PR) betrug 22% (19% CR). Die Überlebenszeit betrug für Patienten die auf die Therapie ansprachen 15,3 Monate. Ähnliche Ergebnisse wurden in einer Studie mit 5-Aza in Kombination mit VPA und ATRA generiert [44]. Diese Studie hatte ebenfalls einen Phase-I/II-Aufbau mit 5-Aza, das in einer festgelegten Dosis von 75mg/m²/Tag sieben Tage lang appliziert wurde und VPA, das begleitend in steigender Dosierung verabreicht wurde (orale Einnahme, 7 Tage). ATRA wurde in einer Dosis von 45mg/m²/Tag gegeben (3-7 Tage). Auch im 7-Tage-Verabreichungsschema war eine Dosis von 50mg/kg, die höchste tolerierbare VPA Dosis. Dreiundfünzig Patienten mit einer AML oder einem Hochrisiko MDS wurden in dieser Studie erfasst. Die Ansprechrate betrug 42%, davon 22% CR, 5% CRp und 13% Blastenclearance im Knochenmark. Die Neurotoxizität war in beiden Studien die dosislimitierende Toxizität. Hinweise für einen nützlichen Effekt des VPA in dieser Kombination lassen sich aus einer höheren Ansprechrate bei Patienten mit hohen VPA Spiegeln ableiten, welche zumindest in der Untergruppe der zuvor unbehandelten Patienten vorlag. Es zeigte sich außerdem eine Verbindung zwischen dem Ansprechen auf die Therapie und höheren VPA Dosen. Im Median wurde ein Ansprechen bereits nach einem Zyklus erreicht. Dies ist früher als die Ergebnisse der Studien mit Decitabine oder 5-Aza Monotherapie erwarten ließen. Eine kleinere Phase-I-Studie über Decitabine plus VPA an 25 Patienten mit AML konnte diesen günstigen Effekt von VPA nicht verifizieren, obwohl ein Ansprechen mit der Kombinationsbehandlung gegenüber der Monotherapie ebenfalls etwas früher aufzutreten schien [3]. In dieser Studie erhielten 14 Patienten nur Decitabine, um die optimale biologische Dosis zu bestimmen, die 20mg/m²/Tag betrug (Tag 1-10). Lediglich 11 Patienten erhielten anschließend die Kombination mit einer ansteigenden Dosis VPA (Tag 5-21). Eine dosislimitierende Enzephalopathie trat bei zwei Patienten bereits bei 25mg/kg/Tag auf. Es fanden sich zwei CR, zwei Cri (CR mit inkompletter Blutbildregeneration) und zwei PR (ORR 54%). Dennoch kamen die Autoren zu dem Schluss, dass VPA mit einer zu starken Toxizität in der Population der älteren Patienten einhergeht. Zwei weitere Studien wurden mit PB plus 5-Aza durchgeführt. In einer Pilot- Studie sind zehn Patienten (8 AML, 2 MDS) zunächst mit 5-Aza (75mg/ m², 7 Tage) und darauf folgend 5 Tage mit Natrium-PB (200 mg/kg), behandelt worden [32]. Fünf Patienten erreichten ein klinisches Ansprechen (PR oder SD) und ein Patient erhielt anschließend eine allogene Stammzelltransplantation. Eine andere Studie von Gore et al. untersuchte das optimale Dosierungsschema für 5-Aza in dieser Kombination [22]. Die Ansprechrate betrug 38% (11/29), aber in den Dosis-Kohorten, die nach einem längeren 5-Aza Verabreichungsschema (50 mg/m²/Tag für 10 Tage beziehungsweise 25 mg/m²/Tag für 14 Tage) behandelt wurden, wurden Ansprechraten von 56% (5/9) und 50% (3/6) erreicht. Die bedeutendste Toxizität von PB war in beiden Studien die Neurotoxizität. In allen Kombinationsstudien wurde der Histon H3- und/oder H4-Acetylierungs-Status gemessen und eine Zunahme im Verlauf der Behandlung registriert. Der Acetylierungsstatus war aber nicht mit dem klinischen Ansprechen assoziiert. Der globale DNA-Methylierungsstatus war ebenfalls nicht mit einem Ansprechen assoziiert [16,44], Gore et al. konnten allerdings eine Abnahme der Methylierung des p15-Promotors bei Patienten mit klinischem Therapieerfolg beschreiben und Garcia-Manero et al. konnten zeigen dass ein niedriger Level der p15-Methylierung vor der Behandlung mit einem Ansprechen verknüpft ist.

11.6 Fazit

Epigenetisch wirksame Medikamente stellen eine bedeutende Verbesserung der Behandlungsmöglichkeiten für Patienten mit MDS dar. Während DNMT-Inhibitoren bereits ein wesentlicher Bestandteil der Therapie vor allem von Patienten mit Hochrisiko Erkrankung sind und eine Zulassung für Vidaza in Europa in Kürze erfolgen wird, wurden die HDACi, insbesondere die neueren Substanzen, bis jetzt hauptsächlich in Phase-I-Studien getestet. Daten der Studien mit VPA deuten darauf hin, dass HDACi als Monotherapie vorzugsweise bei Niedrigrisiko MDS wirksam seien könnten. In dieser Untergruppe, ist ein Therapieversuch mit VPA sinnvoll, wenn der Patient transfusionsabhängig ist und nicht auf Erythropoetin anspricht oder einen hohen endogenen Erythropoetinspiegel aufweist. Für alle epigenetischen Medikamente muss immer noch, sowohl für die Mono-, als auch für die Kombinationstherapien, das optimale Behandlungsschema ermittelt werden. Darüber hinaus werden weiterführende Untersuchungen darüber benötigt, welche Patienten, z.B. zytogenetische Untergruppen, am meisten von den verschiedenen Ansätzen profitieren. Für die Kombination von DNMT mit HDAC-Inhibitoren ist es besonders wichtig nun Phase-III-Studien durchzuführen, um den Vorteil der Hinzunahme eines HDACi zu verifizieren.

11.7 Literatur

1.   Baylin SB. (2002) Mechanisms underlying epigenetically mediated gene silencing in cancer. Semin Cancer Biol;12:331–7.

2.   Bhalla KN. (2005) Epigenetic and chromatin modifiers as targeted therapy of hematologic malignancies. J Clin Oncol.;23:3971-93.

3.   Blum W, Klisovic RB, Hackanson B, Liu Z, Liu S, Devine H, Vukosavljevic T, Huynh L, Lozanski G, Kefauver C, Plass C, Devine SM, Heerema NA, Murgo A, Chan KK, Grever MR, Byrd JC, Marcucci G. (2007) Phase I study of decitabine alone or in combination with valproic acid in acute myeloid leukemia. J Clin Oncol.;25(25):3884-91.

4.   Bug G, Ritter M, Wassmann B, Schoch C, Heinzel T, Schwarz K, Romanski A, Kramer OH, Kampfmann M, Hoelzer D, Neubauer A, Ruthardt M, Ottmann OG. (2005) Clinical trial of valproic acid and all-trans retinoic acid in patients with poor-risk acute myeloid leukemia. Cancer.;104:2717-25.

5.   Byrd JC, Marcucci G, Parthun MR, Xiao JJ, Klisovic RB, Moran M, Lin TS, Liu S, Sklenar AR, Davis ME, Lucas DM, Fischer B, Shank R, Tejaswi SL, Binkley P, Wright J, Chan KK, Grever MR. (2005) A phase 1 and pharmacodynamic study of depsipeptide (FK228) in chronic lymphocytic leukemia and acute myeloid leukemia. Blood;105:959-67.

6.   Cimino G, Lo-Coco F, Fenu S, Travaglini L, Finolezzi E, Mancini M, Nanni M, Careddu A, Fazi F, Padula F, Fiorini R, Spiriti MA, Petti MC, Venditti A, Amadori S, Mandelli F, Pelicci PG, Nervi C. (2006) Sequential Valproic Acid/All-trans Retinoic Acid Treatment Reprograms Differentiation in Refractory and High-Risk Acute Myeloid Leukemia. Cancer Res.;66:8903-11.

7.   Cheson BD, Bennett JM, Kantarjian H, Pinto A, Schiffer CA, Nimer SD, Löwenberg B, Beran M, de Witte TM, Stone RM, Mittelman M, Sanz GF, Wijermans PW, Gore S, Greenberg PL (2000) World Health Organization(WHO) international working group. Report of an international working group to standardize response criteria for myelodysplastic syndromes. Blood.;96:3671-3674.

8.   Claus R, Lübbert M (2003) Epigenetic targets in hematopoietic malignancies. Oncogene 22:6489-6496.

9.   Craddock C, Bradbury C, Narayanan S, et al. (2005) Predictors of clinical response in patients with high risk acute myeloid leukemia receiving treatment with the histone deacetylase inhibitor sodium valproate. Blood, Volume 106.

10. Di Croce L, Raker VA, Corsaro M, Fazi F, Fanelli M, Faretta M, Fuks F, Lo Coco F, Kouzarides T, Nervi C, Minucci S, Pelicci PG (2002) Methyltransferase recruitment and DNA hypermethylation of target promoters by an oncogenic transcription factor. Science;295:1079-82.

11. Fabre C, Chermat F, Legros L, Park S, Dreyfus F, Isnard F, Nowak F, Marfaing A, de Botton S, Noel M, Fruchart C, Prebet T, Vey N, Dartigeas C, Fenaux P. (2006) Treatment of High Risk MDS and AML Post-MDS with Azacytidine (AZA): Preliminary Results of the French ATU Program. Abstract #2664, Blood, Volume 108.

12. Fazi F, Zardo G, Gelmetti V, Travaglini L, Ciolfi A, Di Croce L, Rosa A, Bozzoni I, Grignani F, Lo-Coco F, Pelicci PG, Nervi C (2007) Heterochromatic gene repression of the retinoic acid pathway in acute myeloid leukemia. Blood.109:4432-40.

13. Fazi F, Racanicchi S, Zardo G, Starnes LM, Mancini M, Travaglini L, Diverio D, Ammatuna E, Cimino G, Lo-Coco F, Grignani F, Nervi C (2007) Epigenetic silencing of the myelopoiesis regulator microRNA-223 by the AML1/ETO oncoprotein. Cancer Cell.12:457-66.

14. Fenaux P, Mufti GJ, Santini V, Finelli C, Giagounidis A, Schoch R, List AF, Gore SD, Seymour JF, Hellstrom-Lindberg E, Bennett JM, Byrd JC, Backstrom JT, Zimmerman LS, McKenzie DR, Beach CL, Silverman LR. (2007) Azacitidine (AZA) Treatment Prolongs Overall Survival (OS) in Higher-Risk MDS Patients Compared with Conventional Care Regimens (CCR): Results of the AZA-001 Phase III Study. Abstract #817, Blood, Volume 110.

15. Garcia-Manero G, Yang H, Sanchez-Gonzalez B, et al. (2005) Final Results of a Phase I Study of the Histone Deacetylase Inhibitor Vorinostat (Suberoyanilide Hydroxamic Acid, SAHA), in Patients with Leukemia and Myelodysplastic Syndrome. Blood, Volume 106, issue 11.

16.   Garcia-Manero G, Kantarjian HM, Sanchez-Gonzalez B, Yang H, Rosner G, Verstovsek S, Rytting M, Wierda WG, Ravandi F, Koller C, Xiao L, Faderl S, Estrov Z, Cortes J, O'brien S, Estey E, Bueso-Ramos C, Fiorentino J, Jabbour E, Issa JP. (2006) Phase 1/2 study of the combination of 5-aza-2'-deoxycytidine with valproic acid in patients with leukemia. Blood.;108:3271-9.

17.   Giagounidis AA (2007). Decitabine dosage in myelodysplastic syndromes. Blood. 110:1082-3

18.   Giles F, Fischer T, Cortes J, Garcia-Manero G, Beck J, Ravandi F, Masson E, Rae P, Laird G, Sharma S, Kantarjian H, Dugan M, Albitar M, Bhalla K. (2006) A phase I study of intravenous LBH589, a novel cinnamic hydroxamic acid analogue histone deacetylase inhibitor, in patients with refractory hematologic malignancies. Clin Cancer Res.;12:4628-35.

19.   Gojo I, Jiemjit A, Trepel JB, Sparreboom A, Figg WD, Rollins S, Tidwell ML, Greer J, Chung EJ, Lee MJ, Gore SD, Sausville EA, Zwiebel J, Karp JE. (2007) Phase 1 and pharmacological study of MS-275, a histone deacetylase inhibitor, in adults with refractory and relapsed acute leukemias. Blood.;109:2781-90.

20.   Gore SD, Weng LJ, Figg WD, Zhai S, Donehower RC, Dover G, Grever MR, Griffin C, Grochow LB, Hawkins A, Burks K, Zabelena Y, Miller CB. (2001) Impact of the putative differentiating agent sodium phenylbutyrate on myelodysplastic syndromes and acute myeloid leukemia. Clin Cancer Res.;7:2330-9.

21.   Gore SD, Weng LJ, Zhai S, Figg WD, Donehower RC, Dover GJ, Grever M, Griffin CA, Grochow LB, Rowinsky EK, Zabalena Y, Hawkins AL, Burks K, Miller CB. (2002) Impact of prolonged infusions of the putative differentiating agent sodium phenylbutyrate on myelodysplastic syndromes and acute myeloid leukemia. Clin Cancer Res.;8:963-70.

22.   Gore SD, Baylin S, Sugar E, Carraway H, Miller CB, Carducci M, Grever M, Galm O, Dauses T, Karp JE, Rudek MA, Zhao M, Smith BD, Manning J, Jiemjit A, Dover G, Mays A, Zwiebel J, Murgo A, Weng LJ, Herman JG. (2006) Combined DNA methyltransferase and histone deacetylase inhibition in the treatment of myeloid neoplasms. Cancer Res.;66:6361-9.

23.   Göttlicher M, Minucci S, Zhu P, Krämer OH, Schimpf A, Giavara S, Sleeman JP, Lo Coco F, Nervi C, Pelicci PG, Heinzel T. (2001) Valproic acid defines a novel class of HDAC inhibitors inducing differentiation of transformed cells. EMBO J.;20:6969-6978.

24.   Herman JG, Baylin SB. (2003) Gene silencing in cancer in association with promoter hypermethylation. N Engl J Med.;349:2042-2054.

25.   Jones PA, Baylin SB. (2007) The epigenomics of cancer. Cell;128:683-92.

26.   Kantarjian H, Issa JP, Rosenfeld CS, Bennett JM, Albitar M, DiPersio J, Klimek V, Slack J, de Castro C, Ravandi F, Helmer R 3rd, Shen L, Nimer SD, Leavitt R, Raza A, Saba H. (2006) Decitabine improves patient outcomes in myelodysplastic syndromes: results of a phase III randomized study. Cancer;106:1794–803.

27.   Kantarjian H, Oki Y, Garcia-Manero G, Huang X, O'Brien S, Cortes J, Faderl S, Bueso-Ramos C, Ravandi F, Estrov Z, Ferrajoli A, Wierda W, Shan J, Davis J, Giles F, Saba HI, Issa JP (2007) Results of a randomized study of 3 schedules of low-dose decitabine in higher-risk myelodysplastic syndrome and chronic myelomonocytic leukemia. Blood.;109:52-7.

28.   Kuendgen A, Gattermann N. (2007) Valproic acid for the treatment of myeloid malignancies. Cancer.;110:943-954

29.   Kuendgen A, Strupp C, Aivado M, Bernhardt A, Hildebrandt B, Haas R, Germing U, Gattermann N. (2004) Treatment of myelodysplastic syndromes with valproic acid alone or in combination with all-trans retinoic acid. Blood.;104:1266-9.

30.   Lübbert, M (2000) DNA methylation inhibitors in the treatment of leukemias, myelodysplastic syndromes and hemoglobinopathies: Clinical results and possible mechanisms of action. Curr. Topics Microbiol. Immunol. 249:135-164.

31.   Lyons RM, Cosgriff T, Modi S, McIntyre H, Fernando I, Backstrom J, Beach CL. (2007) Results of the Initial Treatment Phase of a Study of Three Alternative Dosing Schedules of Azacitidine (Vidaza®) in Patients with Myelodysplastic Syndromes (MDS). Abstract #819, Blood, Volume 110.

32.   Maslak P, Chanel S, Camacho LH, Soignet S, Pandolfi PP, Guernah I, Warrell R, Nimer S. (2006) Pilot study of combination transcriptional modulation therapy with sodium phenylbutyrate and 5-azacytidine in patients with acute myeloid leukemia or myelodysplastic syndrome. Leukemia. 2:212-7.

33.   Odenike OM, Alkan S, Sher D, et al. (2006) The histone deacetylase inhibitor (HDI) depsipeptide has differential activity in core binding factor AML. Blood, Volume 108.

34.   Pilatrino C, Cilloni D, Messa E, Morotti A, Giugliano E, Pautasso M, Familiari U, Cappia S, Pelicci PG, Lo Coco F, Saglio G, Guerrasio A. (2005) Increase in platelet count in older, poor-risk patients with acute myeloid leukemia or myelodysplastic syndrome treated with valproic acid and all-trans retinoic acid. Cancer;104:101-9.

35.   Pinto A, Zagonel V, Attadia V, Bullian PL, Gattei V, Carbone A, Monfardini S, Colombatti A. (1989) 5-Aza-2'-deoxycytidine as a differentiation inducer in acute myeloid leukaemias and myelodysplastic syndromes of the elderly. Bone Marrow Transplant.; 4(suppl 3):28-32.

36.   Phiel CJ, Zhang F, Huang EY, Guenther MG, Lazar MA, Klein PS. (2001) Histone deacetylase is a direct target of valproic acid, a potent anticonvulsant, mood stabilizer, and teratogen. Journal of Biological Chemistry;276:36734-36741.

37.   Raffoux E, Chaibi P, Dombret H, Degos L. (2005) Valproic acid and all-trans retinoic acid for the treatment of elderly patients with acute myeloid leukemia. Haematologica.;90:986-8.

38.   Raj K, John A, Ho A, Chronis C, Khan S, Samuel J, Pomplun S, Thomas NS, Mufti GJ. (2007) CDKN2B methylation status and isolated chromosome 7 abnormalities predict responses to treatment with 5-azacytidine. Leukemia;21:1937-44.

39.   Rüter B, Wijermans P, Claus R, Kunzmann R, Lübbert M (2007) Preferential cytogenetic response to continuous intravenous low-dose Decitabine (DAC) administration in myelodysplastic syndrome with chromosome 7 abnormalities. Blood 110:1080-2.

40.   Siitonen T, Timonen T, Juvonen E, Terävä V, Kutila A, Honkanen T, Mikkola M, Hallman H, Kauppila M, Nyländen P, Poikonen E, Rauhala A, Sinisalo M, Suominen M, Savolainen ER, Koistinen P; Pirjo Koistinen for the Finnish Leukemia Group. (2007) Valproic acid combined with 13-cis retinoic acid and 1,25-dihydroxyvitamin D3 in the treatment of patients with myelodysplastic syndromes. Haematologica;92:1119-22.

41.   Silverman LR, Holland JF, Demakos EP (1994) Azacitidine (Aza C) in myelodysplastic syndromes (MDS), CALGB studies 8421 and 8921. Ann Hematol;68:A12.

42.   Silverman LR, Demakos EP, Peterson BL, Kornblith AB, Holland JC, Odchimar-Reissig R, Stone RM, Nelson D, Powell BL, DeCastro CM, Ellerton J, Larson RA, Schiffer CA, Holland JF (2002). Randomized controlled trial of azacitidine in patients with the myelodysplastic syndrome: a study of the cancer and leukemia group B. J Clin Oncol;20:2429-40.

43.   Silverman LR, McKenzie DR, Peterson BL, Holland JF, Backstrom JT, Beach CL, Larson RA; Cancer and Leukemia Group B (2006). Further analysis of trials with azacitidine in patients with myelodysplastic syndrome: studies 8421, 8921, and 9221 by the Cancer and Leukemia Group B. J Clin Oncol.;24:3895-903.

44.   Soriano AO, Yang H, Faderl S, Estrov Z, Giles F, Ravandi F, Cortes J, Wierda WG, Ouzounian S, Quezada A, Pierce S, Estey EH, Issa JP, Kantarjian HM, Garcia-Manero G. (2007) Safety and clinical activity of the combination of 5-azacytidine, valproic acid, and all-trans retinoic acid in acute myeloid leukemia and myelodysplastic syndrome. Blood.;110:2302-8.

45.   Sorm F, Vesely J (1968) Effect of 5-aza-2'-deoxycytidine against leukemic and hemopoietic tissues in AKR mice. Neoplasma;15:339–43.

46. Van Lint C, Emiliani S, Verdin E. (1996) The expression of a small fraction of cellular genes is changed in response to histone hyperacetylation. Gene Expr.;5:245-53.

47. Vardiman JW, Harris NL, Brunning RD (2002) The World Health Organization (WHO) classification of the myeloid neoplasms. Blood.;100:2292-2302.

48. Weber M, Hellmann I, Stadler MB, Ramos L, Pääbo S, Rebhan M, Schübeler D (2007) Distribution, silencing potential and evolutionary impact of promoter DNA methylation in the human genome. Nat Genet.;39:457-66

49. Wijermans PW, Krulder JW, Huijgens PC, Neve P (1997) Continuous infusion of low-dose 5-Aza-2'-deoxycytidine in elderly patients with high-risk myelodysplastic syndrome. Leukemia;11:S19–23.

50. Wijermans P, Lübbert M, Verhoef G, Bosly A, Ravoet C, Andre M, Ferrant A. (2000) Low-dose 5-aza-2'-deoxycytidine, a DNA hypomethylating agent, for the treatment of high-risk myelodysplastic syndrome: a multicenter phase II study in elderly patients. J Clin Oncol;18:956–62.

51. Wolffe AP (2001) Transcriptional regulation in the context of chromatin structure. Essays Biochem.;37:45-57.

52. Zhou DC, Kim SH, Ding W, Schultz C, Warrell RP Jr, Gallagher RE. (2002) Frequent mutations in the ligand-binding domain of PML-RARalpha after multiple relapses of acute promyelocytic leukemia: analysis for functional relationship to response to all-trans retinoic acid and histone deacetylase inhibitors in vitro and in vivo. Blood;99:1356-63.

Tab.1: Klinische Studien mit Valproinsäure bei MDS und AML

Author	Kuendgen et al. [28]	Bug et al. [4]	Pilatrino et al. [34]	
Schedule	VPA monotherapy (n=90) (serum concentration 50-100µg/ml), VPA/ATRA I (n=10), VPA/ATRA II (n=22)	VPA orally, continuously max. 50mg/KG; ATRA 45mg/m2/d	VPA (serum concentration 45-100µg/ml), ATRA added later 45mg/m2/d	
Patient number and diagnosis	MDS (n=60), AML (n=62)	MDS (n=2), AML (n=24)	MDS (n=7), AML (n=13)	
Response	1CR, 1PR, 22HI	2PR, 1HI	6HI	
Toxicity	CNS toxicity, Thrombocytopenia	CNS toxicity, hyper-leukocytosis, impairment of coagulation	CNS toxicity	
Dis-continuation (Toxicity)	6	4	4	

ATRA I[1]:   80mg/m2, 2 divided doses, every second week
ATRA II[2]: 15 mg/m2, daily, starting on day 4

Tabelle 2: Klinische Studien mit HDACi bei MDS und AML

Author	Gore et al. [20]	Gore et al. [21]	Zhou et al. [52]	Odenike et al. [33]	
HDI	Phenylbutyrate	Phenylbutyrate	Phenylbutyrate plus ATRA	Depsipeptide	
Phase	I	I	I	II	
Schedule	i.v., 125-500mg/kg/d 7/28 days continuous infusion	i.v., 375mg/kg/d 7/14 or 21/28 days cont. infusion	i.v., 200-400mg/kg/d 25 days	i.v., 18mg/m2/d d1, 8 and 15 every 28 days	
Patient number and diagnosis	MDS (n=11), AML (n=16)	MDS (n=9), AML (n=14)	AML M3 (n=5)	AML (n=18)	
Responses	4 HI, 4 decline of PB blasts	2 HI (21/28 schedule)	1 RT-PCR neg. CR	2 BM- blast clearance (t(8;21) and t(4;21))	
Toxicity	CNS toxicity, hypo-calcemia, nausea/vomiting	CNS toxicity, skin reaction, hypo-calcemia	Transient CNS depression	Nausea, vomiting, fatigue	

Raffoux et al. [37]	Cimino et al. [6]	Siitonen et al. [40]	Craddock et al. [9]
VPA (serum concentration 50-100µg/ml), ATRA added later45mg/m2/ d, + theophylline	VPA (serum concentration ≥50µg/ml), ATRA added later, 45mg/m2/d	VPA (serum concentration 70-100µg/ml), 13-cis retinoic acid (20mg/d), Vitamin D3 1µg/d	VPA/ATRA, theophylline in non-responders
AML (n=11)	AML (n=7), CML (n=1)	MDS (n=19)	AML (n=20)
1CR, 2CRi, 2HI	2HI	3 HI	1CR, 2PR, 4HI
CNS toxicity, bone pain	CNS toxicity, hyper-leukocytosis, hyperbilirubinemia	Dry skin, fatigue, elevated transaminases, pneumonitis, CNS toxicity	Not specified
2	1	8	Not specified

Byrd et al. [5]	Giles et al. [18]	Garcia-Manero et al [15]	Gojo et al. [19]
Depsipeptide	LBH589	Vorinostat (SAHA)	MS-275
I	I	I	I
i.v., 13mg/kg/m2 d1, 8, 15 every 28 days	i.v., 4.8-14mg/m2, d1-7 every 21 days,	Oral, 100-300mg 2-3x/d, 14/21 days	Oral, 4-10mg/m2, 1x/ week for 2 or 4 weeks
AML (n=10)	AML (n=13), MDS (n=1)	AML (n=31), MDS (n=3), CML (n=1)	AML (n=38)
Transient declines in PB and BM blasts	8 patients transient decline in PB blasts	1CR, 2CRp, 1PR, 5 complete marrow responses	7 HI, transient decline in PB and BM blasts
Fatigue, vomiting, nausea, tumor lysis syndrome, diarrhea	QT -prolongation, nausea, vomiting, hypokalemia	Nausea, vomiting, diarrhea, neutropenia, typhlitis, fatigue	CNS toxicity, infections, fatigue, nausea, vomiting

Tabelle 3: Klinische Studien mit Decitabine bei MDS

Author	Wijermans [49]	Wijermans [50]	Kantarjian [26]	Kantarjian [27]
Schedule	50mg/m2/d for 72 hours every 6 weeks	15mg/m2 over 4 hours every 8 hours for 3d every 6 weeks	15mg/m2 over 3 hours every 8 hours for 3d every 6 weeks	20mg/m2 iv for 5d every 4 weeks; 20mg/m2 sc for 5d every 4 weeks; 10mg/m2 iv for 10d every 4 weeks
Phase	II	II	III	II
Patient number and diagnosis	n=29 MDS	n=66 MDS	n=89 MDS	n=95 MDS
Response	8 (27%) CR, 5 (17%) PR, 2 (1%) HI, 54% ORR	13 (20%) CR, 3 (4%) PR, 16 (24%) HI, 49% ORR	8 (9%) CR, 7 (8%) PR, 12 (13% HI), 30% ORR	32 (34%) CR, 1 (1%) PR, 26 (28%) HI, 73% ORR
Toxicity	Myelosuppression	Myelosuppression, Infection	Myelosuppression, Infection and fever, hyperbilirubinemia	Transient liver toxicity, myelosuppression

Tabelle 4: Klinische Studien mit HDACi bei MDS und AML

Author	CALGB 8421 [41]	CALGB 8921 [41]	CALGB 9221 [42]	
Schedule	75 mg/m2/d IV x 7d every 28 d	75 mg/m2/d SC x 7d every 28 d	75 mg/m2/d SC x 7d every 28 d	
Phase	II	II	III	
Patient number and diagnosis	n=48	n=70	n=99	
Response	7 CR (15%), 1 PR (2%), 13 HI (27%), 21 ORR (44%)	12 CR (17%), 0 PR (0%), 16 HI (23%), 28 ORR (40%)	10 CR (10%), 1 PR (1%), 36 HI (36%), 47 ORR (47%)	
Toxicity			Myelosuppression, Nausea, Vomiting	

Fabre et al. [11]	Fenaux et al. [14]	Lyon et al. [31]
75 mg/m2/d SC x 7d every 28 d	75 mg/m2/d SC x 7d every 28 d	AZA 5-2-2 (75 mg/m^2/d x 5 d, 2 d no Tx, 75 mg/m^2/d x 2 d); AZA 5-2-5 (50 mg/m^2/d x 5 d, 2 d no Tx, 50 mg/m^2/d x 5 d); AZA 5 (75 mg/m^2 /d x 5 d)
Compassionate use	III	II
n=61	n=179	n=139
10 CR (16%), 15 PR (25%), 13 HI (21%), 38 ORR (62%)	51 (28.5%) CR and PR	AZA 5-2-2: 20 HI (44%), AZA 5-2-5 : 23 HI (52%), AZA 5: 28 HI (57%)
Myelosuppression, local reaction, grade 1-2 gastrointestinal	Myelosuppression, local reactions, nausea, vomiting, diarrhea, fatigue	Myelosuppression

Tabelle 5: Klinische Studien mit DNMT inhibitors und HDACi bei MDS und AM

Author	Garcia-Manero [16]	Soriano [44]	Maslak [32]	Blum [3]	Gore [22]
Schedule	DAC 15mg/m^2 day 1-10 + VPA orally 20, 35, 50mg/ kg (d1-10)	AZA 75mg/m^2 day 1-7 + VPA orally 50, 62,5 and 75mg/ kg (d1-7) + ATRA 45mg/ m2/d (d 3-7)	AZA 75mg/ m^2 day 1-7 + PB 200mg/kg for 5d after AZA	DAC 20mg/m^2 day 1-10 + VPA escalating doses (d5-21) 15, 20 or 25 mg/kg	AZA 50mg/m^2 day 1-14, 1-10 or 1-5; 75mg/m^2 d1-5; 25mg/m^2 day 1-14 + PB 375mg/kg/d for 7d after AZA
Patient number and diagnosis	AML (n=48) MDS (n=6)	AML (n=49) MDS (n=4)	AML (n=8) MDS (n=2)	AML (n=11)	AML (n=18) MDS (n=13) CMML (n=1)
Response	10 (19%) CR, 2 (3%) CRp	12 (22%) CR, 3 (5%) CRp, 7 (13%) BM responses	3 (30%) PR	2 (18%) CR, 2 (18%) CRi , 2 (18%) PR	4 (14%) CR, 1 (3%) PR, 6 (21%) HI
Toxicity	CNS toxicity	CNS toxicity	CNS toxicity, fever, nausea, fatigue	CNS toxicity,	CNS toxicity, mild nausea, injection side reactions, asthenia, myelosuppression

Intensive Chemotherapie und Stammzelltransplantation bei Patienten mit myelodysplastischem Syndrom und sekundärer akuter myeloischer Leukämie

Nicolaus Kröger

12.1 Einleitung

Das Myelodysplastische Syndrom (MDS) ist eine heterogene Gruppe von **klonalen Stammzellerkrankungen**, die charakterisiert sind durch ein hyperzelluläres Knochenmark, peripherer Zytopenie oder dysplastische Veränderungen im peripheren Blut und Knochenmark. Der klinische Verlauf der Erkrankung ist sehr variabel und kann sich von einem indolenten Verlauf über mehrere Jahre bis hin zu einer raschen Progression und Umwandlung in eine sekundäre akute myeloische Leukämie darstellen. Intensive Therapien werden daher hauptsächlich bei Patienten mit eher raschem Verlauf oder bei jüngeren Patienten durchgeführt, bei denen die berechtigte Hoffnung auf Heilung durch die intensive Therapie besteht.

Folgende **intensive Therapien** können unterschieden werden:

1. intensive Chemotherapie wie bei akuten myeloischen Leukämien,
2. autologe Stammzelltransplantation,
3. syngene Transplantation und
4. allogene Stammzelltransplantation.

Verschiedene **Risiko-Scores** sind entwickelt worden, wobei das **International Prognostic Scoring System (IPSS)** sich im klinischen Alltag etabliert hat [6]. Mit intensiver Chemotherapie wie sie in der Behandlung von akuten myeloischen Leukämien verwendet wird, werden in 15 bis 68 % der Fälle komplette Remissionen erreicht. Die Remissionsdauer ist in der Regel jedoch sehr kurz und variiert zwischen 5 und 14 Monaten, sodass das Gesamtüberleben selten im Median über 1 Jahr liegt. Um die Ergebnisse zu verbessern, insbesondere um die komplette Remission zu erhalten, haben zahlreiche Studien versucht, nach der Chemotherapie eine autologe Blutstammzelltransplantation durchzuführen. In größeren Studien konnten immerhin in 50 – 70 % der Patienten eine ausreichende Anzahl hämatopoetischer Progenitorzellen gesammelt werden. Durch die autologe Transplantation konnte das krankheitsfreie Überleben nach 2 Jahren auf zwischen 34 und 39 % gesteigert werden. Die wichtigsten, prognostisch günstigsten Faktoren waren Alter < 40 und kein Nachweis prognostisch ungünstiger, zytogenetischer Aberrationen [5]. Im Vergleich zwischen einer autologen Transplantation und einer Stammzelltransplantation vom HLA-identen Spender war das Überleben, falls ein Spender verfügbar war, signifikant besser (69 vs. 49 %), so dass derzeit die autologe Blutstammzelltransplantation als Maßnahme für diejenigen Hochrisiko MDS-Patienten empfohlen werden kann, für die kein passender Spender zur Verfügung steht.

12.2 Syngene Transplantation

Bei der syngenen Transplantation muss ein eineiiger Zwilling vorhanden sein. Der Vorteil in der syngenen Transplantation liegt darin, dass das Stammzellpräparat frei von Tumorzellen ist und dass es auf Grund der genetischen Identität kaum zu nennenswerten Abwehrreaktionen im Sinne einer Graft-versus-Host-Erkrankung kommt. Der Nachteil ist, dass der immunologisch bedingte Graft-versus-Myelodysplasie-Effekt deutlich geringer ausgeprägt ist und somit zumindest theoretisch ein höheres Rückfallrisiko besteht. Insgesamt überwiegen jedoch die Vorteile der syngenen gegenüber der allogenen Transplantation, so dass, falls ein syngener Spender vorhanden ist, die Transplantation von diesem Spender favorisiert werden sollte [8].

12.3 Allogene Transplantation

Die allogene Transplantation stellt nach wie vor die Therapie mit dem höchsten kurativen Potential dar. Mehrere Studien zeigen ein krankheitsfreies Überleben zwischen 29 und 40 % [4, 10]. Das Hauptproblem ist die therapiebedingte Mortalität, die je nach Studie zwischen 37 und 50 % liegt. Diese hohe, therapiebedingte Mortalität war bisher der limitierende Faktor für die Durchführung einer Transplantation. Jedoch zeigt sich hier in den vergangenen Jahren ein signifikanter Rückgang durch Verbesserung der supportiven Therapie, eine differenziertere Spenderauswahl und durch die Verbesserung von Transplantationsverfahren und Transplantationsregimen. Tabelle 1 zeigt die Ergebnisse des Europäischen Stammzellregisters (EBMT) und des internationalen Stammzellregisters (IBMTR).

Tabelle 1: Allogene Stammzelltransplantation bei MDS und sAML vom HLA-identischen Geschwister

Autor	Patient	Durchschnittsalter (in Jahren)	DFS	Rezidiv (%)	Sterblichkeit ohne Rückfall (%)
de Witte [4] (2000)	885	33	36 % (at 3 y)	36	43
Sierra [5] (2002)	452	38	40 % (at 3 y)	23	37
Deeg (2002)	41	46	56 % (at 3 y)	16	28

Die **Hauptrisikofaktoren** für die Ergebnisse nach allogener Stammzelltransplantation sind hohe Blastenzahl zum Zeitpunkt der Transplantation, hohes Alter und ungünstiger, zytogenetischer Status. Auf Grund der hohen therapiebedingten Morbidität und Mortalität ist der Zeitpunkt der Transplantation extrem wichtig. Obgleich abschließend der optimale Zeitpunkt nicht festgelegt werden kann, zeigt eine retrospektive, statistische Analyse, dass es am sinnvollsten ist, Patienten mit MDS im Stadium intermediate II und high risk sofort zu transplantieren, während Niedrigrisikopatienten wie low risk und intermediate I erst bei Zeichen der Progression transplantiert werden sollten [2]. Ob Patienten mit nachweisbaren Blasten (RAEB/RAEB-t) vor der allogenen Transplantation durch intensive Chemotherapie in eine komplette Remission vor Transplantation gebracht werden sollten, wird derzeit noch kontrovers diskutiert. Es spricht einiges dafür, dass Patienten, die durch eine solche Chemotherapie in komplette Remission kommen von der anschließenden Transplantation deutlich mehr profitieren als Patienten, die unbehandelt in die Transplantation gehen. Auf der anderen Seite sind bei Patienten, die eine Chemotherapie erhalten und damit keine vollständige Remission erlangen, höhere, transplantationsbedingten Komplikationen zu verzeichnen. Das Pro und Contra der Chemotherapie vor Transplantation wird gegenwärtig in einer randomisierten Studie der EBMT untersucht.

12.4. Konditionierungsregime

Die der eigentliche Transplantation vorgeschaltete Hochdosischemotherapie wird Konditionierung genannt und besteht entweder aus einem ganzkörperbestrahlungs- therapiehaltigen oder in einem nur chemotherapiehaltigen Regime. Obgleich es keine validen, vergleichenden Studien diesbezüglich gibt, wird gegenwärtig der chemotherapiehaltigen Konditionierung der Vorzug gegeben, da zumindest in einer Studie höhere, therapiebedingte Komplikationen nach Ganzkörperbestrahlung beobachtet wurden [1].

12.5. Unverwandte Transplantation

Da nur die wenigsten Patienten mit MDS einen HLA-identen Familienspender haben, kommt der Transplantation von unverwandten Stammzellspendern enorme Bedeutung zu. Die Zahl der unverwandten Transplantationen hat enorm zugenommen. Während noch in den neunziger Jahren die therapiebedingte Morbidität und vor allen Dingen Mortalität mit ca. 50 % außerordentlich hoch lag, haben sich diese Ergebnisse in den letzten Jahren deutlich gebessert, sodass nach Adjustierung anderer Risikofaktoren die Ergebnisse der unverwandten und der verwandten Stammzelltransplantationen inzwischen ebenbürtig sind.

12.6 Dosisreduzierte Konzepte

Da der überwiegende Erfolg der allogenen **Stammzelltransplantation** auf einem immunologisch bedingten Graft-versus-Tumor-Effekt beruht und viel Morbidität und Mortalität auf die vorgeschaltete Hochdosischemotherapie respektive Ganzkörperbestrahlung zurückzuführen ist, wurden Transplantationsverfahren entwickelt, die die Toxizität der vorgeschalteten Chemotherapie deutlich reduzieren. Durch Senkung der Chemotherapiedosis im Rahmen der Konditionierungstherapie gelang es, die therapiebedingte Mortalität deutlich zu senken und damit diese Therapieform auch für ältere Patienten oder für Patienten, für die eine Standardtherapie nicht in Frage kommt, zur Verfügung zu stellen. Die ersten bisher publizierten Daten sind ermutigend, jedoch ist es für ein abschließendes Urteil zu früh. Dieser Ansatz wird derzeit in einer prospektiven Studie der EBMT untersucht [7, 9].

Tabelle 2: Auswahl reduzierter Konditionierungsschemata bei Patienten mit MDS oder sAML
(* schließt auch Patienten mit AML ein)

Autor	Patient	Durchschnitts- alter (in Jahren)	Konditionierungs- Schema	DFS	Rezidiv (%)	NRM (%)
Martino*[9] (2002)	37	57	Bu (8 mg/kg) Fludarbine	66 % (at 1 y)	28	5
Kröger [10] (2003)	37	55	Bu (8 mg/kg) Fludarabine +/- ATG	38 % (at 3 y)	32	32

Zusammenfassend ist zu sagen, dass die intensive Chemotherapie eine Option ist für Patienten mit MDS der Hochrisikogruppe ist und für diejenigen, die keine Kandidaten für eine Stammzelltransplantation sind. Die autologe Transplantation bietet eine Therapieoption für Patienten die keinen passenden Spender haben. Die allogene Transplantation ist die Therapie mit dem höchsten kurativen Potential und bei allen Patienten mit Hochrisiko oder intermediate II Risiko nach IPSS sollte die Möglichkeit einer allogenen Stammzelltransplantation ausgelotet werden. In den nächsten Jahren ist mit weiteren Verbesserungen der Therapieergebnisse zu rechnen. Zahlreiche Studien überprüfen wichtige Fragestellungen und Sinn der klinischen Prüfungen wird auch sein, die neuen Substanzen wie demethylierende Substanzen oder Histon-Deacetylase-Inhibitoren in das Therapiekonzept entweder vor oder nach Transplantation sinnvoll einzubeziehen.

12.7 Literatur

1.   Castro-Malaspina H, Harris RE, Gajewski J, Ramsay N, Collins R, Dharan B, King R, Deeg HJ. Unrelated donor marrow transplantation for myelodysplastic syndromes: outcome analysis in 510 transplants facilitated by the National Marrow Donor Program. Blood. 2002;99: 1943-1951.

2.   Cutler CS, Lee SJ, Greenberg P, Deeg HJ, Pérez WS, Anasetti C, Bolwell BJ, Cairo MS, Gale RP, Klein JP, azarus HM, Liesveld JL, McCarthy PL, Milone GA, Rizzo JD, Schultz KR, Trigg ME, Keating A, Weisdorf DJ, Antin JH, Horowitz MM. A decision analysis of allogeneic bone marrow transplantation for the myelodysplastic syndromes: delayed transplantation for low-risk myelodysplasia is associated with improved outcome. Blood. 2004;104: 579-585.

3.   Deeg HJ, Storer B, Slattery JT, Anasetti C, Doney KC, Hansen JA, Kiem HP, Martin PJ, Petersdorf E, Radich JP, Sanders JE, Shulman HM, Warren EH, Witherspoon RP, Bryant EM, Chauncey TR, Getzendaner L, Storb R, Appelbaum FR. Conditioning with targeted busulfan and cyclophosphamide for hemopoietic stem cell transplantation from related and unrelated donors in patients with myelodysplastic syndrome. Blood. 2002;100: 1201-1207.

4.   de Witte, Hermans J, Vossen J, Bacigalupo A, Meloni G, Jacobsen N, Ruutu T, Ljungman P, Gratwohl A, Runde V, Niederwieser D, Van Biezen A, Devergie A, Cornelissen J, Jouet JP, Arnold R, Apperley J. Hematopoietic stem cell transplantation for patients with myelodysplastic syndromes and secondary acute myeloid leukaemias: a report on behalf of the Chronic Leukemia Working Party of the European Group for Blood and Marrow Transplantation (EBMT). Br J Haematol. 2000;110: 620-630.

5.   de Witte T, Suciu S, Brand R, Muus P, Kröger N. Autologous stem cell transplantation in myelodysplastic syndromes. Semin Hematol. 2007 Oct;44(4): 274-277.

6.   Greenberg P, Cox C, Le Beau M, Fenaux P, Morel P, Sanz G, Sanz M, Vallespi T, Hamblin T, Oscier D, Ohyashiki K, Toyama K, Aul C, Mufti G, Bennett J. International scoring system for evaluating prognosis in myelodysplastic syndromes. Blood. 1997; 89: 2079-2088.

7.   Kröger N, Bornhäuser M, Ehninger G, Schwerdtfeger R, Biersack H, Sayer HG, Wandt H, Schäfer-Eckardt K, Beyer J, Kiehl M, Zander AR, German Cooperative Transplant Study Group. Allogeneic stem cell transplantation after fludarabine/busulfan-based reduced-intensity conditioning in patients with myelodys-plastic syndrome or secondary acute myeloid leukemia. Ann Hematol. 2003;82: 336-342.

8.   Kröger N, Brand R, van Biezen A, Bron D, Blaise D, Hellström-Lindberg E, Gahrton G, Powles R, Littlewood T, Chapuis B, Zander A, Koza V, Niederwieser D, de Witte T. Myelodysplastic Syndromes Subcommittee of the Chronic Leukaemia Working Party, European Blood and Marrow Transplantation Group. Stem cell transplantation from identical twins in patients with myelodysplastic syndromes. Bone Marrow Transplant. 2005 Jan; 35(1): 37-43.

9.   Martino R, Van Biezen A, Iacobelli S, Brand R, Niederwieser D, de Witte TM; on behalf of the EBMT-CLWP MDS subcommittee. Reduced-intensity conditioning (RIC) for allogeneic hematopoietic stem cell transplantation from HLA-identical siblings in adults with myelodysplastic syndromes (MDS): a comparison with standard myeloablative conditioning: a study of the EBMT-Chronic Leukemia Working Party (EBMT-CLWP) Blood. 2006 Aug 1;108(3):836-46.

10.   Sierra J, Pérez WS, Rozman C, Carreras E, Klein JP, Rizzo JD, Davies SM, Lazarus HM, Bredeson CN, Marks DI, Canals C, Boogaerts MA, Goldman J, Champlin RE, Keating A, Weisdorf DJ, de Witte TM, Hrowitz MM. Bone marrow transplantation from HLA-identical siblings as treatment for myelodysplasia. Blood. 2002;100: 1997-2004.

Kapitel 13

Aktuelle Entwicklungen in der Transplantation hämatopoietischer Stammzellenbei Patienten mit MDS und AML

G. Kobbe, C. Saure, R. Fenk, F. Zohren, A. Czibere, I. Bruns, R. Haas

13.1 Einleitung

Die **allogene Stammzelltransplantation** ist heute ein fester Bestandteil der Therapiekonzepte bei Patienten mit akuten Leukämien und Myelodysplastischen Syndromen [7, 8, 13]. Im Folgenden werden die aktuellen Entwicklungen aufgeführt, die gegenwärtig zu einer Ausweitung der Indikation und in Zukunft möglicherweise zu einer Veränderung der gegenwärtigen Transplantationsstrategien führen werden. Es handelt sich dabei im Wesentlichen um die Aspekte:

- Implementierung dosisreduzierter Konditionierungsregime
- Frühe Transplantation bei Hochrisikopatienten und Einsatz neuer Substanzen
- Erschließung alternativer Transplantatquellen und die Bedeutung spezifischer immunologischer Effektorzellen

13.2 Dosisreduzierte Konditionierungsregime

Der ursprüngliche Gedanke, mit dem allogenen Transplantat lediglich einen Ersatz für das durch eine hochdosierte Chemotherapie zerstörte Knochenmark des Patienten zu applizieren, wurde in den 80er Jahren durch die Erkenntnis ergänzt, dass die immuntherapeutische Potenz des Transplantates einen wesentlichen Einfluss auf die Heilungschancen des Patienten hat.

In frühen Arbeiten aus Seattle wurde erstmals erkannt, dass Patienten, die an einer Graft-versus-Host Reaktion (GvHD) erkranken, eine signifikant geringere Rezidivwahrscheinlichkeit haben[43, 44]. Später konnte demonstriert werden, dass allein durch die Infusion von Spenderlymphozyten bei Patienten mit einem Rezidiv nach allogener Knochenmarktransplantation langfristige Remissionen induziert werden können [12, 21, 22]. Diese Beobachtungen ebneten den Weg für eine neue Transplantationsphilosophie, deren Hauptaugenmerk nun nicht mehr auf der Intensivierung der Chemotherapie, sondern auf der Nutzung des immunologischen Graft-versus-Leukemia (GvL) Effektes lag. Ein wesentlicher Aspekt dieses neuen Vorgehens war, dass die Konditionierung schrittweise reduziert wurde und nicht mehr in erster Linie zytotoxisch sein sollte, sondern vornehmlich die Funktion übernahm, ein Anwachsen des Transplantates zu ermöglichen. Das Spektrum dosisreduzierter Konditionierungen reicht von einer lediglich um 30% reduzierten Chemo- oder Strahlendosis bis hin zur „minimal-intensiven" Konditionierung, bei der nur 16% der myeloablativen Strahlendosis zum Einsatz kommen [29, 39, 41]; (**Tabelle1**).

13.3 Vorteile dosisreduzierter Konditionierungsregime

Anfänglich wurden Transplantationen mit dosisreduzierter Konditionierung ausschließlich bei Patienten durchgeführt, die aufgrund ihres fortgeschrittenen Alters oder gleichzeitig bestehender anderer Erkrankungen Kontraindikationen gegen eine konventionelle myeloablative Konditionierung aufwiesen. Bei diesen Patienten konnte die prinzipielle Durchführbarkeit des Verfahrens unter Beweis gestellt werden[18, 19]. Erste Studien mit dosisreduzierten Konditionierungsregimen zeigten eine signifikante Reduktion der unmittelbar durch die Chemotherapie und oder Bestrahlung ausgelösten Nebenwirkungen im Vergleich zur konventionellen Konditionierung. Dies betraf sowohl die direkte Organtoxizität der Chemo- bzw. Strahlentherapie als auch frühe infektiologische Komplikationen [16]. Die Dosisreduktion führt auch zu einer Reduktion der erforderlichen Transfusionen und zu einer signifikant kürzeren Hospitalisation [29, 42, 45]. Dies beruht vor allem darauf, dass nach einer dosisreduzierten Konditionierung die Zytopenie sehr mild verläuft im Gegensatz zur ausgeprägt auftretenden Zellaplasie bei myeloablativer Hochdosistherapie, die so lange anhält, bis es zu einer vollständigen Rekonstitution der Spenderhämatopoiese gekommen ist.

Während dieser Zeit kommt es häufig zu weiteren Auswirkungen der hochdosierten Chemotherapie wie zum Beispiel einer schweren Mukositis. Dies ist bei einer Dosisreduktion nicht der Fall. Zusätzlich könnte in Zukunft Palifermin, (Keratinocyte-Growth Factor, KGF) ein rekombinanter humaner Wachstumsfaktor für epitheliale Zellen, der bereits im Rahmen autologer Blutstammzelltransplantationen eingesetzt wird, eine wesentliche Rolle zur Mukositis-Prophylaxe auch bei der allogenen Transplantation einnehmen. Einige Studien konnten diesbezüglich die sichere Anwendung sowie die Wirksamkeit von KGF im Sinne einer signifikant verminderten Häufigkeit und Schwere der Mukositis WHO Grad 2-4 zeigen [24, 25].

Im Gegensatz zur konventionellen Konditionierung stellt sich bei der dosisreduzierten kurz nach der Transplantation allogener Stammzellen eine vorübergehende Phase eines gemischten Chimärismus ein. Im weiteren Verlauf kommt es zu einer immunologisch vermittelten Elimination der Patientenhämatopoiese, was letztlich zu einem kompletten Spenderchimärismus führt. In dieser Phase treten dann sowohl der therapeutisch erwünschte GvL Effekt als auch die unerwünschte GvH Erkrankung auf [6]. Dieser Vorgang ist schematisch in **Abbildung 1** dargestellt.

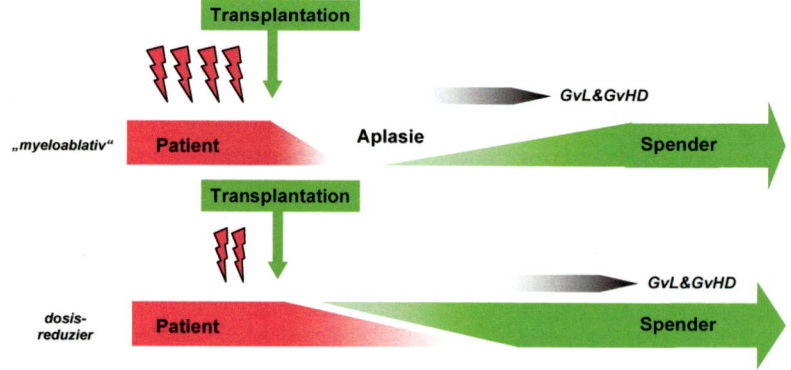

Abb. 1: Schematischer Verlauf von Zytopenie und Entwicklung eines kompletten Spenderchimärismus nach konventioneller myeloablativer Konditionierung und nach einer Transplantation mit einem dosisreduzierten Kondtionierungsregime.

13.4 GvHD, TRM und Rezidivrate nach dosisreduzierter Konditionierung

Die anfängliche Hoffnung, dass sich die Inzidenz der GvHD durch eine Minderung der Gewebetoxizität senken ließe, erfüllte sich nicht vollständig. In einigen Vergleichen mit myeloablativen Konditionierungsregimen wurde zwar eine Reduktion der schweren akuten GvHD Grad III und IV beobachtet, die Häufigkeit dieser Komplikation beträgt jedoch nach dosisreduzierten Regimen je nach Spendertyp immer noch zwischen 10 und 30% [30]. Betrachtet man die kumulative GvHD Inzidenz inklusive der chronischen GvHD, so tritt diese Komplikation bei bis zu 70% der Patienten auf [19].

Es wurde allerdings beobachtet, dass der Zeitpunkt des Auftretens einer akuten GvHD durch die Verwendung dosisreduzierter Konditionierungsregime verzögert wird. Sie tritt nun nicht mehr im Median nach 30 Tagen, sondern etwa 70 Tage nach der Transplantation auf [32]. Eine detaillierte Analyse von 322 Patienten, welche in Seattle mit einem dosisreduzierten Konditionierungsregime behandelt worden waren, konnte zeigen, dass die akute GvHD wohl einen negativen Einfluss auf die therapiebedingte Mortalität (TRM), aber keinen positiven Effekt im Hinblick auf die Rezidivrate hat. Im Gegensatz dazu war die Wahrscheinlichkeit für ein Krankheitsrezidiv bei Patienten, welche eine chronische GvHD entwickelten, signifikant geringer, ohne dass sich daraus ein substantiell höheres Risiko für eine therapiebedingte Mortalität ergab [4]. Eine Auswahl der Ergebnisse von Phase II Studien mit dosisreduzierter Konditionierung ist in **Tabelle 2** dargestellt.

Nachdem die prinzipielle Durchführbarkeit dieses neuen Transplantationsverfahrens demonstriert werden konnte, wurden zahlreiche retrospektive Studien durchgeführt, um die Effektivität der allogenen Stammzelltransplantation mit dosisreduzierter Konditionierung mit konventionellen Transplantationsstrategien zu vergleichen [1, 28]. Obgleich retrospektive Analysen wegen der Heterogenität in ihrer Aussagekraft eingeschränkt sind, wurde deutlich, dass der wesentliche Vorteil dosisreduzierter Konditionierungsregime in einer signifikanten Reduktion der TRM besteht, gleichzeitig jedoch eine erhöhte Wahrscheinlichkeit für ein Krankheitsrezidiv besteht. Dies trifft insbesondere für Patienten mit fortgeschrittenen Krankheitsstadien und für Patienten mit Akuter Lymphatischer Leukämie zu. Dagegen scheint das Rezidivrisiko für Patienten mit Myeloischen Leukämien und Myelodysplastischen Syndromen, welche in erster kompletter Remission mit dosisreduzierter Konditionierung transplantiert werden, im Vergleich zu einer Gruppe nach myeloablativer Konditionierung nicht signifikant unterschiedlich zu sein [35].

13.5 Aktueller Stellenwert der dosisreduzierten Konditionierung

Zusammenfassend ist heute unumstritten, dass die allogene Blutstammzelltransplantation nach dosisreduzierter Konditionierung eine potentiell kurative Therapie für Patienten mit hämatologischen Neoplasien darstellt, deren Wirksamkeit auf der Nutzung eines allogenen Graft-versus-Leukemia Effektes beruht. Ein wesentlicher Vorteil ist die reduzierte therapieassoziierte Mortalität, weshalb dieses Therapieverfahren auch bei älteren Patienten und bei Patienten mit Begleiterkrankungen eingesetzt werden kann. Vor allem Patienten, die bereits durch eine Chemotherapie eine Remission erreicht haben, profitieren von dieser neuen Transplantationsstrategie. Bei Patienten mit aggressiven, fortgeschrittenen hämatologischen Neoplasien ist der Stellenwert dieser Therapie wegen einer hohen Rezidivrate umstritten. Aktuell werden krankheitsspezifische, randomisierte Studien im Vergleich zur myeloablativen Konditionierung durchgeführt, um den Einsatz dosisreduzierter Konditionierungsregime insbesondere auf jüngere Patienten in Remission auszudehnen.

13.6 Transplantation bei Hochrisikopatienten

Das Überleben von Patienten mit akuten Leukämien wird im Wesentlichen von krankheitsspezifischen Prognosefaktoren und der Rate an therapieassoziierten Komplikationen bestimmt. Unter den krankheitsspezifischen Prognosefaktoren ist der Einfluss genetischer Faktoren, wie zum Beispiel des mit konventionellen zytogenetischen Techniken nachweisbaren Karyotyps oder molekularzytologisch bestimmbarer Mutationen in relevanten Genen besonders bedeutsam [8].

In einer 2008 erschienenen Studie konnte gezeigt werden, dass AML-Patienten mit einem normalem Karyotyp und prognostisch "ungünstigen" Mutationen, wie z.B. der FMS-like tyrosine kinase 3 (FLT3) Mutation, ein signifikant längeres rezidivfreies- und Gesamtüberleben durch eine allogene Stammzellgabe erreichen. Überraschenderweise profitierten Patienten mit einer "günstigen" Mutation, wie z.B. der CCAAT/enhancer binding protein alpha (C/EBPα) Mutation, nicht von einer allogenen Transplantation [13]. Es ist zu erwarten, dass ein Screening auf submikroskopische genetische Anomalien in Zukunft an Bedeutung gewinnen und sich in der Routinediagnostik zur Abschätzung der Prognose etablieren wird.

Des weiteren ist das Ansprechen auf eine zytostatische Therapie ein wichtiger Prognosefaktor, welcher jedoch von den zuvor genannten mitbestimmt wird. Diese Faktoren behalten überwiegend ihre prognostische Aussagekraft auch nach einer allogenen Blutstammzelltransplantation. Diese ist jedoch zum jetzigen Zeitpunkt für viele Patienten mit ungünstigen Prognosefaktoren, wie zum Beispiel mit komplex verändertem Karyotyp, die einzige kurative Therapieoption. Problematisch ist, dass diese Patienten nur mit einer geringen Wahrscheinlichkeit durch eine konventionelle Chemotherapie eine komplette Remission, und damit eine günstige Ausgangsposition für eine erfolgreiche allogene Blutstammzelltransplantation erreichen. Weiterhin steigt die Wahrscheinlichkeit für infektiologische Komplikationen und Organtoxizitäten, wenn im Vorfeld einer Transplantation mehrere konventionelle Chemotherapiezyklen durchgeführt werden, ohne dass eine komplette Remission erreicht wird.

13.7 Frühe Transplantation als neue Therapiestrategie

Um die Prognose von Patienten mit prognostisch ungünstigen Leukämien zu verbessern, wurde in der jüngeren Vergangenheit versucht, die allogene Stammzelltransplantation so früh wie möglich durchzuführen. Für die Implementierung dieser neuen Therapiestrategie waren die Erfahrungen aus Studien mit dosisreduzierter Konditionierung von großer Bedeutung, da bei einer frühen Transplantation die Reduktion der therapieassoziierten Toxizität durch die Modifikation des Konditionierungsregimes essentiell ist. Das neue therapeutische Ziel ist im Gegensatz zum konventionellen Vorgehen nicht mehr das Erreichen eines „Best Response" durch die Applikation repetitiver Chemotherapiezyklen, sondern die frühe allogene Transplantation noch in der durch einen konventionellen Induktionszyklus hervorgerufenen Knochenmarkaplasie. Zu diesem Zeitpunkt besteht eine geringe Tumorlast und das kumulative Risiko für infektiologische Komplikationen ist gering. Weiterhin wird zumindest theoretisch die Selektion resistenter Zellklone durch die wiederholte Applikation konventionell dosierter Chemotherapeutika limitiert (**Abbildung 2**).

A:

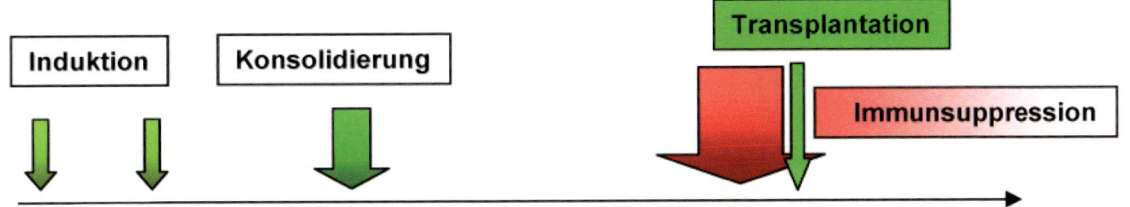

B:

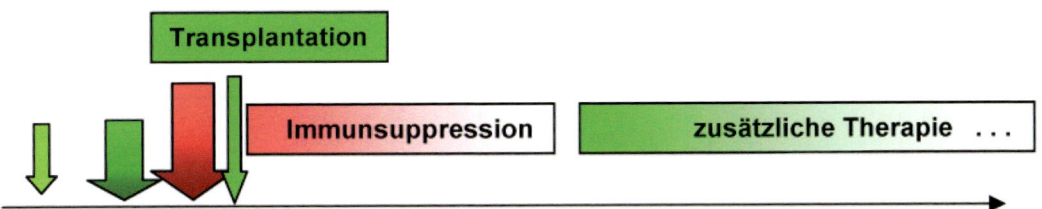

Abb. 2: **A:** Traditionell wurde versucht, auch bei Hochrisikopatienten durch repetitive Chemotherapiezyklen eine stabile Remission zu induzieren, was aber nur bei einem kleinen Teil der Patienten gelang. **B:** Das neue Therapiekonzept sieht vor, bei diesen Patienten sehr früh eine allogene Blutstammzelltransplantation durchzuführen, um einer Resistenzentwicklung vorzubeugen und gegebenenfalls nach der Transplantation noch ergänzende Therapien (zum Beispiel die Infusion von Spenderlymphozyten) anzuschließen.

In einer der ersten Studien dieser Art wurde bei Patienten mit fortgeschrittenen, prognostisch ungünstigen Akuten Myeloischen Leukämien oder Myelodysplastischen Syndromen kurz nach einer konventionellen Induktionstherapie eine allogene Blut stammzelltransplantation durchgeführt. Um die Toxizität zu reduzieren, wurde die Dosis der Ganzkörperbestrahlung von 12 Gy auf 4 Gy reduziert [37]. Es zeigte sich, dass diese neue Therapiestrategie eine akzeptable Toxizität hatte und sowohl die Rezidivrate als auch das Gesamtüberleben der Patienten im Vergleich zu einer Gruppe konventionell behandelter Patienten signifikant besser war. Bemerkenswert an dieser Studie war weiterhin, dass der ansonsten sehr wichtige Prognosefaktor Karyotyp im Rahmen dieser Therapie an Bedeutung verlor. In einer späteren Analyse der gleichen Gruppe konnte gezeigt werden, dass insbesondere die Anzahl der zuvor applizierten Chemotherapiezyklen prognostische Bedeutung hatte [38]. Dies unterstützt den Grundgedanken, durch eine frühere Transplantation der Entwicklung von Resistenzen zuvorzukommen.

13.8 Eigene Ergebnissse

In Düsseldorf modifizierten wir dieses Protokoll, indem wir bei Patienten mit myeloischen Leukämien anstelle der Ganzkörperbestrahlung eine reine Chemokonditionierung durchführten (**Abb. 3**).

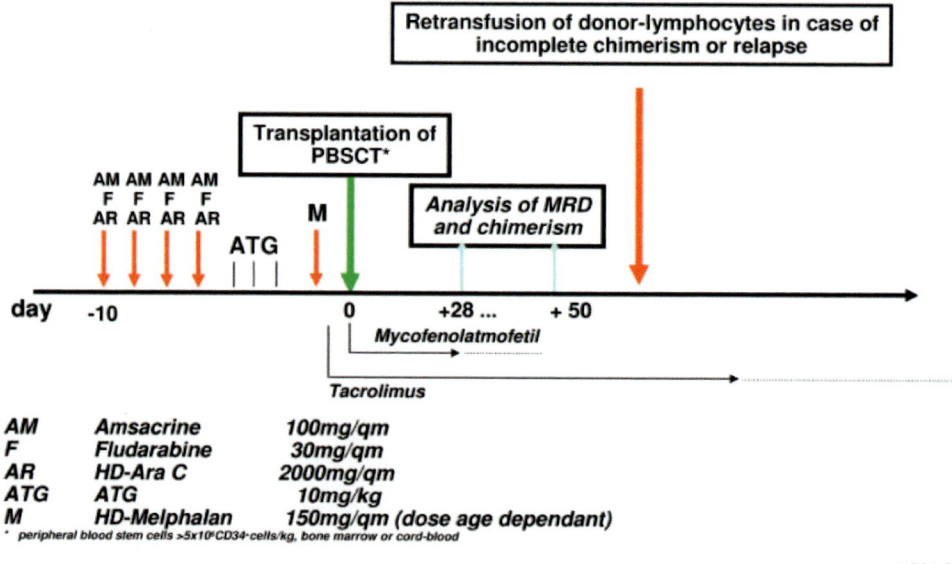

Abb. 3: Modifikation des Münchner FLAMSA-Protokolls zur Behandlung von Patienten mit prognostisch ungünstigen Akuten Myeloischen Leukämien und Myelodysplastischen Syndromen.

Auch in unseren Untersuchungen zeigte sich, dass die Therapietoxizität selbst bei älteren Patienten akzeptabel war, und dass das Gesamtüberleben von Hochrisikopatienten insbesondere durch eine Senkung der frühen Rezidivrate signifikant verbessert wird [9]. So betrug nach Einführung der neuen Strategie das Gesamtüberleben von Patienten mit Hochrisiko AML und MDS in Düsseldorf 49% nach einem und 27% nach zwei Jahren.

In einem modifizierten Protokoll, welches eine voll dosierte Ganzkörperbestrahlung unmittelbar nach einer Induktion mit konventioneller Chemotherapie vorsieht, wandten wir diese neue Strategie auch bei Patienten mit Akuter Lymphatischer Leukämie und ungünstiger Prognose an. Auch hier zeigte sich bislang neben einer guten Verträglichkeit eine erstaunlich niedrige Rezidivrate. So sind aktuell nach einer medianen Beobachtungszeit von 1100 Tagen (Spanne 334-1554) 9 von 15 Patienten in anhaltender kompletter Remission.

Der erfolgreiche Einsatz dieser neuen Therapiestrategie bei Patienten mit fortgeschrittenen Erkrankungen rechtfertigt auch die Behandlung von Patienten, die bereits bei der Diagnose ungünstige Prognosefaktoren aufweisen. Dies erfordert jedoch einen hohen logistischen Aufwand, da zum Einen relevante Prognosefaktoren, wie zum Beispiel der Karyotyp sehr schnell ermittelt werden müssen, und zum Anderen die Suche nach einem geeigneten Spender unmittelbar nach der Identifikation eines Hochrisikopatienten erfolgen muss. Erste Daten zu diesem Vorgehen zeigen, dass die frühe Transplantation logistisch möglich ist und auch in der Primärtherapie Vorteile im Sinne einer niedrigen Rezidivrate bietet [33].

13.9 Einsatz neuer Substanzen

Das Risiko, ein Krankheitsrezidiv zu erleiden, bleibt der Hauptgrund, dass nur ein verhältnismäßig geringer Teil der Patienten mit prognostisch ungünstigen Leukämien und Myelodysplastischen Syndromen geheilt werden kann. Deshalb wird derzeit auch die Möglichkeit erprobt, nach einer allogenen Stammzelltransplantation ergänzende Maßnahmen zur Reduktion der Rezidivrate durchzuführen. Eine Option besteht darin, die Immunsuppression sehr früh zu reduzieren, und bei Patienten, die nach der Transplantation keine GvHD entwickeln, präemptiv kleine Mengen Spender-lymphozyten im Sinne einer adoptiven Immuntherapie zu infundieren [37].

Eine weitere Möglichkeit ist der Einsatz neuer Substanzen, deren Toxizität auch nach einer allogenen Stammzelltransplantation akzeptabel sein muss. Wir konnten beobachten, dass 5-Azacytidine, eine hypomethylierende, differenzierungs-induzierende Substanz, welche bereits zur konventionellen Therapie von fort-geschrittenen Myelodysplastischen Syndromen eingesetzt wird, auch nach einer allogenen Transplantation in niedrigen Dosen hochwirksam ist [10]. Der Vorteil dieser Substanz ist, dass in den bisher durchgeführten Studien bei Patienten mit Myelodysplastischen Syndromen im Gegensatz zur konventionellen Chemotherapie insbesondere Patienten mit ungünstigem Karyotyp profitierten. Einzelne Phase I-II Studien zum prophylaktischen Einsatz von 5-Azacytidine nach allogener Blutstammzelltransplantation bei Hochrisikopatienten werden bereits durchgeführt [40].

Auch immunmodulatorische Substanzen (wie z.B. Revlimid) oder Tyrosikinase-inhibitoren (wie z.B. Sorafenib) sind relativ untoxisch und besitzen eine spezifische Aktivität bei manchen hämatologischen Hochrisikoneoplasien, so dass ihr präemptiver Einsatz nach einer allogenen Blutstammzelltransplantation möglicherweise helfen kann, das Rezidivrisiko weiter zu reduzieren [46].

13.10 Erschließung alternativer Transplantatquellen

In den letzten Jahren zeigte sich eine Wandlung in Bezug auf die Wahl der Transplantatquelle. So stieg 2005 die Anzahl der allogenen Transplantationen im Vergleich zum Vorjahr um 20% [11]. Das ist vor allem auf die zunehmende Verwendung von Transplantaten unverwandter Spender zurückzuführen, deren Anteil 2005 etwa 41% an allen allogenen Blutstammzelltransplantationen betrug. Fortschritte sowohl in der immunsuppressiven als auch der supportiven Therapie und der verbesserten Spenderauswahl haben es ermöglicht, dass die Ergebnisse der Transplantation von Blutstammzellen unverwandter Spender der Geschwister-transplantation ebenbürtig sind [17].

Für Patienten, die in der zur Verfügung stehenden Zeit keinen passenden unverwandten Spender finden, stehen als Alternative Nabelschnurblut oder Zellen haploidentischer Spender zur Verfügung. Nabelschnurblut hat den Vorteil, dass es in kurzer Zeit beschafft werden kann und bei der Auswahl eines geeigneten Transplantates im Vergleich zu Knochenmark oder mobilisierten peripheren Blutstammzellen ein höheres Maß an HLA-Inkompatibilität akzeptiert werden kann. Von Nachteil ist die meist zu geringe Zellzahl, weshalb die Transplantation von Nabelschnurblut bei Erwachsenen nur eine untergeordnete Rolle spielt [5].

Im Gegensatz dazu stieg die Zahl der haploidentischen Transplantationen nach ersten klinischen Erfolgen in den letzten Jahren kontinuierlich an [2, 3]. Vorteilhaft ist, dass nahezu für jeden Patienten ein HLA-haploidentischer Spender in der Familie identifiziert werden kann und die Zeit bis zur Transplantation dementsprechend kurz ist. Nachteilig ist, dass der Großteil der immunkompetenten T-Zellen aus dem Transplantat entfernt werden muss, um schwere GvH-Reaktionen zu vermeiden. Durch die seit längerem auch schon bei der Transplantation von Zellen unverwandter Spender eingesetzten in-vitro oder in-vivo eingesetzten Verfahren zur T-Zell Depletion stellt dies heute jedoch technisch kein Problem mehr da [20, 31]. Eine extreme T-Zell-Depletion führt meistens aber zu einer lang anhaltenden Immunschwäche nach der Transplantation mit der Folge oft schwer beherrschbarer Virusinfektionen. Hier sind durch moderne Verfahren zum Monitoring von Herpes- und Adenoviren und durch die Implementierung präemptiver Virustherapie die Ergebnisse in den letzten Jahren verbessert worden.

13.11 Bedeutung unterschiedlicher immunologischer Effektorzellen

Durch den vermehrten Einsatz haploidentischer Blutstammzelltransplantate gelang es, die Bedeutung anderer Zelltypen für den klinischen Erfolg der Transplantation besser zu verstehen. So wurde beispielsweise erkannt, dass Natürlichen Killerzellen eine große Bedeutung bei der Verhinderung eines Krankheitsrezidives zukommt, wenn zwischen Spender und Empfänger ein Mismatch der KIR-Rezeptoren und ihren Liganden besteht [34]. Es handelt sich dabei um ein System spezifischer immunologischer Zellerkennung, welches im günstigen Fall eine Zerstörung der Leukämiezellen durch Natürliche Killerzellen vermittelt. Mittlerweile wurden einige Studien publiziert, die nahe legen, dass dieses System auch bei der Transplantation von Zellen unverwandter Spender bedeutsam ist [23].

Andere Zelltypen, deren Einfluss auf die Transplantation derzeit intensiv untersucht wird, sind regulatorische T-Zellen und NK-T-Zellen. Beide scheinen eher für die Toleranzentwicklung nach der Transplantation als für die Elimination der Leukämie wichtig zu sein. Ihre Bedeutung für die allogene Blutstammzelltransplantation wurde in den letzten Jahren intensiv in Tierversuchen untersucht. Mittlerweile liegen jedoch auch erste Studien an Menschen vor, die nahe legen, dass der gezielte Einsatz dieser Zellpopulationen die Transplantationsergebnisse positiv beeinflussen kann. So zeigte beispielsweise eine Gruppe aus Stanford, dass ein dosisreduziertes Konditionierungsregime, welches die Selektion von NK-T-Zellen des Patienten in-vivo induziert, die Rate an schwerer akuter GvHD im Vergleich zu konventionellen Verfahren signifikant senkt, und damit die transplantationsassoziierte Mortalität positiv beeinflussen kann [27]. Es ist anzunehmen, dass die Manipulation von NK-Zellen, regulatorischen T-Zellen und NK-T-Zellen in näherer Zukunft in noch größerem Maße klinische Bedeutung erlangen wird.

13.12 Zusammenfassung

Die allogene Blutstammzelltransplantation wurde ursprünglich vor allem bei jungen Patienten in gutem Allgemeinzustand durchgeführt, da die zur Konditionierung eingesetzte Hochdosistherapie regelhaft zu schweren Nebenwirkungen führt, welche von älteren Patienten nicht toleriert werden können. Trotz der Hochdosistherapie hatten vor allem Patienten mit fortgeschrittenen Neoplasien sehr geringe Chancen, durch eine allogene Blutstammzelltransplantation von ihrer Erkrankung geheilt zu werden.

In den letzten Jahren sind gerade für diese beiden Patientengruppen neue Therapieverfahren entwickelt worden. Die Einführung der Transplantation mit dosisreduzierter Konditionierung beruhte auf der Erkenntnis, dass Langzeit-remissionen vieler hämatologischer Neoplasien allein durch den immunologisch vermittelten Graft-versus-Leukemia Effekt vermittelt werden. Mittlerweile können allogene Transplantationen auch erfolgreich bei älteren Patienten mit Begleit-erkrankungen durchgeführt werden.
Gleichzeitig ermöglichte die Dosisreduktion eine schnellere Therapiesequenz, was bei Patienten mit ungünstigen Prognosefaktoren die Rezidivrate reduzieren kann, ohne die therapieassoziierten Nebenwirkungen zu steigern. Durch die Erschließung alternativer Transplantatquellen wie Nabelschnurblut und Zellen HLA-haploidentischer Spender können allogene Blutstammzelltransplantationen heute auch bei Patienten durchgeführt werden, für die sonst kein passender Spender gefunden werden kann.

Gleichzeitig haben diese Transplantationen das Wissen um die Bedeutung immunologischer Effektorzellen, wie zum Beispiel der Natürlichen Killerzellen NK-T-Zellen und regulatorischen T-Zellen erweitert. Diese Entwicklungen zeigen auf, dass sich in Zukunft das Spektrum der Zelltherapie ausweiten und sich die Therapie bei Patienten mit hämatologischen Neoplasien weiter individualisieren wird.

Tabelle 1:

Myeloablative Konditionierung	
Cyclophosphamid 120mg/kg +	TBI (12Gy)
Cyclophosphamid 120mg/kg +	Busulfan 16mg/kg
Cyclophosphamid 100mg/kg +	TBI (12Gy) + Etoposid 60mg/kg
Dosisreduzierte Konditionierung	
Fludarabin 150mg/qm +	Busulfan 8mg/kg
Fludarabin 90mg/qm +	Melphalan 140mg/qm
Fludarabin 125mg/qm +	Cyclophosphamid 120mg/kg
Fludarabin 120mg/qm +	TBI (8Gy)
Minimale Konditionierung	
Fludarabin 90mg/qm +	TBI (2Gy)

Tabelle 2:   Auswahl derzeit gebräuchlicher Konditionierungsprotokolle.
Therapieresultate einiger ausgewählter Studien zur Transplantation allogener Blutstammzellen nach dosisreduzierter Konditionierung. MDACC: MD Anderson Cancer Center, KK: Kings College London, FHCRC: Fred Hutchinson Cancer Research Center, EBMT: European Group for Blood and Marrow Transplantation, Flu-M: Fludarabin-Melphalan, Flu-B-C: Fludarabin-Busulfan-Campath, Flu-TBI: Fludarabin-low-dose-TBI, TBI//Bu: low-dose-TBI oder low-dose-Busulfan basiert. OS*: Gesamtüberleben nach 1 Jahr, RFS*: Rezidiv-freies-Überleben nach 1 Jahr, NRM*: Therapieassoziierte Mortalität.

Studien-gruppe	Diagnose	n	Alter	Regime	aGvHD	cGvHD	OS*	RFS*	NRM*
MDACC[48]	AML/MDS	54	54	Flu-M	19%	39%	35%	32%	21%
KC-London[49]	AML/MDS	62	54	Flu-B-C	9%	20%	74%	62%	15%
FHCRC[50]	AML/MDS	122	58	Flu-TBI	12%	36%	48%	44%	14%
EBMT[51]	AML	315	57	TBI // Bu	8%	48%	47%	40%	18%
EBMT[52]	AML/MDS	215	56	TBI // Bu	15%	45%	41%	33%	20%

13.13 Literatur

1. Aoudjhane M, Labopin M, Gorin NC et al. Comparative outcome of reduced intensity and myeloablative conditioning regimen in HLA identical sibling allogeneic haematopoietic stem cell transplantation for patients older than 50 years of age with acute myeloblastic leukaemia: a retrospective survey from the Acute Leukemia Working Party (ALWP) of the European group for Blood and Marrow Transplantation (EBMT). Leukemia. 2005;19:2304-2312.

2. Aversa F, Tabilio A, Terenzi A et al. Successful engraftment of T-cell-depleted haploidentical "three-loci" incompatible transplants in leukemia patients by addition of recombinant human granulocyte colony-stimulating factor-mobilized peripheral blood progenitor cells to bone marrow inoculum. Blood. 1994;84:3948-3955.

3. Aversa F, Reisner Y, Martelli MF. Hematopoietic stem cell transplantation from alternative sources in adults with high-risk acute leukemia. Blood Cells Mol Dis. 2004;33:294-302.

4. Baron F, Maris MB, Sandmaier BM et al. Graft-versus-tumor effects after allogeneic hematopoietic cell transplantation with nonmyeloablative conditioning. J Clin Oncol. 2005;23:1993-2003.

5. Brunstein CG, Wagner JE. Cord blood transplantation for adults. Vox Sang. 2006;91:195-205.

6. Childs R, Clave E, Contentin N et al. Engraftment kinetics after nonmyeloablative allogeneic peripheral blood stem cell transplantation: full donor T-cell chimerism precedes alloimmune responses. Blood. 1999;94:3234-3241.

7. Cornelissen JJ, van Putten WL, Verdonck LF et al. Myeloablative HLA-identical sibling stem cell transplantation in first remission acute myeloid leukemia in young and middle aged adults: benefits for whom? results of a HOVON/SAKK donor versus no donor analysis. Blood. 2007.

8. Estey E, Dohner H. Acute myeloid leukaemia. Lancet. 2006;368:1894-1907.

9. Graef TT, Neumann FF, Fenk RR et al. Early Myeloablative Allogeneic Stem Cell Transplantation during High-Dose Cytarabin Induced Cytopenia in Patients with Refractory or Relapsed Myeloid Leukemias. ASH Annual Meeting Abstracts. 2004;104:100.

10. Graef T, Kuendgen A, Fenk R et al. Successful treatment of relapsed AML after allogeneic stem cell transplantation with azacitidine. Leuk Res. 2007;31:257-259.

11. Gratwohl A, Baldomero H, Frauendorfer K, Urbano-Ispizua A, Niederwieser D. Results of the EBMT activity survey 2005 on haematopoietic stem cell transplantation: focus on increasing use of unrelated donors. Bone Marrow Transplant. 2007;39:71-87.

12. Guglielmi C, Arcese W, Dazzi F et al. Donor lymphocyte infusion for relapsed chronic myelogenous leukemia: prognostic relevance of the initial cell dose. Blood. 2002;100:397-405.

13. Hahn T, Wall D, Camitta B et al. The role of cytotoxic therapy with hematopoietic stem cell transplantation in the therapy of acute lymphoblastic leukemia in adults: an evidence-based review. Biol Blood Marrow Transplant. 2006;12:1-30.

14. Hegenbart U, Niederwieser D, Sandmaier BM et al. Treatment for acute myelogenous leukemia by low-dose, total-body, irradiation-based conditioning and hematopoietic cell transplantation from related and unrelated donors. J Clin Oncol. 2006;24:444-453.

15. Ho AY, Pagliuca A, Kenyon M et al. Reduced-intensity allogeneic hematopoietic stem cell transplantation for myelodysplastic syndrome and acute myeloid leukemia with multilineage dysplasia using fludarabine, busulphan, and alemtuzumab (FBC) conditioning. Blood. 2004;104:1616-1623.

16. Junghanss C, Marr KA, Carter RA et al. Incidence and outcome of bacterial and fungal infections following nonmyeloablative compared with myeloablative allogeneic hematopoietic stem cell transplantation: a matched control study. Biol Blood Marrow Transplant. 2002;8:512-520.

17. Kiehl MG, Kraut L, Schwerdtfeger R et al. Outcome of allogeneic hematopoietic stem-cell transplantation in adult patients with acute lymphoblastic leukemia: no difference in related compared with unrelated transplant in first complete remission. J Clin Oncol. 2004;22:2816-2825.

18.   Kobbe G, Germing U, Aivado M et al. Treatment of secondary myelodysplastic syndrome after heart transplantation with chemotherapy and nonmyeloablative stem-cell transplantation. Transplantation. 2002;74:1198-1200.

19.   Kobbe G, Schneider P, Aivado M et al. Reliable engraftment, low toxicity, and durable remissions following allogeneic blood stem cell transplantation with minimal conditioning. Exp Hematol. 2002;30:1346-1353.

20.   Kobbe G, Fenk R, Neumann F et al. Transplantation of allogeneic CD34+-selected cells followed by early T-cell add-backs: favorable results in acute and chronic myeloid leukemia. Cytotherapy. 2004;6:533-542.

21.   Kolb HJ, Mittermuller J, Clemm C et al. Donor leukocyte transfusions for treatment of recurrent chronic myelogenous leukemia in marrow transplant patients. Blood. 1990;76:2462-2465.

22.   Kolb HJ, Schmid C, Chen X et al. Adoptive immunotherapy in chimeras with donor lymphocytes. Acta Haematol. 2003;110:110-120.

23.   Kroger N, Binder T, Zabelina T et al. Low number of donor activating killer immunoglobulin-like receptors (KIR) genes but not KIR-ligand mismatch prevents relapse and improves disease-free survival in leukemia patients after in vivo T-cell depleted unrelated stem cell transplantation. Transplantation. 2006;82:1024-1030.

24.   Langner S, Staber P, Schub N et al. Palifermin reduces incidence and severity of oral mucositis in allogeneic stem-cell transplant recipients. Bone Marrow Transplant. 2008 Aug;42(4):275-9. Epub 2008 May 26.

25.   Levine JE, Blazar BR, DeFor T et al. Long-term follow-up of a phase I/II randomized, placebo-controlled trial of palifermin to prevent graft-versus-host disease (GVHD) after related donor allogeneic hematopoietic cell transplantation (HCT). Biol Blood Marrow Transplant. 2008 Sep;14(9):1017-21.

26.   de Lima M, Anagnostopoulos A, Munsell M et al. Nonablative versus reduced-intensity conditioning regimens in the treatment of acute myeloid leukemia and high-risk myelodysplastic syndrome: dose is relevant for long-term disease control after allogeneic hematopoietic stem cell transplantation. Blood. 2004;104:865-872.

27.   Lowsky R, Takahashi T, Liu YP et al. Protective conditioning for acute graft-versus-host disease. N Engl J Med. 2005;353:1321-1331.

28.   Martino R, Iacobelli S, Brand R et al. Retrospective comparison of reduced-intensity conditioning and conventional high-dose conditioning for allogeneic hematopoietic stem cell transplantation using HLA-identical sibling donors in myelodysplastic syndromes. Blood. 2006;108:836-846.

29.   McSweeney PA, Niederwieser D, Shizuru JA et al. Hematopoietic cell transplantation in older patients with hematologic malignancies: replacing high-dose cytotoxic therapy with graft-versus-tumor effects. Blood. 2001;97:3390-3400.

30.   Mielcarek M, Martin PJ, Leisenring W et al. Graft-versus-host disease after nonmyeloablative versus conventional hematopoietic stem cell transplantation. Blood. 2003;102:756-762.

31.   Mielke S, Solomon SR, Barrett AJ. Selective depletion strategies in allogeneic stem cell transplantation. Cytotherapy. 2005;7:109-115.

32.   Perez-Simon JA, Diez-Campelo M, Martino R et al. Influence of the intensity of the conditioning regimen on the characteristics of acute and chronic graft-versus-host disease after allogeneic transplantation. Br J Haematol. 2005;130:394-403.

33.   Platzbecker U, Thiede C, Fussel M et al. Reduced intensity conditioning allows for up-front allogeneic hematopoietic stem cell transplantation after cytoreductive induction therapy in newly-diagnosed high-risk acute myeloid leukemia. Leukemia. 2006;20:707-714.

34.   Ruggeri L, Mancusi A, Burchielli E et al. Natural killer cell recognition of missing self and haploidentical hematopoietic transplantation. Semin Cancer Biol. 2006;16:404-411.

35. Scott BL, Sandmaier BM, Storer B et al. Myeloablative vs nonmyeloablative allogeneic transplantation for patients with myelodysplastic syndrome or acute myelogenous leukemia with multilineage dysplasia: a retrospective analysis. Leukemia. 2006;20:128-135.

36. Schlenk RF, Döhner K, Krauter J et al. Mutations and treatment outcome in cytogenetically normal acute myeloid leukemia. N Engl J Med. 2008 May 1;358(18):1909-18.

37. Schmid C, Schleuning M, Ledderose G, Tischer J, Kolb HJ. Sequential regimen of chemotherapy, reduced-intensity conditioning for allogeneic stem-cell transplantation, and prophylactic donor lymphocyte transfusion in high-risk acute myeloid leukemia and myelodysplastic syndrome. J Clin Oncol. 2005;23:5675-5687.

38. Schmid C, Schleuning M, Schwerdtfeger R et al. Long-term survival in refractory acute myeloid leukemia after sequential treatment with chemotherapy and reduced-intensity conditioning for allogeneic stem cell transplantation. Blood. 2006;108:1092-1099.

39. Slavin S, Nagler A, Naparstek E et al. Nonmyeloablative stem cell transplantation and cell therapy as an alternative to conventional bone marrow transplantation with lethal cytoreduction for the treatment of malignant and nonmalignant hematologic diseases. Blood. 1998;91:756-763.

40. Soriano AO, Champlin R, McCormick G et al. Maintenance Therapy with 5-Azacytidine (5-AC) after Allogeneic Stem Cell Transplantation (allo-SCT) for Acute Myelogenous Leukemia (AML) and High-Risk Myelodysplastic Syndrome (MDS): A Dose and Schedule Finding Study. ASH Annual Meeting Abstracts. 2006;108:3668.

41. Stelljes M, Bornhauser M, Kroger M et al. Conditioning with 8-Gy total body irradiation and fludarabine for allogeneic hematopoietic stem cell transplantation in acute myeloid leukemia. Blood. 2005;106:3314-3321.

42. Subira M, Sureda A, Ancin I et al. Allogeneic stem cell transplantation with reduced-intensity conditioning is potentially feasible as an outpatient procedure. Bone Marrow Transplant. 2003;32:869-872.

43. Sullivan KM, Weiden PL, Storb R et al. Influence of acute and chronic graft-versus-host disease on relapse and survival after bone marrow transplantation from HLA-identical siblings as treatment of acute and chronic leukemia. Blood. 1989;73:1720-1728.

44. Weiden PL, Sullivan KM, Flournoy N, Storb R, Thomas ED. Antileukemic effect of chronic graft-versus-host disease: contribution to improved survival after allogeneic marrow transplantation. N Engl J Med. 1981;304:1529-1533.

45. Weissinger F, Sandmaier BM, Maloney DG et al. Decreased transfusion requirements for patients receiving nonmyeloablative compared with conventional peripheral blood stem cell transplants from HLA-identical siblings. Blood. 2001;98:3584-3588.

46. Zhang W, Konopleva M, Shi YX et al. Sorafenib (BAY 43-9006) Directly Targets FLT3-ITD in Acute Myelogenous Leukemia. ASH Annual Meeting Abstracts. 2006;108:255.

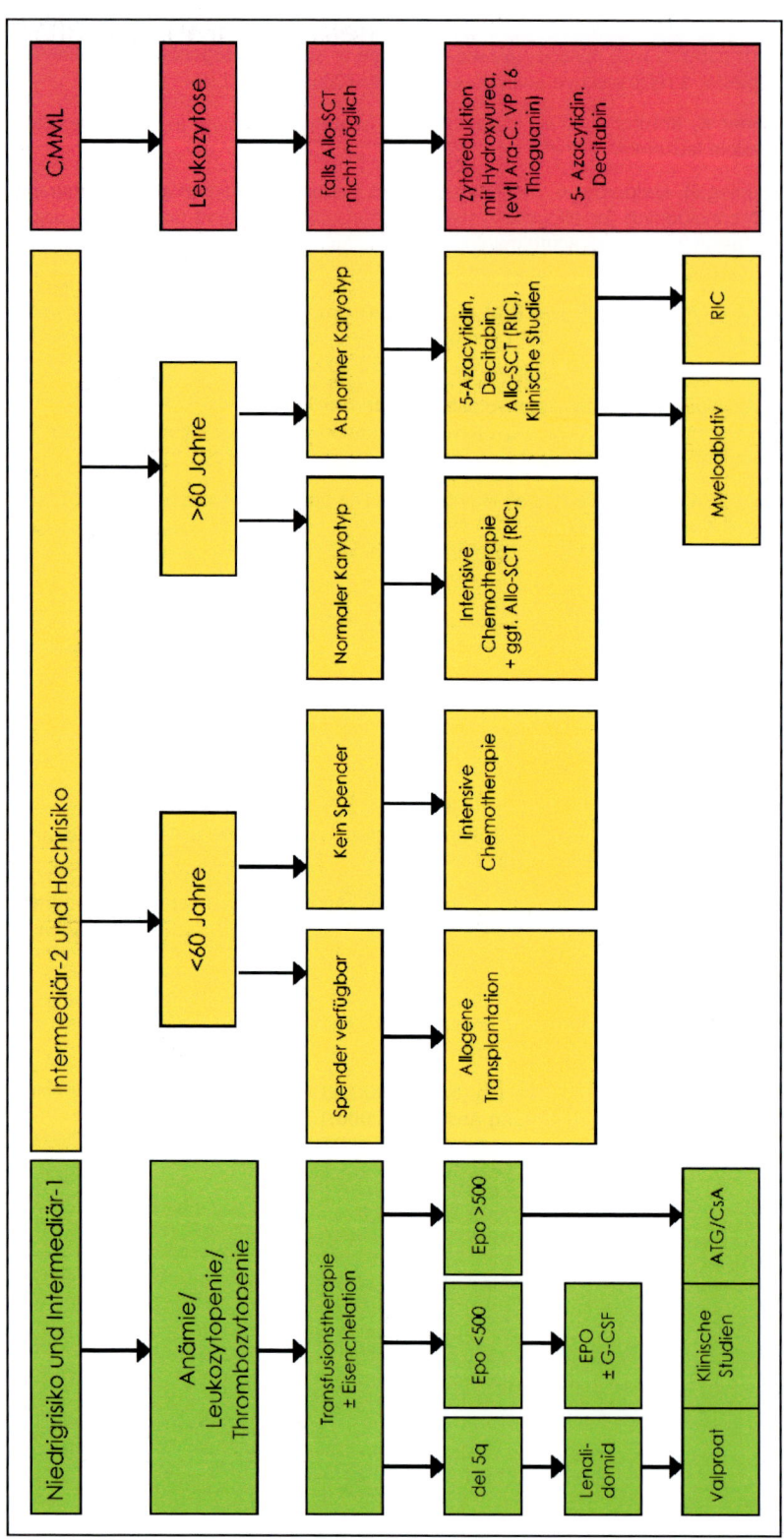

Kapitel 14

Therapiealgorithmus für MDS

N. Gattermann, U. Germing

Die linksseitige Grafik stellt einen möglichen Therapiealgorithmus dar, der die bisherigen Kenntnisse zur Therapie berücksichtigt. Aus drei Gründen kann dies kein festes Schema sein. Erstens müssen zukünftige Ergebnisse aus Studien mit neuen Substanzen berücksichtigt werden. Zweitens ist zu erwarten, dass es gelingen wird, neue prädiktive Faktoren zu ermitteln, die das individuelle Ansprechen auf bestimmte Therapien besser abzuschätzen erlauben. Drittens ist natürlich jede Therapie eine individuelle Entscheidung, die nicht nur von krankheitsbiologischen Parametern, sondern wesentlich auch von patientenbiologischen Parametern abhängt. Das Alter des Patienten, aber auch sein persönlicher Wunsch und Lebensumstände müssen bei der Planung einer Therapie immer berücksichtigt werden.
Die Grafik zeigt einige wesentliche Entscheidungshilfen, die als Grundlage für Überlegungen zur Therapie dienen können.

Patienten, die zur low- oder intermediate I Risikogruppe gehören, sind im Falle langfristiger Transfusionen Kandidaten für eine Chelierungstherapie. Patienten mit del(5q) sollten mit Lenalidomid behandelt werden, Patienten mit niedrigem Erythropoetinspiegel mit einem Erythropoetinpräparat und vor allem hypozelluläre Patienten können von ATG profitieren. Anderen Patienten, oder solchen, bei denen die genannten Therapien nicht oder nicht mehr wirken, kann ein Therapieversuch mit Valproinsäure angeboten werden, oder sollten möglichst in klinischen Studien behandelt werden.
Patienten, die zur intermediate II oder high Risikogruppe gehören, sind prinzipiell Kandidaten für eine allogene Stammzelltransplantation, sofern Alter und Allgemeinzustand es erlauben. Liegt ein ungünstiger Karyotyp, insbesondere eine Veränderung am Chromosom 7 vor, bietet sich eine Therapie mit einer hypomethylierenden Substanz (Vidaza/Decitabine) an, möglicherweise als Überbrückung bis zu einer allogenen Stammzelltransplantation. Auch Patienten mit CMML können von hypomethylierenden Substanzen profitieren. Patienten über 60 Jahre mit ungünstigem Karyotyp sollten nicht mit einer Induktionschemotherapie behandelt werden, sofern nicht unmittelbar danach eine allogene Stammzelltransplantation vorgesehen ist.

Kapitel 15

Literatur aus der Düsseldorfer MDS-Gruppe seit 1982 ▬▬▬

1. Aivado M, Gattermann N, Rong A, Giagounidis AA, Prall WC, Czibere A, Hildebrandt B, Haas R, Bottomley SS. X-linked sideroblastic anemia associated with a novel ALAS2 mutation and unfortunate skewed X-chromosome inactivation patterns. Blood Cells Mol Dis. 2006; 37(1):40-5.

2. Aivado M, Rong A, Germing U, et al Long-term remission after intensive chemotherapy in advanced myelodysplastic syndromes is generally associated with restoration of polyclonal haemopoiesis. Br J Haematol. 2000 ;110(4):884-6.

3. Aivado M, Rong A, Germing U, Gattermann N, Kobbe G, Rieth C, Haas R, Aul C., Long-term remission after intensive chemotherapy in advanced myelodysplastic syndromes is generally associated with restoration of polyclonal haemopoiesis. Br J Haematol. 2000 Sep;110(4):884-6

4. Aivado M, Rong A, Stadler M, Germing U, et al . Favourable response to antithymocyte or antilymphocyte globulin in low-risk myelodysplastic syndrome patients with a ‚non-clonal‘ pattern of X-chromosome inactivation in bone marrow cells. Eur J Haematol. 2002;68(4):210-6.

5. Aivado M, Rong A, Stadler M, Germing U, Giagounidis A, Strupp C, Novotny J, Josten KM, Kobbe G, Hildebrandt B, Gattermann N, Aul C, Haas R, Ganser A., Favourable response to antithymocyte or antilymphocyte globulin in low-risk myelodysplastic syndrome patients with a ‘non-clonal’ pattern of X-chromosome inactivation in bone marrow cells. Eur J Haematol. 2002 Apr;68(4):210-6

6. Aivado M, Spentzos D, Germing U, Alterovitz G, Meng XY, Grall F, Giagounidis AA, Klement G, Steidl U, Otu HH, Czibere A, Prall WC, Iking-Konert C, Shayne M, Ramoni MF, Gattermann N, Haas R, Mitsiades CS, Fung ET, Libermann TA Serum proteome profiling detects myelodysplastic syndromes and identifies CXC chemokine ligands 4 and 7 as markers for advanced disease. Proc Natl Acad Sci U S A. 2007;104(4):1307-12.

7. Arnold R, de Witte T, van Biezen A, Hermans J, Jacobsen N, Runde V, Gratwohl A, Apperley JF. Unrelated bone marrow transplantation in patients with myelodysplastic syndromes and secondary acute myeloid leukemia: an EBMT survey. European Blood and Marrow Transplantation Group. Bone Marrow Transplant. 1998 Jun;21(12):1213-6

8. Aul C, Arning M, Runde V, Schneider W. Serum erythropoietin concentrations in patients with myelodysplastic syndromes. Leuk Res. 1991;15:571-5.

9. Aul C, Arning M, Runde V, Schneider W. Serum erythropoietin concentrations in patients with myelodysplastic syndromes. Leuk Res. 1991;15(7):571-5.

10. Aul C, Bowen DT, Yoshida Y. Pathogenesis, etiology and epidemiology of myelodysplastic syndromes. Haematologica. 1998 Jan;83(1):71-86.

11. Aul C, Fischer JT, Schneider W. Diagnosis of myelodysplastic syndromes (preleukemias). Dtsch Med Wochenschr. 1984;109(13):506-10.

12. Aul C, Gattermann N, Germing U, et al. Serum deoxythymidine kinase in myelodysplastic syndromes. Cancer 1994 15;73(2):322-7

13. Aul C, Gattermann N, Germing U, et al. Risk assessment in primary myelodysplastic syndromes: validation of the Düsseldorf score. Leukemia 1994 8(11):1906-13.

14. Aul C, Gattermann N, Germing U, Runde V, Heyll A. Myelodysplastic syndromes. The epidemiological and etiological aspects. Dtsch Med Wochenschr. 1992;117(33):1223-31

15. Aul C, Gattermann N, Germing U, Winkelmann M, Heyll A, Runde V, Schneider W., Cancer. 1994 Jan 15;73(2):322-7 Serum deoxythymidine kinase in myelodysplastic syndromes

16. Aul C, Gattermann N, Heyll A, Germing U, Derigs G, Schneider W. Primary myelodysplastic syndromes: analysis of prognostic factors in 235 patients and proposals for an improved scoring system. Leukemia. 1992;6(1):52-9

17. Aul C, Gattermann N, Schneider W. Age-related incidence and other epidemiological aspects of myelodysplastic syndromes. Br J Haematol. 1992 Oct;82(2):358-67.

18. Aul C, Gattermann N, Schneider W. Treatment of advanced myelodysplastic syndromes with recombinant interferon-alpha 2b. Eur J Haematol. 1991 Jan;46(1):11-6.

19. Aul C, Gattermann N, Schneider W. Comparison of in vitro growth characteristics of blast cell progenitors (CFU-L) in patients with myelodysplastic syndromes and acute myeloid leukaemia. Blood. 1992;80(3):625-33

20. Aul C, Gattermann N, Schneider W. Treatment of advanced myelodysplastic syndromes with recombinant interferon-alpha 2b. Eur J Haematol. 1991 Jan;46(1):11-6

21. Aul C, Gattermann N, Schneider W. Epidemiological and etiological aspects of myelodysplastic syndromes. Leuk Lymphoma. 1995 Jan;16(3-4):247-62.

22. Aul C, Gattermann N. The role of low-dose chemotherapy in myelodysplastic syndromes. Leuk Res. 1992;16(3):207-15. Review.

23. Aul C, Germing U, et al H. Increasing incidence of myelodysplastic syndromes: real or fictitious? Leuk Res 1998 22(1):93-100

24. Aul C, Germing U, et al. Role of aggressive treatment strategies for myelodysplastic syndromes. Schweiz Rundsch Med Prax. 1999 4;88(10):431-8.

25. Aul C, Germing U, Gattermann N, Söhngen D, Heyll A. German The prognostic significance of serum thymidine kinase in the myelodysplastic syndrome. Dtsch Med Wochenschr. 1996 Sep 13;121(37):1113-8.

26. Aul C, Germing U. German Myelodysplastic syndromes. Intern 1998; 39(11):1168-80.

27. Aul C, Giagounidis A, Germing U, Ganser A. Review Evaluating the prognosis of patients with myelodysplastic syndromes. Ann Hematol. 2002 Sep;81(9):485-97.

28. Aul C, Giagounidis A, Germing U, Ganser A. Myelodysplastic syndromes. Diagnosis and therapeutic strategies. Med Klin 2002 ;97(11):666-76.Review.

29. Aul C, Giagounidis A, Germing U. Bone marrow morphology and classification systems in myelodysplastic syndromes. Cancer Treat Rev. 2007;33 Suppl 1:S2-5

30. Aul C, Giagounidis A, Germing U. Review Epidemiological features of myelodysplastic syndromes: results from regional cancer surveys and hospital-based statistics. Int J Hematol. 2001 Jun;73(4):405-10.

31. Aul C, Giagounidis A, Heinsch M, Germing U, Ganser A. Prognostic indicators and scoring systems for predicting outcome in patients with myelodysplastic syndromes. . Rev Clin Exp Hematol. 2004 Dec 1;8(2):E1

32. Aul C, Heyll A, Gattermann N, Schneider W. German Treatment of myelodysplastic syndromes. Dtsch Med Wochenschr. 1987;112(8):309-13

33. Aul C, Heyll A. The therapy of myelodysplastic syndromes. Dtsch Med Wochenschr. 1990 Nov 30;115(48):1842-50

34. Aul C, Runde V, Gattermann N. All-trans retinoic acid in patients with myelodysplastic syndromes: results of a pilot study. Blood. 1993 Nov 15;82(10):2967-74.

35. Aul C, Schneider W. The role of low dose cytosine arabinoside and aggressive chemotherapy in advanced myelodysplastic syndromes. Cancer 1989 64:1812-1818

36. Aul C, Schneider W.Treatment of advanced myelodysplastic syndromes: trend toward more aggressive chemotherapy? Haematol Blood Transfus. 1990;33:382-6

37. Balleisen S, Kuendgen A, Hildebrandt B, Haas R, Germing U. Prognostic relevance of achieving cytogenetic remission in patients with acute myelogenous leukemia or high-risk myelodysplastic syndrome following induction chemotherapy. Leuk Res. 2009 May 8

38. Beelte S, Haas R, Germing U, Jansing PJ. Practice of recognizing benzene-caused occupational diseases in 2006 Med Klin. 2008 ;103(8):553-60

39. Beelte S, Haas R, Germing U, Jansing PJ. Paradigm change in the assessment of myeloid and lymphoid neoplasms associated with occupational benzene exposure. Med Klin (Munich) 2009 Mar 15:104(3)197-203

40. Bennett JM; MDS Foundation's Working Group on Transfusional Iron Overload. Consensus statement on iron overload in myelodysplastic syndromes. Am J Hematol. 2008 Nov;83(11):858-61

41. Brunning R, Orazi A, Germing U et al: Myelodysplastic syndromes/neoplasms. In Swerdlow S, et al (EDT) WHO Classification of Tumours of Haematopoietic and Lymphoid Tissues. IARC Press, Lyon, 2008

42. Büchner T, Hiddemann W, Maschmeyer G, Ludwig W, Löffler H, Nowrousian M, Aul C, Heinecke A. How to improve therapy for adult acute myeloid leukemia: studies of the AML Cooperative Group in the Federal Republic of Germany. J Cancer Res Clin Oncol. 1990;116(1):97-9

43. Ceesay MM, Lea NC, Ingram W, Westwood NB, Gaken J, Mohamedali A, Cervera J, Germing U, et al. The JAK2 V617F mutation is rare in RARS but common in RARS-T. Leukemia. 2006 ; 20(11):2060-1

44. Czibere A, Prall WC, Zerbini LF, Jäger M, Kobbe G, Knipp S, Libermann TA, Haas R, Aivado M. Exisulind induces apoptosis in advanced myelodysplastic syndrome (MDS) and acute myeloid leukaemia/MDS. Br J Haematol. 2006 Nov;135(3):355-7.

45. de Witte T, Hermans J, van Biezen A, Runde V, Gratwohl A., Dutch. Current developments in the therapy of the myelodysplastic syndrome. Ned Tijdschr Geneeskd. 1995 Oct 21;139(42):2135-9. Review.

46. de Witte T, Hermans J, Vossen J, Bacigalupo A, Meloni G, Jacobsen N, Ruutu T, Ljungman P, Gratwohl A, Runde V, Niederwieser D, van Biezen A, Devergie A, Cornelissen J, Jouet JP, Arnold R, Apperley J. Haematopoietic stem cell transplantation for patients with myelo-dysplastic syndromes and secondary acute myeloid leukaemias: a report on behalf of the Chronic Leukaemia Working Party of the European Group for Blood and Marrow Transplantation (EBMT). Br J Haematol. 2000 Sep;110(3):620-30

47. de Witte T, Pikkemaat F, Hermans J, van Biezen A, Mackinnan S, Cornelissen J, Gratwohl A, Delforge M, Iriondo A, Kuentz M, Harousseau J, Fauser A, Wandt H, Runde V, Niederwieser D, Apperley J; EBMT, CLWP-MDS subcommittee. Genotypically nonidentical related donors for transplantation of patients with myelodysplastic syndromes: comparison with unrelated donor transplantation and autologous stem cell transplantation. Leukemia. 2001 Dec;15(12):1878-84

48. de Witte T, Suciu S, Verhoef G, Labar B, Archimbaud E, Aul C, Selleslag D, Ferrant A, Wijermans P, Mandelli F, Amadori S, Jehn U, Muus P, Boogaerts M, Zittoun R, Gratwohl A, Zwierzina H, Hagemeijer A, Willemze R., Intensive chemotherapy followed by allogeneic or autologous stem cell transplantation for patients with myelodysplastic syndromes (MDSs) and acute myeloid leukemia following MDS. Blood. 2001 Oct 15;98(8):2326-31. Erratum in: Blood 2002 Mar 1;99(5):1535

49. De Witte T, Van Biezen A, Hermans J, Labopin M, Runde V, Or R, Meloni G, Mauri SB, Carella A, Apperley J, Gratwohl A, Laporte JP., Autologous bone marrow transplantation for patients with myelodysplastic syndrome (MDS) or acute myeloid leukemia following MDS. Chronic and Acute Leukemia Working Parties of the European Group for Blood and Marrow Transplantation. Blood. 1997 Nov 15;90(10):3853-7

50. Drechsler M, Hildebrandt B, Kündgen A, Germing U, Royer-Pokora B. Fusion of H4/D10S170 to PDGFRD in a patient with chronic myelomonocytic leukemia and long-term responsiveness to imatinib. Ann Hematol. 2007; 86(5):353-4.

51. Evers C, Beier M, Poelitz A, Hildebrandt B, Servan K, Drechsler M, Germing U, Royer HD, Royer-Pokora B., Molecular definition of chromosome arm 5q deletion end points and detection of hidden aberrations in patients with myelodysplastic syndromes and isolated del(5q) using oligonucleotide array CGH. Genes Chromosomes Cancer. 2007 Dec;46(12):1119-28

52. Fenaux P, Raza A, Mufti GJ, Aul C, Germing U, et al A multicenter phase 2 study of the farnesyltransferase inhibitor tipifarnib in intermediate- to high-risk myelodysplastic syndrome. Blood. 2007; 15;109(10):4158-63.

53. Fenaux P, Mufti GJ, Hellstrom- Lindberg E, Santini V, Finelli C, Giagounidis A, Schoch R, Gattermann N, Sanz G, List A, Gore SD, Seymour JF, Bennett JM, Byrd J, Backstrom J, Zimmermann L, McKenzie D, Beach C, Silverman LR; International vidaza high-risk MDS survival study group. Efficacy of azacitidine compared with that of conventional care regimens in the treatment of higher- risk myelodysplastic syndromes: a randomised, open- label, phase III study. Lancet Oncol. 2009 Mar;10(3):223-32

54. Gattermann N, Aul C, Schneider W. Is acquired idiopathic sideroblastic anemia (AISA) a disorder of mitochondrial DNA? Leukemia. 1993 Dec;7(12):2069-76.

55. Gattermann N, Aul C, Schneider W. Two types of acquired idiopathic sideroblastic anaemia (AISA) Br J Haematol. 1990 Jan;74(1):45-52.

56. Gattermann N, Aul C. Diagnosis and therapy strategy in myelodysplastic syndromes. Praxis (Bern 1994). 1996 Jan 16;85(3):39-44.

57. Gattermann N, Billiet J, Kronenwett R, Zipperer E, Germing U, et al. High frequency of the JAK2 V617F mutation in patients with thrombocytosis (platelet count>600x109/L) and ringed sideroblasts more than 15% considered as MDS/MPD, unclassifiable. Blood. 2007;1;109(3):1334-5.

58. Gattermann N, Briviba K, Tsamaloukas A, Aul C, Schneider W. No improvement of refractory sideroblastic anaemia with ubidecarenone. Lancet. 1995,29;345(8957):1121-2

59. Gattermann N, Dadak M, Hofhaus G, Wulfert M, Berneburg M, Loeffler ML, Simmonds HA. Severe impairment of nucleotide synthesis through inhibition of mitochondrial respiration. Nucleosides Nucleotides Nucleic Acids. 2004 Oct;23(8-9):1275-9.

60. Gattermann N, Hofmann WK, Meessen A, Schmitz S, Tsamaloukas A, Vollmer T, Wedding U, Plesnila-Frank C, Schramm W, Berger K., Review Myelodysplastic syndromes: aspects of current medical care and economic considerations in Germany. Onkologie. 2008 31(8-9):477-84.

61. Gattermann N, Kündgen A, Germing U. Treatment of patients with high-risk myelodysplastic syndromes. Cancer Treat Rev. 2007;33 Suppl 1:S64-8

62. Gattermann N, Retzlaff S, Wang YL, Berneburg M, Heinisch J, Wlaschek M, Aul C, Schneider W. A heteroplasmic point mutation of mitochondrial tRNALeu(CUN) in non-lymphoid haemopoietic cell lineages from a patient with acquired idiopathic sideroblastic anaemia. Br J Haematol. 1996 Jun;93(4):845-55.

63. Gattermann N, Retzlaff S, Wang YL, Hofhaus G, Heinisch J, Aul C, Schneider W. Heteroplasmic point mutations of mitochondrial DNA affecting subunit I of cytochrome c oxidase in two patients with acquired idiopathic sideroblastic anemia. Blood. 1997 Dec 15;90(12):4961-72

64. Gattermann N, Wulfert M, Hofhaus G. How frequent is mutation in the mitochondrial cytochrome c oxidase gene in patients with myelodysplastic syndromes? Br J Haematol. 2002 Dec;119(4):1139; author reply 1139-40.

65. Gattermann N, Wulfert M, Junge B, Germing, Haas R, Hofhaus G. Ineffective hematopoiesis linked with a mitochondrial tRNA mutation (G3242A) in a patient with myelodysplastic syndrome. Blood. 2004 Feb 15;103(4):1499-502.

66. Gattermann N. Guidelines on iron chelation therapy in patients with myelodysplastic syndromes and transfusional iron overload. Leuk Res. 2007 Dec;31 Suppl 3:S10-5.

67. Gattermann N. Leukemia. Mitochondrial DNA mutations in the hematopoietic system. 2004 Jan;18(1):18-22. Review.

68. Gattermann N. Overview of guidelines on iron chelation therapy in patients with myelodysplastic syndromes and transfusional iron overload Int J Hematol. 2008 Jul;88(1):24-9.

69. Gattermann N., From sideroblastic anemia to the role of mitochondrial DNA mutations in myelodysplastic syndromes. Leuk Res. 2000 Feb;24(2):141-51.

70. Germing U, Aul C, Niemeyer CM, Haas R, Bennett JM. Epidemiology, classification and prognosis of adults and children with myelodysplastic syndromes. Ann Hematol. 2008 Sep;87(9):691-9.

71. Germing U, Aul C, Niemeyer CM, Haas R, Bennett JM. Epidemiology, classification and prognosis of adults and children with myelodysplastic syndromes. Ann Hematol. 2008 Sep;87(9):691-9. Epub 2008 Jun 25

72. Germing U, Kündgen A, Gattermann N. Risk assessment in chronic myelomonocytic leukemia (CMML). Leuk Lymphoma. 2004 Jul;45(7):1311-8

73. Germing U, Gattermann N, Aivado M, Hildebrandt B, Aul C. Two types of acquired idiopathic sideroblastic anaemia (AISA): a time-tested distinction. Br J Haematol. 2000;108(4):724-8.

74. Germing U, Gattermann N, Minning H, Heyll A, Aul C. Problems in the classification of CMML--dysplastic versus proliferative type. Leuk Res. 1998 ;22(10):871-8.

75. Germing U, Gattermann N, Strupp C, Aivado M, Aul C. Validation of the WHO proposals for a new classification of primary myelodysplastic syndromes: a retrospective analysis of 1600 patients. Leuk Res. 2000;24(12):983-92

76. Germing U, Gattermann N. Refractory anemia with excess of blasts in transformation: a dying category? Leuk Res 2001 ;25(12):1095-6.

77. Germing U, Hildebrandt B, Pfeilstocker M, Nosslinger T, Valent P, Fonatsch C, Lubbert M, Haase D, Steidl C, Krieger O, Stauder R, Giagounidis AA, Strupp C, Kundgen A, Mueller T, Haas R, Gattermann N, Aul C. Refinement of the international prognostic scoring system (IPSS) by including LDH as an additional prognostic variable to improve risk assessment in patients with primary myelodysplastic syndromes (MDS). Leukemia. 2005;19(12):2223-31.

78. Germing U, Kuendgen A. Perspectives in the prognostication of myelodysplastic syndromes. Haematologica 2005; 90:1157-

79. Germing U, Neukirchen J, Haas R: Epidemiology of MDS. Clinical Leukemia, 2008, in press

80. Germing U, Platzbecker U, Giagounidis A, Aul C. Platelet morphology, platelet mass, platelet count and prognosis in patients with myelodysplastic syndromes. Br J Haematol. 2007 ;138(3):399-400.

81. Germing U, Strupp C, Aivado M, Gattermann N. New prognostic parameters for chronic myelomonocytic leukemia. Blood. 2002;15;100(2):731-2 ,1

82. Germing U, Strupp C, Giagounidis A. Clinical features and prognosis of patients with myelodysplastic syndromes. Cancer Treat Rev. 2007;33 Suppl 1:S15-8.

83. Germing U, Strupp C, Knipp S, Kuendgen A, Giagounidis A, Hildebrandt B, Aul C, Haas R, Gattermann N, Bennett JM. Chronic myelomonocytic leukemia in the light of the WHO proposals. Haematologica. 2007;92(7):974-7.

84. Germing U, Strupp C, Kuendgen A, Aivado M, Giagounidis A, Hildebrandt B, Aul C, Haas R, Gattermann N. Refractory anaemia with excess of blasts (RAEB): analysis of reclassification according to the WHO proposals. Br J Haematol. 2006; 132(2):162-7.

84. Germing U, Strupp C, Kuendgen A, Isa S, Knipp S, Hildebrandt B, Giagounidis A, Aul C, Gattermann N, Haas R. Prospective validation of the WHO proposals for the classification of myelodysplastic syndromes. Haematologica. 2006; 91(12):1596-604.

85. Germing U, Strupp C, Kuendgen A, Isa S, Knipp S, Hildebrandt B, Giagounidis A, Aul C, Gattermann N, Haas R., Prospective validation of the WHO proposals for the classification of myelodysplastic syndromes. Haematologica. 2006 Dec;91(12):1596-604

86. Germing U, Strupp C, Kundgen A, Bowen D, Aul C, Haas R, Gattermann N. No increase in age-specific incidence of myelodysplastic syndromes. Haematologica. 2004; 89:905-10.

87. Germing U., Med Klin. 2006; 22;101 Suppl 1:123-6. German Myelodysplastic syndromes--new treatment options

88. Giagounidis AA, Germing U, Aul C. Biological and prognostic significance of chromosome 5q deletions in myeloid malignancies. Clin Cancer Res. 2006; 1;12(1):5-10.

89. Giagounidis AA, Germing U et al . Clinical, morphological, cytogenetic, and prognostic features of patients with myelodysplastic syndromes and del(5q) including band q31. Leukemia. 2004 ;18(1):113-9

90. Giagounidis AA, Germing U, et al. Prognosis of patients with del(5q) MDS and complex karyotype and the possible role of lenalidomide in this patient subgroup. Ann Hematol. 2005;84(9):569-71.

91. Giagounidis AA, Germing U, Haase S, Aul C Lenalidomide: a brief review of its therapeutic potential in myelodysplastic syndromes. Ther Clin Risk Manag. 2007 Aug;3(4):553-62

92. Giagounidis AA, Germing U, Haase S, Hildebrandt B, Schlegelberger B, Schoch C, Wilkens L, Heinsch M, Willems H, Aivado M, Aul C., Clinical, morphological, cytogenetic, and prognostic features of patients with myelodysplastic syndromes and del(5q) including band q31. Leukemia. 2004 Jan;18(1):113-9

93. Giagounidis AA, Germing U, Strupp C, Hildebrandt B, Heinsch M, Aul C., Prognosis of patients with del(5q) MDS and complex karyotype and the possible role of lenalidomide in this patient subgroup. Ann Hematol. 2005 Sep;84(9):569-71

94. Giagounidis AA, Giagounidis AS, Germing U, Koch JA, Aul C Pseudomonas aeruginosa orbital phlegmon in a patient treated for myelodysplastic syndrome with concomitant Sjögren's syndrome. Eur J Med Res. 1999; 26;4(1):27-30

95. Giagounidis AA, Haase S, Germing U, et al. Treatment of myelodysplastic syndrome with isolated del(5q) including bands q31-q33 with a combination of all-trans-retinoic acid and tocopherol-alpha: a phase II study. Ann Hematol. 2005;84(6):389-94.

96. Giagounidis AA, Haase S, Germing U, Heinsch M, Aul C Autoimmune disorders in two patients with myelodysplastic syndrome and 5q deletion. ., Acta Haematol. 2005;113(2):146-9

97. Giagounidis AA, Haase S, Germing U, Schlegelberger B, Wilkens L, Büsche G, Kreipe HH, Wysk J, Grips KH, Grabenhorst U, Rothmann F, Lübbert M, Ganser A, Aivado M, Heinsch M, Aul CTreatment of myelodysplastic syndrome with isolated del(5q) including bands q31-q33 with a combination of all-trans-retinoic acid and tocopherol-alpha: a phase II study. ., Ann Hematol. 2005 Jun;84(6):389-94.

98. Giagounidis AA, Haase S, Heinsch M, Göhring G, Schlegelberger B, Aul C., Lenalidomide in the context of complex karyotype or interrupted treatment: case reviews of del(5q)MDS patients with unexpected responses. Ann Hematol. 2007;86(2):133-7.

99. Graef T, Vaupel M, Fenk R, Ruf L, Zohren F, Germing U, et al. Prognostic factors for patients with acute myeloid leukaemia or high-risk myelodysplastic syndromes undergoing myeloablative or non-myeloablative allogeneic blood stem cell transplantation. Hematol Oncol. 2007; 20;25(4):170-177

100. Greenberg P, Cox C, LeBeau MM, Fenaux P, Morel P, Sanz G, Sanz M, Vallespi T, Hamblin T, Oscier D, Ohyashiki K, Toyama K, Aul C, Mufti G, Bennett J. International scoring system for evaluating prognosis in myelodysplastic syndromes. Blood 1997; 89(6): 2079-2088.

101. Greenberg PL, Young NS, Gattermann N., Hematology. Review Myelodysplastic syndromes. Am Soc Hematol Educ Program. 2002:136-61

102. Guardiola P, Runde V, Bacigalupo A, Ruutu T, Locatelli F, Boogaerts MA, Pagliuca A, Cornelissen JJ, Schouten HC, Carreras E, Finke J, van Biezen A, Brand R, Niederwieser D, Gluckman E, de Witte TM; Subcommittee for Myelodysplastic Syndromes of the Chronic Leukaemia Working Group of the European Blood and Marrow Transplantation Group. Retrospective comparison of bone marrow and granulocyte colony-stimulating factor-mobilized peripheral blood progenitor cells for allogeneic stem cell transplantation using HLA identical sibling donors in myelodysplastic syndromes. Blood. 2002; 15;99(12):4370-8

103. Haase D, Germing U, Schanz J, Pfeilstöcker M, Nösslinger T, Hildebrandt B, Kundgen A, Lübbert M, Kunzmann R, Giagounidis AA, Aul C, Trümper L, Krieger O, Stauder R, Müller TH, Wimazal F, Valent P, Fonatsch C, Steidl C. New insights into the prognostic impact of the karyotype in MDS and correlation with subtypes: evidence from a core dataset of 2124 patients. Blood. 2007 Dec 15;110(13):4385-95

104. Hasserjian RP, Gattermann N, Bennett JM, Brunning RD, Thiele J: Refractory anaemia with ring sideroblasts. In Swerdlow S, et al (EDT) WHO Classification of Tumours of Haematopoietic and Lymphoid Tissues. IARC Press, Lyon, 2008

105. Heyll A, Aul C, Heyll U, Schneider WLow-dose cytosine arabinoside in patients with acute myeloblastic leukemia and myelodysplastic syndrome. Haematol Blood Transfus. 1987;30:322-5

106. Hindersin S, Niemeyer CM, Germing U, Göbel U, Kratz CP. Mutation analysis of CUTL1 in childhood myeloid neoplasias with monosomy 7. Leuk Res. 2007; ;31(9):1323-4.

107. Hofhaus G, Berneburg M, Wulfert M, Gattermann N. Live now--pay by ageing: high performance mitochondrial activity in youth and its age-related side effects. Exp Physiol. 2003 Jan;88(1):167-74.

108. Hofhaus G, Gattermann N, Enríquez JA. Antisense RNA crossing mitochondrial membrane? Blood. 1998 Oct 15;92(8):2994-5.

109. Ingram W, Lea NC, Cervera J, Germing U, et al The JAK2 V617F mutation identifies a subgroup of MDS patients with isolated deletion 5q and a proliferative bone marrow. Leukemia. 2006 ;20(7):1319-21

110. Jaeger M, Aul C, Söhngen D, Germing U, et al. Secondary hemochromatosis in polytransfused patients with myelodysplastic syndromes. Beitr Infusionsther. 1992;30:464-8

111. Kaeferstein A, Krug U, Tiesmeier J, Aivado M, Faulhaber M, Stadler M, Krauter J, Germing U, et al et al . The emergence of a C/EBPalpha mutation in the clonal evolution of MDS towards secondary AML. Leukemia. 2003 ;17(2):343-9

112. Knipp S, Hildebrand B, Kündgen A, Giagounidis A, Kobbe G, Haas R, Aul C, Gattermann N, Germing U. Intensive chemotherapy is not recommended for patients aged >60 years who have myelodysplastic syndromes or acute myeloid leukemia with high-risk karyotypes. Cancer. 2007; 15;110(2):345-52.

113. Knipp S, Hildebrandt B, Richter J, Haas R, Germing U, Gattermann N. Secondary myelodysplastic syndromes following treatment with azathioprine are associated with aberrations of chromosome 7. Haematologica. 2005 ;90(5):691-3.

114. Knipp S, Strupp C, Gattermann N, Hildebrandt B, Schapira M, Giagounidis A, Aul C, Haas R, Germing U. Presence of peripheral blasts in refractory anemia and refractory cytopenia with multilineage dysplasia predicts an unfavourable outcome. Leuk Res. 2008;32(1):33-7

115. Kobbe G, Germing U, et al Treatment of secondary myelodysplastic syndrome after heart transplantation with chemotherapy and nonmyeloablative stem-cell transplantation. Transplantation. 2002; 27;74(8):1198-200

116. Kuendgen A, Gattermann N, Germing U. Improving the prognostic evaluation of patients with lower risk myelodysplastic syndromes. Leukemia. 2008 Jun 12.

117. Kuendgen A, Gattermann N. Valproic acid for the treatment of myeloid malignancies. Cancer. 2007 Sep 1;110(5):943-54. Review.

118. Kuendgen A, Knipp S, Fox F, Strupp C, Hildebrandt B, Steidl C, Germing U, et al. Results of a phase 2 study of valproic acid alone or in combination with all-trans retinoic acid in 75 patients with myelodysplastic syndrome and relapsed or refractory acute myeloid leukemia. Ann Hematol. 2005 Dec;84 Suppl 13:61-6

119. Kuendgen A, Lübbert M. Current status of epigenetic treatment in myelodysplastic syndromes. Ann Hematol. 2008 Aug;87(8):601-11.

120. Kuendgen A, Matsuda A, Germing U. Differences in epidemiology of MDS between Western and Eastern countries: Ethnic differences or environmental influence? Leuk Res. 2007;31(1):103-4

121. Kuendgen A, Schmid M, Schlenk R, Knipp S, Hildebrandt B, Steidl C, Germing U, H et al . The histone deacetylase (HDAC) inhibitor valproic acid as monotherapy or in combination with all-trans retinoic acid in patients with acute myeloid leukemia. Cancer. 2006 ; 1; 106(1):112-9.

122. Kuendgen A, Strupp C, Aivado M, Bernhardt A, Hildebrandt B, Haas R, Germing U, et al. Treatment of myelodysplastic syndromes with valproic acid alone or in combination with all-trans retinoic acid. Blood. 2004 ;1;104(5):1266-9

123. Kuendgen A, Strupp C, Aivado M, Hildebrandt B, Haas R, Gattermann N, Germing U. Myelodysplastic syndromes in patients younger than age 50. J Clin Oncol. 2006 Dec 1;24(34):5358-65.

124. Kuendgen A. Is lenalidomide a new standard treatment for myelodysplastic syndrome? Nat Clin Pract Oncol. 2007 Jul;4(7):396-7.

125. Levine RL, Loriaux M, Huntly BJ, Loh ML, Beran M, Stoffregen E, Berger R, Clark JJ, Willis SG, Nguyen KT, Flores NJ, Estey E, Gattermann N, Armstrong S, Look AT, Griffin JD, Bernard OA, Heinrich MC, Gilliland DG, Druker B, Deininger MW. The JAK2V617F activating mutation occurs in chronic myelomonocytic leukemia and acute myeloid leukemia, but not in acute lymphoblastic leukemia or chronic lymphocytic leukemia. Blood. 2005 Nov 15;106(10):3377-9.

126. Lim ZY, Killick S, Germing U, et al Low IPSS score and bone marrow hypocellularity in MDS patients predict hematological responses to antithymocyte globulin. Leukemia. 2007 Jul;21(7):1436-41. Epub 2007 May 17.

124. Loh ML, Martinelli S, Cordeddu V, Reynolds MG, Vattikuti S, Lee CM, Wulfert M, Germing U, Haas P, Niemeyer C, Beran ME, Strom S, Lübbert M, Sorcini M, Estey EH, Gattermann N, Tartaglia M. Acquired PTPN11 mutations occur rarely in adult patients with myelodysplastic syndromes and chronic myelomonocytic leukemia. Leuk Res. 2005 Apr;29(4):459-62. Epub 2004 Dec 30.

125. Malcovati L, Germing U, Kuendgen A, Della Porta MG, Pascutto C, Invernizzi R, Giagounidis A, Hildebrandt B, Bernasconi P, Knipp S, Strupp C, Lazzarino M, Aul C, Cazzola M. Time-dependent prognostic scoring system for predicting survival and leukemic evolution in myelodysplastic syndromes. J Clin Oncol. 2007 Aug 10;25(23):3503-10

126. Matsuda A, Germing U, et al Improvement of criteria for refractory cytopenia with multilineage dysplasia according to the WHO classification based on prognostic significance of morphological features in patients with refractory anemia according to the FAB classification. Leukemia. 2007; 21(4):678-86.

127. Matsuda A, Germing U, Jinnai I, Misumi M, Kuendgen A, Knipp S, Aivado M, Iwanaga M, Miyazaki Y, Tsushima H, Sakai M, Bessho M, Tomonaga M. Difference in clinical features between Japanese and German patients with refractory anemia in myelodysplastic syndromes. Blood. 2005 Oct 15;106(8):2633-40.

128. Matsuda A, Germing U. Refractory anemia (RA) and refractory cytopenia with multilineage dysplasia (RCMD) in WHO classification: comparison between Japanese and German cases. Rinsho Ketsueki. 2004;45(4):268-73.

129. Misgeld E, Germing U, Aul C, Gattermann N. Secondary myelodysplastic syndrome after fludarabine therapy of a low-grade non-Hodgkin's lymphoma. Leuk Res. 2001 Jan;25(1):95-98

130. Misgeld E, Germing U, et al. Secondary myelodysplastic syndrome after fludarabine therapy of a low-grade non-Hodgkin's lymphoma. Leuk Res. 2001 ;25(1):95-98.

131. Möller I, Blum S, Gattermann N, Haas R, Habersang K, Germing U, Kuendgen A. Repeated responses of an elderly patient with high-risk myelodysplastic syndrome to sequential therapy with tipifarnib, 5- azacitidine, and decitabine. Ann Hematol. 2009 Mar 17, in press

132. Mohamedali A, Gäken J, Twine NA, Ingram W, Westwood N, Lea NC, Hayden J, Donaldson N, Aul C, Gattermann N, Giagounidis A, Germing U, List AF, Mufti GJ. Prevalence and prognostic significance of allelic imbalance by single-nucleotide polymorphism analysis in low-risk myelodysplastic syndromes. Blood. 2007; 1;110(9):3365-73.

133. Mufti GJ, Bennett JM, Goasguen J, Bain BJ, Baumann I, Brunning R, Cazzola M, Fenaux P, Germing U, Hellström-Lindberg E, Jinnai I, Manabe A, Matsuda A, Niemeyer CM, Sanz G, Tomonaga M, Vallespi T, Yoshimi A; Diagnosis and classification of myelodysplastic syndrome: International Working Group on Morphology of myelodysplastic syndrome (IWGM-MDS) consensus proposals for the definition and enumeration of myeloblasts and ring sideroblastsInternational Working Group on Morphology of Myelodysplastic Syndrome. Haematologica. 2008 Nov;93(11):1712-7.

134. Nachtkamp K, Kündgen A. Strupp C, Giagounidis A, Haas R, Gattermann N, Germing U: Impact on survival of different treatments for myelodysplastic syndromes (MDS), Leuk Res, 2009, in press

134A. Neukirchen J, Blum S, Hündgen A, Stupp C, Aindo M, Haas R, Aul C, Gattermann N, Germing U: Platelet counts and hemorrhagic diathesis in patients with MDS. EUR J Hemathology, 2009 in press

135. Neumann F, Gattermann N, Barthelmes HU, Haas R, Germing U. Levels of beta 2 microglobulin have a prognostic relevance for patients with myelodysplastic syndrome with regard to survival and the risk of transformation into acute myelogenous leukemia. Leuk Res. 2008 Jul 16.

136. Oosterveld M, Muus P, Suciu S, Koller C, Verhoef G, Labar B, Wijermans P, Aul C, Fière D, Selleslag D, Willemze R, Gratwohl A, Ferrant A, Mandelli F, Cortes J, de Witte T, Estey E; EORTC, EBMT, SAKK, GIMEMA Leukemia Groups and the MD Anderson Cancer Center. Chemotherapy only compared to chemotherapy followed by transplantation in high risk myelodysplastic syndrome and secondary acute myeloid leukemia; two parallel studies adjusted for various prognostic factors. Leukemia. 2002 Sep;16(9):1615-21

137. Orazi A, Germing U. The myelodysplastic/myeloproliferative neoplasms: myeloproliferative diseases with dysplastic features. Leukemia. 2008 Jul;22(7):1308-19.

138. Pellagatti A, Cazzola M, Giagounidis AA, Malcovati L, Porta MG, Killick S, Campbell LJ, Wang L, Langford CF, Fidler C, Oscier D, Aul C, Wainscoat JS, Boultwood J., Gene expression profiles of CD34+ cells in myelodysplastic syndromes: involvement . Blood. 2006 Jul 1;108(1):337-45. Epub 2006 Mar 9. Erratum in: Blood. 2006 Aug 15;108(4):1128

139. Pitako JA, Haas PS, Van den Bosch J, Muller-Berndorff H, Kundgen A, Germing U, et al. Quantification of outpatient management and hospitalization of patients with high-risk myelodysplastic syndrome treated with low-dose decitabine. Ann Hematol. 2005;84 Suppl 13:25-31.

140. Platzbecker U, Bornhäuser M, Germing U, Stumpf J, Scott BL, Kröger N, Schwerdtfeger R, Böhm A, Kobbe G, Theuser C, Rabitsch W, Valent P, Sorror ML, Ehninger G, Deeg HJ. Red blood cell transfusion dependence and outcome after allogeneic peripheral blood stem cell transplantation in patients with de novo myelodysplastic syndrome (MDS). Biol Blood Marrow Transplant. 2008 Nov;14(11):1217-25.

141. Platzbecker U, Germing U, et al Association with the single-nucleotide polymorphim (Glu785Lys) of the G-CSF receptor with high-risk MDS and AML with multilineage dysplasia. Leukemia, 2006, Dec; 20(12): 2188-9

142. Porter J, Galanello R, Saglio G, Neufeld EJ, Vichinsky E, Cappellini MD, Olivieri N, Piga A, Cunningham MJ, Soulières D, Gattermann N, Tchernia G, Maertens J, Giardina P, Kwiatkowski J, Quarta G, Jeng M, Forni GL, Stadler M, Cario H, Debusscher L, Della Porta M, Cazzola M, Greenberg P, Alimena G, Rabault B, Gathmann I, Ford JM, Alberti D, Rose C. Relative response of patients with myelodysplastic syndromes and other transfusion-dependent anaemias to deferasirox (ICL670): a 1-yr prospective study.Eur J Haematol. 2008 Feb;80(2):168-76. Epub 2007 Nov 17.

143. Porter J, Galanello R, Saglio G, Neufeld EJ, Vichinsky E, Cappellini MD, Olivieri N, Piga A, Cunningham MJ, Soulières D, Gattermann N, Tchernia G, Maertens J, Giardina P, Kwiatkowski J, Quarta G, Jeng M, Forni GL, Stadler M, Cario H, Debusscher L, Della Porta M, Cazzola M, Greenberg P, Alimena G, Rabault B, Gathmann I, Ford JM, Alberti D, Rose C., Relative response of patients with myelodysplastic syndromes and other transfusion-dependent anaemias to deferasirox (ICL670): a 1-yr prospective study. Eur J Haematol. 2008 Feb;80(2):168-76.

144. Prall WC, Czibere A, Grall F, Spentzos D, Steidl U, Giagounidis AA, Kuendgen A, Otu H, Rong A, Libermann TA, Germing U, Gattermann N, Haas R, Aivado M. Differential gene expression of bone marrow-derived CD34+ cells is associated with the survival of patients suffering from myelodysplatic syndrome. Int J Hematol. 2009 Mar, 89(2):173-87

145. Putzki N, Knipp S, Ramczykowski T, Vago S, Germing U, et al. Secondary myelodysplastic syndrome following long-term treatment with azathioprine in patients with multiple sclerosis. Mult Scler. 2006 ;12(3):363-6

146. Royer-Pokora B, Trost D, Muller N, Hildebrandt B, Germing U, et al. Delineation by molecular cytogenetics of 5q deletion breakpoints in myelodyplastic syndromes and acute myeloid leukemia. Cancer Genet Cytogenet. 2006;167(1):66-9

147. Runde V, Aul C, Ebert A, Grabenhorst U, Schneider W. Sequential administration of recombinant human granulocyte-macrophage colony-stimulating factor and human erythropoietin for treatment of myelodysplastic syndromes. Eur J Haematol. 1995 Jan;54(1):39-45

148. Runde V, de Witte T, Arnold R, Gratwohl A, Hermans J, van Biezen A, Niederwieser D, Labopin M, Walter-Noel MP, Bacigalupo A, Jacobsen N, Ljungman P, Carreras E, Kolb HJ, Aul C, Apperley J. Bone marrow transplantation from HLA-identical siblings as first-line treatment in patients with myelodysplastic syndromes: early transplantation is associated with improved outcome. Chronic Leukemia Working Party of the European Group for Blood and Marrow Transplantation. Bone Marrow Transplant. 1998 Feb;21(3):255-61

149. Runde V, de Witte T, Arnold R, Gratwohl A, Hermans J, van Biezen A, Niederwieser D, Labopin M, Walter-Noel MP, Bacigalupo A, Jacobsen N, Ljungman P, Carreras E, Kolb HJ, Aul C, Apperley J. Bone marrow transplantation from HLA-identical siblings as first-line treatment in patients with myelodysplastic syndromes: early transplantation is associated with improved outcome. Chronic Leukemia Working Party of the European Group for Blood and Marrow Transplantation. Bone Marrow Transplant. 1998 Feb;21(3):255-61

150. Scherer A, Strupp C, Wittsack HJ, Engelbrecht V, Poll LW, Reinwand U, Willers R, Germing U, Gattermann N, Haas R, Mödder U. German Dynamic MRI of the lumbar spine for the evaluation of microcirculation during anti-angiogenetic therapy in patients with myelodysplastic syndromes. Rofo. 2002 Feb;174(2):164-9.

151. Schmitt-Graeff AH, Teo SS, Olschewski M, Schaub F, Haxelmans S, Kirn A, Reinecke P, Germing U, Skoda RC. JAK2V617F mutation status identifies subtypes of refractory anemia with ringed sideroblasts associated with marked thrombocytosis. Haematologica. 2008 Jan;93(1):34-40.

152. Schroeder T, Hildebrandt B, Mayatepek E, Germing U, Haas R. A patient with glycogen storage disease type Ib presenting with acute myeloid leukemia (AML) bearing monosomy 7 and translocation t(3;8)(q26;q24) after 14 years of treatment with granulocyte colony-stimulating factor (G-CSF): A case report J Med Case Reports. 2008 Sep 30;2:319.

153. Schroeder T, Czibere A, Zohren F, Aivado M, Gattermann N, Germing U, Haas R. Meningioma 1 gene is differentially expressed in CD34 positive cells from bone marrow of patients with myelodysplastic syndromes with the highest expression in refractory anemia with excess of blasts and secondary acute myeloid leukemia. Leuk Lymphoma.2009 Jun;50(6):1043-6

154. Seipelt G, Germing U, et al. Secondary acute myeloid leukaemia with monosomy 7 in identical adult twins. Br J Haematol. 2002;116(2):338-40

155. Stadler M, Germing U, et al. A prospective, randomised, phase II study of horse antithymocyte globulin vs rabbit antithymocyte globulin as immune-modulating therapy in patients with low-risk myelodysplastic syndromes. Leukemia 2004;18(3):460-5.

156. Steidl C, Steffens R, Gassmann W, Hildebrandt B, Hilgers R, Germing U, et al . Adequate cytogenetic examination in myelodysplastic syndromes: analysis of 529 patients. Leuk Res. 2005; 29(9):987-93.

157. Strupp C, Gattermann N, Giagounidis A, Aul C, Hildebrandt B, Haas R, Germing U. Refractory anemia with excess of blasts in transformation: analysis of reclassification according to the WHO proposals. Leuk Res. 2003 ;27(5):397-404.

158.   Strupp C, Germing U, Aivado M, Kündgen A, Fenk R, Hünerlitürkoglu A, Kobbe G, Haas R, Gattermann N. The ratio between CD4+ and CD8+ cells in the peripheral blood of patients with hematological malignancies is not altered by thalidomide. Leuk Lymphoma. 2005 Jul;46(7):999-1006.

159.   Strupp C, Germing U, Aivado M, Misgeld E, Haas R, Gattermann N. Thalidomide for the treatment of patients with myelodysplastic syndromes. 2002 Jan;16(1):1-6.

160.   Strupp C, Hildebrandt B, Germing U, et al N. Cytogenetic response to thalidomide treatment in three patients with myelodysplastic syndrome. Leukemia. 2003 ;17(6):1200-2

161.   Strupp C, Knipp S, Hartmann J, Gattermann N, Haas R, Germing U. A pilot study of bendamustine in elderly patients with high-risk MDS and AML. Leuk Lymphoma. 2007;48(6):1161-6.

162.   Sudhoff T, Germing U, Aul C. Levels of circulating endothelial adhesion molecules in patients with myelodysplastic syndromes. Int J Oncol. 2002 ;20(1):167-72

163.   Trost D, Hildebrandt B, Beier M, Muller N, Germing U, et al. Molecular cytogenetic profiling of complex karyotypes in primary myelodysplastic syndromes and acute myeloid leukemia. Cancer Genet Cytogenet. 2006 ;165(1):51-63.

164.   Trost D, Hildebrandt B, Muller N, Germing U, et al. Hidden chromosomal aberrations are rare in primary myelodysplastic syndromes with evolution to acute myeloid leukaemia and normal cytogenetics. Leuk Res. 2004 ;28(2):171-7.

165.   Tyner JW, Loriaux MM, Erickson H, Eide CA, Deininger J, Macpartlin M, Willis SG, Lange T, Druker BJ, Kovacsovics T, Maziarz R, Gattermann N, Deininger MW. High-throughput mutational screen of the tyrosine kinome in chronic myelomonocytic leukemia. Leukemia. 2008 Jul 10.

166.   Valent P, Horny HP, Bennett JM, Fonatsch C, Germing U, et al . Definitions and standards in the diagnosis and treatment of the myelodysplastic syndromes: Consensus statements and report from a working conference. Leuk Res. 2007 ;31(6):727-36.

166A. Valent P, Hofmann WK, Büsche G, Sotlar K, Horny HP, Haase D, Haferlach T, Kern W, Bettelheim P, Baumgartner C, Sperr WR, Nösslinger T, Wimazal F, Giagounidis AA, Lübbert M, Krieger O, Kolb HJ, Stauder R, Pfeilstöcker M, Gattermann N, Fonatsch C, Aul C, Germing U. Ann Hematol. 2009 Jul;88(7):607-11

167.   Verbeek W, Wörmann B, Koch P, Aul C, Hinrichs H, Balleisen L, Rowe JM, Bennett J, Büchner T, Hiddemann W. S-HAM induction chemotherapy with or without GM-CSF in patients with high-risk myelodysplastic syndromes. Ann Hematol. 1997 May;74(5):205-8.

168.   Verbeek W, Wörmann B, Koch P, Aul C, Hinrichs HF, Balleisen L, Rowe JM, Bennett J, Haase D, Fonatsch C, Heinecke A, Büchner T, Hiddemann W. Results of a randomized double-blind placebo-controlled trial evaluating sequential high-dose cytosine arabinoside/mitoxantrone chemotherapy with or without granulocyte/macrophage-colony-stimulating factor in high-risk myelodysplastic syndromes. J Cancer Res Clin Oncol. 1999;125(6):369-74

169.   Wang L, Fidler C, Nadig N, Giagounidis A, Della Porta MG, Malcovati L, Killick S, Gattermann N, Aul C, Boultwood J, Wainscoat JS. Genome-wide analysis of copy number changes and loss of heterozygosity in myelodysplastic syndrome with del(5q) using high-density single nucleotide polymorphism arrays. Haematologica. 2008 Jul;93(7):994-1000.

170.   Wulfert M, Küpper AC, Tapprich C, Bottomley SS, Bowen D, Germing U, Haas R, Gattermann N. Analysis of mitochondrial DNA in 104 patients with myelodysplastic syndromes. Exp Hematol. 2008 May;36(5):577-86.

171.   Zipperer E, Wulfert M, Germing U, Haas R, Gattermann N. MPL 515 and JAK2 mutation analysis in MDS presenting with a platelet count of more than 500 x 10(9)/l. Ann Hematol. 2008 May;87(5):413-5.

169.   Zipperer E, Pelz D, Nachtkamp K, Kündgen A, Strupp C, Gattermann N, Haas R, Germing U: The Hematopoietic Stem cell transplantation comorbidity index and the Charlson Comorbidity Index are of Prognostic Relevance for patients with MDS. Haematologica, 2009, in press

Kapitel 16

Autorenverzeichnis

16.1. Klinik für Hämatologie, Onkologie und Klinische Immunologie, Heinrich-Heine-Universität Düsseldorf

Moorenstr.5 40225 Düsseldorf
Tel: 0211 811 7720
Fax: 0211 811 8853

Dr. med. Manuel Aivado — manuel.a.aivado@gsk.com
Dr. med. Ingmar Bruns — ingmar.bruns@med.uni-duesseldorf.de
Dr. med. Akos Czibere — czibere@med.uni-duesseldorf.de
Prof. Dr. med. Norbert Gattermann — gattermann@med.uni-duesseldorf.de
Prof. Dr. med. Ulrich Germing — germing@med.uni-duesseldorf.de
Prof. Dr. med. Rainer Haas — haem-onk.haas@med.uni-duesseldorf.de
PD Dr. med. Guido Kobbe — kobbe@med.uni-duesseldorf.de
Dr. med. Mustafa Kondakci — Mustafa.kondakci@med.uni-duesseldorf.de
Dr. med. Andrea Kündgen — andrea.kuendgen@med.uni-duesseldorf.de
Stefan Lehr — stefan.lehr@ddz.uni-duesseldorf.de
Dr. med. Isabel Möller — Isabel.Moeller@med.uni-duesseldorf.de
Kathrin Nachtkamp — knachtkamp@t-online.de
Dr. med. Christian Saure — Christian.Saure@med.uni-duesseldorf.de
Dr. med. Thomas Schroeder — Thomas.Schroeder@med.uni-duesseldorf.de
Dr. med. Nona Shayegi — Nona.Shayegi@med.uni-duesseldorf.de
PD. Dr. med. Corinna Strupp — c.strupp@web.de
Dr. med. Fabian Zohren — zohren@med.uni-duesseldorf.de

16.2. Institut für Humangenetik und Anthropologie, Heinrich-Heine-Universität Düsseldorf

Universitätsstr.1 40225 Düsseldorf
Tel: 0211 811 2350
Fax: 0211 811 2538

Dr. rer. nat. Barbara Hildebrandt — BarbaraHildebrandt@gmx.net

16.3 Abteilung für Hämatologie und Onkologie, Georg-August Universität Göttingen

Robert-Koch-Str. 40, 37075 Göttingen
Tel: +49/551-39-8943
Fax: +49/551-39-12534

Prof. Dr. med. Detlef Haase — haase.onkologie@med.uni-goettingen.de

16.4 Klinik für Hämatologie, Hämostaseologie, Onkologie und Stammzelltransplantation Medizinische Hochschule Hannover

Carl-Neuberg-Str. 1, 30625 Hannover
Tel: 0511- 532-2020
Fax: 0511-532-8041

Dr. med. Dr. rer. nat. Michael Stadler — Stadler.Michael@mh-hannover.de

16.5 Klinik für Hämatologie und Onkologie
Universitätsmedizin Mannheim

Theodor-Kutzner Ufer 1-3
68167 Mannheim
Tel.:+49-621 383 4115
Fax:+49621 383 4201

Dr. med. Florian Nolte   florian.nolte@charite.de
Prof. Dr. med. Wolf-Karsten Hofmann   wk.Hofmann@medma.uni-heidelberg.de

16.6 Klinik für Hämatologie, Onkologie und Klinische Immunologie,
St. Johannes Hospital Duisburg

Medizinische Klinik II
An der Abtei 7-11
47166 Duisburg
Tel: +49 203 546 2481
Fax: +49 203 546 2479

PD Dr. med. Aristoteles Giagounidis   info@krebs-duisburg.de
Prof. Dr. med. C. Aul   c.aul@kkd.de

16.7 Universitätsklinikum Freiburg
Zentrum für Kinder- und Jugendmedizin
Klinik IV
Pädiatrische Hämatologie und Onkologie

Mathildenstr. 1
79106 Freiburg
Tel: 0761-270-4506
Fax: 0761-270-4518

Prof. Dr. med. Charlotte Niemeyer   charlotte.niemeyer@uniklinik-freiburg.de

16.8 Universitätsklinikum Freiburg
Klinik für Hämatologie und Onkologie

Mathildenstr. 1
79106 Freiburg
Tel: 0761-270-3368
Fax: 0761-270-3266

Prof. Dr. med. Michael Lübbert   michael.luebbert@uniklinik-freiburg.de

16.9 University of Rochester Medical Center
James P. Wilmot Cancer Center

601 Elmwood Avenue, Box 704
Rochester, NY 14642 USA.
Tel: 001-585-275-4915
Fax: 001-585-442-0039

Prof. Dr. med. John M Bennett   john_bennett@urmc.rochester.edu

Register